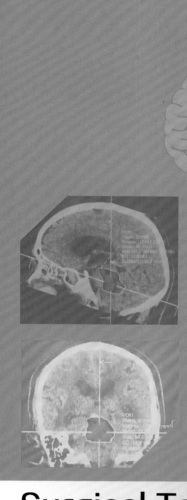

Surgical Treatment of Hypertensive Brainstem Hemorrhage

高血压性脑干出血外科治疗

名誉主编　游　潮

主　编　陈　刚　杨进华　张洪钿

副主编　刘凤强　周　全　刘振川　孙树杰　穆林森

人民卫生出版社
·北京·

图书在版编目（CIP）数据

高血压性脑干出血外科治疗/陈刚，杨进华，张洪钿主编. —北京：人民卫生出版社，2020. 11
ISBN 978-7-117-30802-1

Ⅰ.①高… Ⅱ.①陈…②杨…③张… Ⅲ.①高血压-脑出血-诊疗 Ⅳ.①R743.34

中国版本图书馆 CIP 数据核字（2020）第 209554 号

人卫智网	www. ipmph. com	医学教育、学术、考试、健康，购书智慧智能综合服务平台
人卫官网	www. pmph. com	人卫官方资讯发布平台

高血压性脑干出血外科治疗
Gaoxueyaxing Naogan Chuxue Waike Zhiliao

主　　编：陈　刚　杨进华　张洪钿
出版发行：人民卫生出版社（中继线 010-59780011）
地　　址：北京市朝阳区潘家园南里 19 号
邮　　编：100021
E - mail：pmph @ pmph. com
购书热线：010-59787592　010-59787584　010-65264830
印　　刷：北京华联印刷有限公司
经　　销：新华书店
开　　本：889×1194　1/16　印张：18
字　　数：570 千字
版　　次：2020 年 11 月第 1 版
印　　次：2020 年 11 月第 1 次印刷
标准书号：ISBN 978-7-117-30802-1
定　　价：238.00 元

打击盗版举报电话：010-59787491　E-mail：WQ @ pmph. com
质量问题联系电话：010-59787234　E-mail：zhiliang @ pmph. com

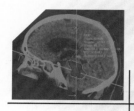

编　委（以姓氏笔画为序）

王玉海　中国人民解放军联勤保障部队第九〇四医院神经外科

朱　丹　暨南大学附属脑科医院（广东三九脑科医院）神经外科

伍世绩　广州中医药大学附属高州中医院神经外科

伍国锋　贵州医科大学附属医院急诊脑病科

任思颖　贵州医科大学附属医院急诊脑病科

刘凤强　浙江大学医学院附属第二医院神经外科

刘振川　山东省临沂市人民医院神经重症医学科

孙　超　苏州大学附属第二医院神经外科

孙树杰　上海市徐汇区中心医院急诊科

李明昌　武汉大学人民医院神经外科

李泽福　滨州医学院附属医院神经外科

李朝晖　暨南大学附属珠海医院神经内科

杨小朋　新疆维吾尔自治区人民医院神经外科

杨中华　首都医科大学附属天坛医院重症医学科

杨进华　广州中医药大学附属高州中医院神经外科

吴　震　首都医科大学附属天坛医院神经外科

汪宇雄　广州中医药大学附属高州中医院神经外科

张　帆　哈尔滨医科大学附属第一医院麻醉科

张世忠　南方医科大学珠江医院神经外科

张刚利　山西省人民医院神经外科

张红波　南方医科大学珠江医院神经外科

张志强　广州中医药大学第二附属医院神经外科

张洪钿　中国人民解放军总医院神经外科学部

张银清　福建中医药大学附属晋江中医院神经外科

陈　刚　暨南大学附属珠海医院神经外科

陈　亮　复旦大学附属华山医院神经外科

陈立华　四川省人民医院神经外科

陈谦学　武汉大学人民医院神经外科

卓文燕　暨南大学附属珠海医院神经内科

周　全　广西医科大学附属第一医院神经外科

屈　延　中国人民解放军空军军医大学第二附属医院神经外科

胡　涛　山西省人民医院神经外科

徐建国　四川大学华西医院神经外科

唐洲平　华中科技大学同济医学院附属同济医院神经内科

陶传元　四川大学华西医院神经外科
舒　凯　华中科技大学同济医学院附属同济医院神经外科
穆林森　暨南大学附属脑科医院(广东三九脑科医院)神经外科

参 编 者 (以姓氏笔画为序)

王华松	王抱妍	王泽锋	甘燕玲	仪新峰	朱　洁	任展能	刘　超	安德柱	李　雨
李佳岩	李十全	李泽禹	吴　阳	吴晓安	利思敏	谷　池	张　萍	张鸿飞	陈　轩
陈延明	岱　宗	赵　恺	赵博钟	桥　生	骆锦标	徐　勇	徐勇刚	翁其彪	高　辛
唐白茶	高梦崎	陶海泉	盛敏峰	梁俊君	彭昌海	简智恒	詹　杰	黎杰明	霍俊峰

图片绘制

夏云露　鄂致宇　闫有军　内蒙古医科大学医学传媒教研室

编写秘书

孙　超　张红波　吴晓安

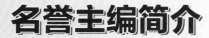

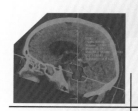

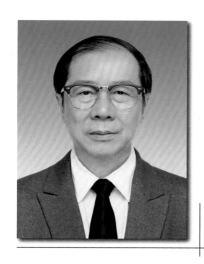

游 潮

主任医师，教授，博士研究生导师，四川大学华西医院神经外科主任。第七届中华医学会神经外科学分会副主任委员，第三、四届中国医师协会神经外科医师分会副会长，第四届中国抗癌协会神经肿瘤专业委员会主任委员，第一届海峡两岸医药卫生交流协会神经外科分会会长，第一届中国神经科学学会神经肿瘤分会副主任委员，第一届中国医疗保健国际交流促进会神经外科分会副主任委员、第五、六、七届四川省医学会神经外科专业委员会主任委员，第七、八届成都市医学会神经外科分会主任委员，世界神经外科学会联合会（WFNS）毕业后教育培训基地执行委员，中央保健会诊专家，第一届中国神经科学学会神经外科学基础与临床分会副主任委员。

担任 Chinese Neurosurgical Journal、《中华创伤杂志》《中华神经外科杂志》《中国脑血管病杂志》等十多种杂志编委、常委、副主编等职。曾作为高级访问学者先后赴美国和欧洲访问学习，从事神经外科临床及基础研究近四十年，擅长于颅脑肿瘤、脑血管病的诊治。近二十年来，主要致力于脑血管病的基础和临床研究，对大型复杂颅内动脉瘤、颅内动静脉畸形、高血压性脑干出血等各型高血压脑出血、高难度神经外科手术具有深厚的造诣和技巧，达到国内外先进水平。已培养硕士、博士研究生 120 余名。主持"十二五"国家科技支撑计划课题、国家临床重点专科建设项目、国家自然科学基金、四川省科技支撑计划重大项目等各级科研课题近 20 项，先后获国家级、部省级科技进步奖 10 余项，主编《脑脊髓血管外科学》《颅脑损伤》《脑血管病治疗》等多本神经外科专著，在国内外公开刊物上发表论文 400 余篇，其中 SCI 论文 200 余篇。

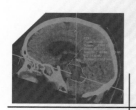

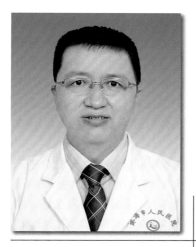

陈刚 主任医师,医学博士,硕士研究生导师,暨南大学附属珠海医院神经外科主任。中国医师协会显微外科医师分会神经外科疾病专业委员会委员,中国中西医结合学会神经外科专业委员会委员,中国医药教育协会神经外科专业委员会委员。《临床神经外科杂志》编委,*World Neurosurgery*、《中国微侵袭神经外科杂志》以及《中华生物医学工程杂志》审稿专家。

毕业于首都医科大学附属北京天坛医院,师从我国神经外科创始人王忠诚院士及国际著名神经外科专家张俊廷教授,从事神经外科临床工作25年,拥有丰富的临床工作经验,娴熟的显微外科技术。先后承担国家及省级课题4项,发表论文56篇。中国神经外科青年医师最高奖——"王忠诚中国神经外科青年医师奖"2011年度获得者。

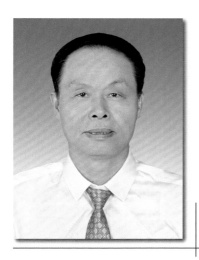

杨进华 主任医师,教授,广州中医药大学附属高州中医院原副院长兼神经外科主任。高州中医院外科创始人及外科学科带头人,改写了粤西地区中医医院不能开颅手术的历史,高州市委直管拔尖人才及优秀专家。现任阳江江华医院业务院长、神经外科首席专家。

广州中医药大学兼职教授、广东省韶关学院医学院外科学教授、从事脑出血微创手术研究20余年,治疗病例近万例,成功抢救106岁脑出血并脑疝患者成为目前国内外最高年龄手术抢救成功者。在国内较早开展脑干血肿微创穿刺血肿清除术,取得较好的临床效果。获全国脑血管病防治研究办公室颁发"颅内血肿微创清除技术"推广与应用技术奖一等奖5次,二等奖1次。主编出版专著2部。

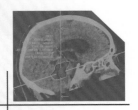

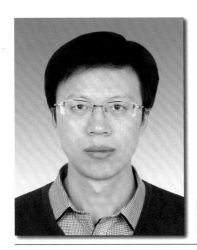

张洪钿 博士,博士后,副教授,硕士研究生导师,中国人民解放军总医院神经外科学部副主任医师,德国法兰克福大学和汉诺威神经外科研究所访问学者,北京市科技新星,北京市优秀人才。担任中华医学会神经外科学分会青年委员,中国医师协会急诊医师分会神经急诊专业委员会常委,北京市医学会神经外科学分会青年委员,中国医师协会神经修复学专业委员会青年委员,中国医师协会急诊医师分会神经急诊专业委员会常委,国家自然科学基金委员会评审专家。

擅长脑血管病和颅内肿瘤的精准手术及多学科联合治疗,擅长双镜联合手术。国内最早开展神经干细胞颅内立体定向移植治疗脑出血和脑卒中后遗症(偏瘫、失语)临床实验的专家之一,目前担任国内多家杂志和3个SCI杂志编委或审稿人,以第一和通讯作者发表SCI文章52篇,影响因子超过140。获得国家自然科学基金等7项资金资助,获北京市科学技术进步奖二等奖。

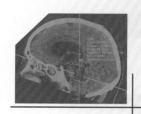

序 一

　　重症高血压性脑干出血起病急、病情重,致死率、致残率极高,一直是神经外科临床治疗的一大难题。既往一般都采取保守治疗,但临床疗效较差。随着现代显微技术、微创理念及神经外科的进步及神经导航的应用,越来越多的神经外科工作者致力于高血压性脑干出血外科手术治疗的临床研究,取得了比较好的效果。相对于单纯保守治疗,死亡率有了大幅下降,但在诊治过程中仍存在不少问题与不足:如对高血压性脑干出血诊断及鉴别诊断不熟悉、手术指征把握不当、手术方式选择不佳、手术操作不规范、术后并发症的处理不正确等,严重影响了高血压性脑干出血患者的救治与康复。

　　虽然近年来,国内高血压性脑干出血神经外科手术治疗迅速发展,但迄今为止,国内外仍无有关《高血压性脑干出血外科治疗》的专著出版,现在,我高兴地看到陈刚、杨进华等国内数十名致力于脑干出血治疗与研究的著名专家教授,经过了3年多的努力和辛苦工作,终于完成了这部《高血压性脑干出血外科治疗》的专著。该书详细地讲解了颅底及脑干的解剖结构与功能,特别是全方位多层次详细阐述了手术适应证、禁忌证、术前准备、手术器械、手术方式选择、围手术期处理、中医药治疗、康复理疗等内容,并进行了典型病例及关键技术的介绍分析,系统地展现了众多脑干出血治疗专家的宝贵经验和教训,是神经内科、外科、急诊科及相关医务人员很好的专病参考书,具有重要的参考价值和临床意义。我相信本书的出版发行,必将对广大从事脑干出血治疗的医务工作者有所帮助,并造福于社会和脑干出血患者,也必将推动重症高血压性脑干出血的基础和临床研究更上一个新的台阶。

游　潮

四川大学华西医院神经外科教授、学科主任

第七届中华医学会神经外科学分会副主任委员

第三、四届中国医师协会神经外科医师分会副会长

第四届中国抗癌协会神经肿瘤专业委员会主任委员

2020 年 10 月

序 二

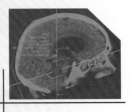

脑干出血是所有出血性脑卒中中病死率最高,预后最差的疾病。脑干出血一直被作为外科手术的禁忌证,国内外学者大多采取保守治疗,但其临床死亡率极高。1982年OLaoire等学者公开发表了脑干出血手术治疗可获得一定临床效果的报道文章,从此激起了个别神经外科专家的兴趣,并从20世纪80年代开始逐渐研究脑干出血的手术治疗,手术的主要方式是钻孔置管侧脑室外引流术、后颅窝开颅脑干血肿清除术,但开展的数量和效果仍不理想。近几年来,神经外科微创技术发展迅速,国内进行脑干出血手术治疗的专家也逐渐增加,重症脑干出血的手术治疗成功率也得到了较大的提高,但是,至今研究开展这些手术的医院和医师还很少,手术操作也不够规范,国内外也还没有统一的手术标准和规范,也未见脑干出血外科治疗专著出版,所以,此书的出版将填补脑干血肿外科治疗著作的空白。

本书编委均是国内较早尝试或较多开展各类脑干出血手术(开颅、显微镜、内镜辅助脑干血肿清除术、神经导航、立体定向穿刺等各种脑干血肿清除技术)的专家,是目前为止累计开展脑干血肿手术病例数较多的专家学者,该著作是他们在脑干血肿外科治疗中积累的宝贵经验和教训总结所形成的理论教材,并联合国内20多家大型综合医院致力于脑干出血外科治疗的著名专家学者,共同完成的国内外第一部《高血压性脑干出血外科治疗》专著,本书的内容代表了脑干血肿手术的最高水平,在国内具有权威性,是我国神经外科的精粹。

该书分别从解剖、病理生理、诊断与鉴别诊断、各种手术方式入路、手术适应证与禁忌证、手术方法、经验与教训、术后并发症防治等方面介绍脑干血肿的各种手术技术,内容丰富,技术先进,条理分明。手术方法的全面性是前所未有的,许多新理论、新知识、新技术首次以专著形式出版。相信这部著作的问世对于国内外从事脑干出血手术治疗的医师是一本很好的工具书,可进一步提高脑干出血手术医师的水平,从而造福更多的重症脑干出血患者。

吴 震

中国医师协会神经外科医师分会神经肿瘤专业委员会副主任委员

2020 年 10 月

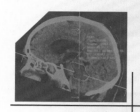

前　言

高血压性脑干出血起病急促，进展迅速，病情危重，病死率高，出血超过 5mL 者保守治疗病死率几乎达 100%，手术能直接快速减轻血肿对脑干压迫，外科治疗仍然是高血压性脑干大量出血的首选方法之一。由于脑干位于颅底后颅窝，神经血管林立，解剖关系复杂，因此脑干出血的手术难度大，手术方式及操作要求均较高。

近年来，随着神经影像技术、手术设备、神经修复技术等提高和更新，国内外有关高血压性脑干出血在理念认识和治疗方法上取得了很多进展，如简便快速的脑干出血穿刺抽吸术、基于脑干纤维束个性化设计手术入路、神经内镜技术、神经干细胞治疗以及脑干出血后神经网络变化等，脑干出血现已成为研究的重点和热点。

脑干出血的很多治疗方法尚处于探索和摸索之中，治疗理念亦不同，疗效个体化差异依然较大。目前，国内外致力于脑干出血外科治疗的专家仍然较少，且缺乏针对性较强的《高血压性脑干出血的外科治疗》专著，因此，为更加规范地做好这项工作，让更多有志于研究脑干出血的专家学者激发兴趣，特组织国内在脑干出血研究和治疗方面有较好理论基础和丰富临床经验的一线专家编写本书。书写的资料尽可能贴近临床实践，希望能给广大从事脑干出血诊疗的科技工作者提供一些帮助和指导。希望本书尤其是高血压性脑干出血的手术治疗和疗效认识等内容方面能有较大指导意义，能挽救更多患者生命。

本书的重点集中在手术技术和技巧的描述、理解与掌握环节，尤其是近年来出现的各种穿刺、锁孔、内镜等脑干血肿清除的新术式。我们尽最大努力收集和详述脑干出血不同的、新的手术治疗方法编写在本书内，同时加入典型病例的介绍，并对经典的脑干血肿手术方式描述其手术的经验与教训等体会。此外，本书编写中也结合编者自身多年的颅底解剖体会，加入了详细的颅底解剖基础知识，以便读者学习和熟悉颅底解剖，为手术的成功带来更多的帮助和提供参考。

本书编写得到了国内众多在脑干出血治疗方面德高望重的著名专家教授和同道的鼎力支持和帮助，在此一并表示感谢！希望本书能够成为广大神经内外科、急危重症诊疗专业有力的学习工具和帮手。由于编写时间较为仓促，加之我们掌握的知识和认知能力有限，书中出现的不足在所难免，希望各位专家教授、同道们批评指正！

陈　刚

2020 年 10 月于珠海

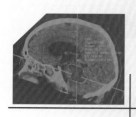

目　录

第一章

脑干出血外科治疗发展史

脑干出血的外科治疗历史相对较短。CT出现之前，大部分研究集中在临床表现及病理研究上，诊断往往依靠尸检来明确。CT出现之后，发现脑干出血预后并非像之前报道的那样，死亡率高达90%，仍然有部分患者预后较好，而且有学者开始尝试通过外科手术来治疗脑干出血。

一、脑干出血的发现

脑干出血（brainstem hemorrhage，BSH）最早于1812年由Cheyne首次在关于脑卒中与嗜睡一文中有所描述。Cheyne即后来Cheyne-Stokes呼吸异常模式发现者之一。1932年Dandy首次报道了1例原发性脑干血肿。1939年Környey详细描述了一例脑桥出血患者从发病到死亡再到尸检的完整过程。1973年罗马尼亚神经外科医生Arseni报道了2例原发性脑干血肿并回顾之前所有11例类似病例，指出原发性脑干血肿（haematoma）与出血（haemorrhage）鉴别要点，如脑干血肿局限，发病缓慢，以偏瘫、面瘫及轻度意识障碍为主要临床表现；而脑干出血则发病突然，进展迅速，患者多出现昏迷、高热、呼吸障碍、四肢瘫等。作者之所以强调原发脑干血肿与出血鉴别的重要性，因为他们认为两者治疗方式截然不同，脑干血肿以手术治疗为主，而脑干出血则只能保守治疗。这里提出的脑干出血即是高血压性脑干出血的雏形。但直到1988年，Mangiardi才明确将高血压性脑干出血（hypertensive brainstem hemorrhage，HBSH）与其他脑干出血性疾病区别开来。按照他的定义，高血压性脑干出血是发生在老年患者的弥漫性脑干出血性疾病，伴有严重且不可逆的神经功能障碍，因此死亡率极高。特别指出HBSH常常合并有系统性高血压，需要与脑干海绵状血管畸形相鉴别。

二、高血压性脑干出血外科治疗发展史

高血压性脑干出血的外科治疗发展史离不开CT的临床应用。CT自1972年发明出来以后，于1974—1976年开始应用于临床，1980年才真正普及。因此，高血压性脑干出血的外科治疗始于20世纪80年代末，起自亚洲国家。最早的手术治疗方式是立体定向下脑干出血血肿穿刺引流。立体定向技术治疗脑出血是1978年由Backlund等学者首次报道，其原理是在CT计算引导下精准定位，首次尽可能抽出液化血，后期通过注射溶血酶溶解固态血凝块引流。该治疗方式优点是无须开颅，减少了开颅显微手术对患者脑干及其他部位重要组织结构的损伤。此方法操作步骤也比较简单，应用操作时间比较短，精准定位血肿位置，适合难以承受开颅手术以及年老体弱的脑干出血患者。另外，定向血肿穿刺抽吸术手术难度和对手术条件的要求并不高，便于在基层医院实施及推广。缺点同样显著，如血肿的清除是缓慢进行，血肿对脑干组织的毒性作用持续存在；血肿溶解引流往往不彻底，术后血肿残留；再者，定向穿刺抽吸术往往需要出血稳定之后进行，超早期穿刺血肿出血风险较大；与开颅手术不同，定向穿刺抽吸术不能处理责任血管，术后再出血可能性较大。1989年，日本学者Takahama等首次报道了立体定向穿刺抽吸血肿手术治疗脑干出血的疗效，研究对象为9例高血压性脑干出血手术患者，对照组为同期46例保守治疗患者。手术时间在出血后4~22天，平均7.7天。结果显示手术组患者预后倾向优于保守治疗组；对术前意识障碍较轻者（日本昏迷评分JCS 10~100分）或血肿呈单侧基底被盖型及双侧被盖型患者，手术治疗还可改善神经功能。1990年，另一位日本学者Shitamichi同样予以CT立体定向穿刺抽吸脑桥血肿，将预后分为好、一般、差和

死亡四个级别,比较 20 例手术患者(平均年龄 57.1 岁,血肿量 6.5mL)与 25 例保守患者(平均年龄 59.5 岁,血肿量 10.5mL)的预后情况,发现手术患者 9 例恢复良好,4 例一般,7 例预后差。按照入院意识状况进行分层分析,结果显示浅昏迷患者(JCS100 分)无论何种治疗方式预后皆好,昏迷-深昏迷患者(JCS 200~300 分)保守组死亡率达到 90%,而手术组为 0;按照血肿量进行分层,结果显示 5mL 以下者两组预后良好,5~10mL 者手术疗效好于保守治疗,>10mL 者手术疗效差但保守治疗无一存活。这一研究结果显示手术治疗能够改善重症脑干出血预后。2001 年,日本学者 Hara 等再次证明了立体定向穿刺抽吸术在治疗脑干出血中的作用。37 例脑干出血患者入院意识从嗜睡到浅昏迷,其中 1988—1990 年及 1995—1996 年两个时间段共 18 例患者行 CT 定位下立体定位抽吸手术治疗,而 1991—1994 年间 19 例保守治疗患者为对照组。3 个月后手术组 13 例患者意识改善明显,而保守组只有 8 例患者意识恢复良好。

1998 年,韩国学者 Hong JT 等探讨了手术时机与预后的关系。13 例重型高血压性脑桥出血患者手术前格拉斯哥昏迷评分 4~9 分,血肿量 10mL 以上,分为发病 24 小时内早期开颅手术组和晚期开颅手术组,晚期手术组为发病后保守治疗 6~20 天后病情恶化患者,结果显示早期手术不能获益,而晚期手术 4 例患者有 3 例格拉斯哥昏迷评分恢复到 7~11 分,因此他们认为对部分保守治疗期间病情恶化的患者可能有效。此研究结果与通常认为的脑出血应尽早手术,以尽快解除血肿压迫及减少血肿脑组织毒性作用时间的观点相左,结论是否是由于脑干出血手术治疗特殊性还是受纳入样本量太少,抽样误差大影响仍需进一步论证。

2007 年德国学者 Rohde 等从病理生理机制的角度报道了 58 例自发性脑干血肿的治疗经验。他们将脑干血肿分为两大类:动脉血管疾病相关(arteriopathic)和非动脉血管疾病相关(non-arteriopathic)。前者往往伴发高血压,后者常由海绵状血管畸形引起。对于前者,他们认为患者一发病就出现昏迷等严重意识障碍意味着脑干网状激活系统直接破坏,无论手术与否,这种原发损伤是不可逆的,意识障碍不可能恢复,因此针对此类患者不推荐手术治疗,文中 15 例此类患者 11 例保守治疗,4 例合并脑积水仅行脑室外引流,无一例存活。这种观点代表了欧美主流观念。Lawton 教授是美国巴洛神经研究所主席,脑血管病领域的著名教授,他发表评论文章指出高血压性脑干出血手术治疗是徒劳的。当然,这种观点的提出是基于西方国家的价值观,即"生活质量高于生命本身",因此具体治疗方式需要结合当地实际情况而定。

2011 年,韩国学者 Jang JH 等报道了迄今为止病例数量最大的脑干出血手术治疗的病例对照研究,86 例患者行立体定向穿刺抽吸术或开颅血肿清除术或单纯脑室外引流术,结果认为手术治疗(不同手术方式如开颅、立体定向抽吸、脑室外引流)可以降低 30 天死亡率,但不能改善 90 天神经功能预后(改良 Rankin 评分)。由于手术纳入了单纯脑室引流的手术方式,因此血肿清除的疗效结果受到一定程度的影响。

上述研究对象绝大多数是重型脑干出血患者,即术前意识差(格拉斯哥昏迷<12 分),合并血肿量大(>5mL)的病例。轻型脑干出血患者往往接受保守治疗后恢复良好,对此类出血手术是否能进一步改善预后仍不清楚。2018 年德国学者 Ichimura 等报道了 5 例轻型原发性脑干出血患者(血肿量<5mL,非昏迷患者)的显微手术治疗结果,发现 5 例患者神经功能预后评分明显改善,其中 3 例意识障碍患者术后明显改善,4 例偏瘫患者运动功能改善,3 例动眼神经损害患者中 2 例有改善,2 例面神经功能障碍者全部改善,1 例自发呼吸功能改善。此项研究填补了轻型脑干出血手术治疗的空白。值得注意的是,轻型脑干出血的手术要求更高,应该是在不增加新的神经功能废损的基础上进行。同样,此研究病例数少,疗效需进一步研究观察。

国内高血压性脑干出血的手术治疗开始于 20 世纪 90 年代末。如 1999 年诸葛启钏报道了 CT 监护立体定向幕上入路抽吸治疗高血压性脑干血肿,38 例治疗后,死亡 21 例(55.3%);2003 年张月高等对 4 例高血压性脑干出血进行显微手术治疗,术后均存活良好。特别提出的是,四川大学华西医院游潮教授于 2005 年在国内首次成立高血压脑出血亚专业组,专门研究高血压脑出血疾病,先后就高血压性脑干出血的手术指征、手术策略及手术预后预测等手术各方面进行系统研究,对高血压性脑干出血手术治疗的推广做出了突出贡献。提出具体手术指征如下:①血肿量>5mL,血肿相对集中;②格拉斯哥昏迷评分<8 分,伴神经功能进行性恶化;③生命体征不平稳,特别是需要呼吸机辅助呼吸的患者;④患者家属手术治疗意愿强烈。同时提出显微镜直视下"脑干无牵拉、血肿轻吸引、责任血管弱电凝"的操作要点。作者进一步总结

按照此手术指征进行手术的患者预后,发现手术患者 1 个月死亡率为 31.1%,15.6% 的手术患者在术后 3 个月神经功能恢复良好。多因素结果分析显示血肿量,入院时格拉斯哥昏迷评分,出血分型与死亡有关,而血肿量,入院格拉斯哥昏迷评分,血肿纵向扩展与神经功能恢复有关。随后的对比研究显示 46 例手术治疗与 240 例保守治疗患者相比,手术治疗明显降低 6 个月死亡率(30.4% vs 70.4%),尤以发病后 6 小时内超早期手术疗效最为显著。结果同样显示手术增加了重残率(32.6% vs 8.8%)。至此,游潮教授团队首次在国内从多个角度阐述了开颅显微镜下清除脑干出血的疗效及结局。

近年,立体定向血肿穿刺抽吸术治疗脑干出血在国内也十分流行。2005 年刘凤强等在立体定位系统引导下向靶点穿刺置管抽吸、尿激酶灌洗引流治疗脑桥出血。10 例患者血肿体积平均 9.5mL,发病至手术时间平均 8 小时。具体操作简述如下:参照术前头部 CT 选择血肿最大横截面的中心为靶点,选择上项线下方、乳突后各 2.5cm 处作为入颅点,将前端有多个侧孔内径为 2.0mm 硅胶管套入导向针,在定向系统引导下缓慢导入血肿内,拔除导向针,抽吸液态血,生理盐水加尿激酶 5 000~10 000U 缓慢冲洗血肿腔;术后每 6 小时注入尿激酶至血肿腔,夹管 2 小时后开放引流管直至复查血肿大部分清除后拔除引流管。10 例患者 7 例存活,5 例功能恢复良好。2009 年天津武警医学院张赛等使用同样方法结合侧脑室穿刺、持续颅内压监测及亚低温等治疗 20 例重型高血压性脑干出血,18 例存活,其中恢复良好 7 例,认为术后联合实施亚低温疗法加以有效的颅内压监测可提高脑干出血治疗的成功率。2015 年有学者比较立体定向下经颞下与枕下两种手术入路治疗脑干出血的手术效果,发现颞下组与枕下组预后良好率、重残率及病死率无统计学差异。具体采用哪种入路是血肿位置而定,呼吸困难或血肿位置位于中脑、脑桥上部者适合选用经颞下入路;血肿位置位于脑桥及第四脑室者适合选用经枕下入路。2019 年张少伟等设立对照组,评估立体定向穿刺抽吸手术和常规保守治疗重型脑干出血的临床疗效,得出立体定向穿刺抽吸手术治疗重型脑干出血的疗效好于常规保守治疗结论。同年,浙江大学医学院附属第二医院刘凤强等采用立体定向穿刺抽吸术治疗原发性脑干出血 47 例,发现术后 1 天颅内残存血肿量平均为 2.7mL,血肿清除率平均为 75%。术后残留血肿大于 3mL 者采用尿激酶辅助溶血。结果显示 30 天病死率为 14.9%,多因素分析显示血肿分型是术后存活的独立危险因素,当血肿越过中线并且超过脑干 3/4 时死亡率明显升高。这些研究结果极大地促进了立体定向血肿穿刺抽吸治疗脑干出血的应用,目前国内一些基层医院也在逐渐开展此类手术。

神经内镜在神经外科手术中的使用是目前的研究热点。自 2016 年以来有学者尝试将神经内镜用来治疗脑干出血。他们采用枕下后正中入路神经内镜辅助显微手术治疗脑干出血破入第四脑室患者。所有患者手术前意识障碍重(浅昏迷~深昏迷),血肿量在 6~15mL,采用枕下后正中入路,沿第四脑室出口,用显微吸引器在第四脑室内缓慢轻柔吸除第四脑室内血肿后常规导入神经内镜寻找到脑干背侧皮质血肿破溃口,沿破口予吸引器轻柔缓慢吸除脑干内残余血肿。在显微手术中辅助使用神经内镜技术有利于寻找脑干口及脑干内出血点,最大程度清除血肿,同时避免二次损伤和有效止血。术后复查头颅 CT 示脑干血肿清除率达到 90% 以上,随访期间恢复良好,疗效对于此类患者来说应该是十分理想的。

随着术中定位及监测技术的进步,ROSA 机器人及电生理监测技术也被应用于脑干出血的手术治疗中,脑干出血的手术治疗越发变得安全,较保守治疗相比,死亡率得以大幅下降。如何提高术后存活者的生存质量仍然是神经外科医生面临的一大挑战。

(陶传元　游潮)

参 考 文 献

[1] CHEYNE J,UNDERWOOD T. Cases of apoplexy and lethargy[M]. London:ThomasUnderwood. 1821.

[2] ARSENI C,STANEIU M. Primary haematomas of the brain stem[J]. Acta Neurochir (Wien). 1973,28(4):323-330.

[3] KÖRNYEY S,HUNGARY S. Rapidly fatal pontile hemorrhage clinical and anatomic report[J]. Arch Neur Psych. 1939,41: 793-799.

[4] MANGIARDI J R,Epstein F J. Brainstem haematomas:Review of the literature and presentation of five new cases[J]. J Neurol Neurosurg Psychiatry,1988,51:966-976.

[5] BACKLUND E O,VON HOLST H. Controlled subtotal evacuation of intracerebral haematomas by stereotactic technique[J].

Surg Neurol,1978,9:99-101.

[6] TAKAHAMA H,MORII K,SATO M,et al. Stereotactic aspiration in hypertensive pontine hemorrhage:Comparative study with conservative therapy[J]. No Shinkei Geka,1989,17:733-739.

[7] SHITAMICHI M,NAKAMURA J,SASAKI T,et al. Computed tomography guided stereotactic aspiration of pontine hemorrhages [J]. Stereotact Funct Neurosurg,1990,54-55:453-456.

[8] HARA T,NAGATA K,KAWAMOTO S,et al. Functional outcome of primary pontine hemorrhage:Conservative treatment or stereotactic surgery[J]. No Shinkei Geka,2001,29:823-829.

[9] HONG J T,CHOI S J,KYE D K,et al. Surgical outcome of hypertensive pontine hemorrhages:Experience of 13 cases[J]. J Korean Neurosurg Soc,1998,27:59-65.

[10] ROHDE V,BERNS E,ROHDE I,et al. Experiences in the management of brainstem hematomas[J]. Neurosurg Rev,2007,30: 219-223;discussion 223-214.

[11] JANG J H,SONG Y G,KIM Y Z. Predictors of 30-day mortality and 90-day functional recovery after primary pontine hemorrhage[J]. J Korean Med Sci,2011,26:100-107.

[12] ICHIMURA S,BERTALANFFY H,NAKAYA M,et al. Surgical treatment for primary brainstem hemorrhage to improve postoperative functional outcomes[J]. World Neurosurg,2018,120:e1289-e1294.

[13] 诸葛启钏.CT监护立体定向幕上入路抽吸治疗高血压脑干血肿[J].现代诊断与治疗,1999:13-15.

[14] 张月高,汪靖,王本瀚,等.显微手术治疗高血压脑干出血[J].实用医药杂志,2003,20:323-324.

[15] 李国平,李浩,游潮,等.高血压脑干出血显微手术治疗.华西医学,2010,25:107-109.

[16] 李浩,李国平,游潮,等.高血压脑干出血显微手术治疗21例临床分析[J].中华神经外科杂志,2007,23:944-945.

[17] 李浩,刘文科,林森,等.高血压相关性脑干出血的治疗探讨[J].中华神经外科杂志,2013,29:339-341.

[18] 刘辛,李浩,胡鑫,等.自发性脑干出血治疗探讨[J].临床神经外科杂志,2013,10:287-288.

[19] TAO C,LI H,WANG J,et al. Predictors of surgical results in patients with primary pontine hemorrhage[J]. Turk Neurosurg, 2016,26:77-83.

[20] SHRESTHA B K,LU M,ZHI-GANG L,et al. Surgical management of spontaneous hypertensive brainstem hemorrhage[J]. Interdisciplinary Neurosurgery,2015,2:145-148.

[21] ZHIGANG L,SEIDU A R,LI H,et al. Spontaneous hypertensive brainstem hemorrhage:Does surgery benefit the severe cases? [J]. Interdisciplinary Neurosurgery,2019,15:66-70.

[22] 李凤强,张兴春,赵英志,等.立体定向手术治疗脑桥出血10例[J].中国微创外科杂志,2005:1046-1047.

[23] 李建国,王鹏,陈宝友,等.高血压脑干出血的立体定向手术治疗[J].中华神经外科杂志,2009,25:919-921.

[24] 高海晓,张卫民,薛振生.立体定向导航下经颞下及枕下2种手术方式治疗脑干出血的疗效观察[J].河北医科大学学报,2015,36:579-581.

[25] 张少伟,牛光明,袁军辉,等.立体定向手术与常规保守治疗重型脑干出血的疗效对比[J].中国实用神经疾病杂志,2019,22:853-858.

[26] 刘凤强,王泽锋,俞晓波,等.立体定向精准抽吸治疗原发性脑干出血的疗效及其影响因素分析[J].中华神经外科杂志,2019,35:1094-1098.

[27] 许峰,陶英群,孙霄,等.Rosa辅助定向手术治疗高血压性脑干出血[J].中国微侵袭神经外科杂志,2017,22:54-56.

第二章

脑干出血外科治疗历史、现状与展望

脑干出血外科手术治疗是伴随着对该类疾病不断认识,影像技术发展和手术操作条件及监测技术不断进步而得以逐渐展开。手术方式主要包括两种:立体定向穿刺抽吸血肿和开颅显微血肿清除。前者对手术操作本身而言要求不高,主要在于准确定位。后者则要求术者有娴熟的脑深部手术操作技巧,需要手术护师、麻醉医师及电生理监测师等多系统人员紧密配合,对手术室要求较高。本章就脑干出血外科手术的历史进行简单回顾,总结目前外科治疗现状,并就未来手术治疗的前景做一展望。

一、历史回顾

在 CT 出现之前,脑干出血的诊断主要依据临床表现,脑室造影及经颈内动脉脑血管造影起辅助诊断作用。总的来说,很难将继发性脑干出血如海绵状血管畸形、隐匿性血管畸形等引起的脑干出血与高血压性脑干出血相鉴别。因此,文献报道高血压性脑干出血的外科治疗十分有限。CT 出现之后,脑干出血的部位、大小得以明确,为手术治疗创造了基本条件。同时基于 CT 脑立体定位系统也得以发展,为此后手术定位操作奠定了物质基础。由于脑出血多见于亚洲,特别是东亚国家如日本、韩国等,因此脑干出血的外科治疗也起源于上述国家。如前一章所述,1989 年日本学者 Takahama 等首次报道了基于 CT 的立体定向系统来抽吸治疗脑干出血,开创了高血压性脑干出血手术治疗先河。此后很长一段时间,CT 立体定向抽吸成为高血压性脑干出血的主要外科治疗方式。直到 1998 年,韩国学者 Hong JT 对 13 例重型高血压性脑桥出血患者进行开颅手术治疗,发现早期手术治疗效果不佳,而晚期手术对部分保守治疗期间病情恶化的患者可能有效。随后显微镜下血肿清除也成为另一种可供选择的治疗方式。与立体定向穿刺抽吸相比,开颅镜下手术治疗时血肿清除及止血更为彻底,术后再出血可能性更小,但对术中脑组织保护及显微操作要求显然更高。

二、现状及展望

(一) 目标人群

脑干出血按照血肿波及区域分为 4 种类型:单侧被盖型,基底被盖型,双侧被盖型及巨大型(占据脑干基底及被盖部),其生存率分别为 94.1%,26.1%,14.3% 和 7.1%。中国学者制定新的脑干出血预后评分系统,按照血肿量($<5mL$,0 分;$5\sim10mL$,1 分;$>10mL$,2 分)及发病意识水平(格拉斯哥昏迷评分 $8\sim15$,0 分;$5\sim7$,1 分;$3\sim4$ 分,2 分),评分为 0,1,2,3,4 分的患者 30 天死亡率分别为 2.7%,31.6%,42.7%,81.8% 和 100%。从以上分类不难看出,对于巨大型或脑干出血评分在 2 分以上的重型患者,保守治疗死亡率极高,这部分患者是外科手术治疗的主要目标人群。

(二) 东西方文化差异

东西方国家对待生命的看法存在明显的差异,这直接导致了脑干出血外科治疗具有明显的地域差异。西方国家如欧美国家认为高血压性脑干出血手术后重残或植物状态无论对患者本人还是家属都是极高的负担,不能接受这样的结局,几乎不开展此类疾病的手术治疗。2015 年美国心脏协会/美国卒中协会(AHA/ASA)制定的脑出血指南明确不支持脑干出血的手术治疗。中国自 20 世纪 90 年代末期开展脑干出血外科治疗以来,该治疗方式逐渐得到普及,最早主要在大型的医学中心开展,后来一些基层地市级医院也逐步尝试。检索自 2000 年以后关于高血压性脑干出血外科治疗的中文文献有近百篇,内容主要围绕脑干出血的微创治疗方式、手术入路、手术疗效分析及并发症等内容,也涉及电生理监测、机器人定位辅助、内镜清除血肿、围手术期监护及术中医护配合等,应该说内容相当全面,在降低死亡率方面疗效也很明确。

（三）治疗方式

开颅显微镜下直接清除血肿治疗脑干出血具有较多优势,如可以在直视下最大程度一次性清除血肿,观察活动性动脉出血并予以相应确切止血,对破入第四脑室的血肿也可以一并清除,打通脑脊液循环,从而尽可能避免二次手术处理继发性脑积水。脑干出血常见手术入路通常包括枕下后正中、乙状窦后入路及颞下入路。枕下后正中入路常用于脑桥被盖型血肿,对破入第四脑室者尤为适用。在此种情况下,通过咬除枕骨大孔及部分寰椎后弓,敞开枕大池,充分释放脑脊液降低颅压后,通过切除部分小脑下蚓部暴露第四脑室,清除脑室血肿后可在镜下观察到血肿突破脑干处破口。从破口处使用 2 号吸引器轻柔吸除血肿,到达血肿边界后停止吸引操作。如果血肿质地坚韧,不应强行拖拽,可予以显微剪刀分小块耐心清除。清除血肿后,往往可看见脑干局部有动脉性渗血,此时放大显微镜倍数观察是否有大的脑干穿支出血。如果有,使用双极钳夹后弱电凝止血;如果没有,可先使用一小块明胶海绵压迫,再在其上方重叠一层速及纱冲水吸引压迫止血,往往效果满意。需要提醒的是,刚刚到达血肿腔清除血肿时,可能会出现一过性心率下降,此时停止操作,待心率恢复正常后再进行操作,一般不会再出现上述情况。如果术前合并严重脑积水,血肿向头侧中脑延伸,估计术后中脑肿胀致导水管压迫脑积水不能缓解可能性大时,可在清除血肿前,于侧脑室三角区先行钻孔引流,一来利于下一步暴露、清除血肿;二来术后持续引流脑脊液,给术后脑干水肿消退、脑室通路恢复通畅创造机会,留下时间。乙状窦后入路临床应用较少,其实这个入路适合大部分高血压性脑干出血,因为大部分脑干出血位于脑桥,呈基底被盖型,向左右两侧扩展,此时经小脑外侧-小脑中脚达到脑干血肿腔,垂直血肿长轴清除血肿,对第四脑室底的神经核团干扰少,且能最大程度清除血肿。此入路清除血肿开关颅相对简单,不需要像切除桥小脑角区病变那样完整暴露横窦、乙状窦,但是下方开颅需到枕骨大孔,好释放枕大池脑脊液,利于术中暴露。颞下入路适用于出血主要偏中脑,向丘脑扩展的血肿类型,操作要点主要在于血肿的暴露,通过体位、脑脊液释放及天幕切开可以避免颞叶牵拉,术中注意保护下吻合静脉(Labbé vein)及滑车神经。

华西医院 Lan 等回顾性分析 2005—2015 年十年期间 286 例重型高血压性脑干出血治疗数据,其中 46 例行开颅显微手术血肿清除,240 例接受保守治疗,平均随访 4.5 年,比较两种治疗结局。发现开颅手术组患者死亡率为 30.4%,保守治疗组为 70.4%;手术组植物生存率为 4.3%,保守组为 2.5%;手术组重残率为 32.6%,保守组为 13.3%;手术组中等残疾发生率为 19.6%,保守组为 7.9%;手术组功能恢复良好率为 13.1%,保守组为 5.9%。进一步手术亚组分析显示,发病后 6 小时内的超急性期手术患者神经功能预后明显好于 6 小时后手术患者。这篇大样本病例对照研究提示开颅手术可以明显降低患者死亡率,神经功能恢复良好比例也要高于保守治疗患者,但付出的代价是残疾率明显增加,这意味着手术的结局是"以残疾换生命,以牺牲生活质量换生存"。对于这种预后结局,正如前面所述,东西方国家存在着明显相左的看法。西方国家看重生活质量,希望有尊严地活着;而中国则是秉持"好死不如赖活着"的传统哲学思想,从对生命的尊重来看,患者应该得到救治。

定向穿刺抽吸术是脑干出血另一种重要的手术治疗方式,包括有框架定向和无框架定向穿刺等。定向穿刺抽吸术因为手术操作难度不大,是最早被用于脑干出血的外科治疗方式。随着影像技术的发展,血肿定位越发准确,加上尿激酶等溶血酶的应用,血肿清除率得以提高,加上耗时短,容易推广,成为国内脑干出血主要的治疗方式。浙江大学医学院附属第二医院神经外科张建民教授利用计算机影像软件系统对血肿进行三维重建,充分利用血肿扩展形成的自然通道,避开重要传导束及神经核团密集区,个性化设计手术路径。同时,通过路径规划上最大偏转角的评估,准确清除各个方向上的不规则血肿,做到术中完全无牵拉、无电灼,将医源性损伤尽可能降至最低程度。报道的 47 例手术患者,其中 23 例患者术前血肿量在 5~10mL,21 例患者 >10mL,术后 1 个月随访 7 例死亡,病死率为 14.9%,体现了该术式在挽救生命中的作用。

随着微创技术的发展,不同锁孔入路治疗脑干出血也在临床尝试,如颞下锁孔,乙状窦后锁孔,后正中锁孔入路等。新的定向穿刺抽吸方法也不断提出,如立体定向框架辅助定位,无框架导航辅助定位,CT结合骨性标志定向穿刺抽吸,方体定向法脑干血肿穿刺抽吸,改良定向,3D打印辅助定向等。可以预见这些微创技术的发展将使得脑干血肿的清除更加精准,更加安全。

（四）问题及展望

高血压性脑干出血发病率低,只占所有脑出血5%～10%,大样本的临床手术资料难以在短期内收集。另一方面,脑干出血后往往病情严重,有些患者短期内脑干功能衰竭未及时送进医院就已死亡,即使住院患者由于生命体征不稳定,往往需要呼吸、循环支持,手术风险大,且后期并发症多、治疗时间长、花费巨大,使得许多患者家属选择保守治疗。因此,脑干出血的手术疗效评估其实缺乏大样本、高级别证据支持。国内外关于手术治疗的研究均存在明显的局限性,如全是回顾性研究,选择偏倚明显;病例数相对较少,统计效能差,结论不能让人信服;再者,各中心手术操作及术后重症救护水平差异较大,疗效迥异。让脑干出血手术治疗经验转化为数据,以及进一步将数据升级为证据还需要很长的一段路要走。

高血压性脑干出血手术疗效与很多因素有关,如手术时机、手术入路等,纳入患者进行相应的临床对比研究非常困难。临床进展离不开基础研究,可以在脑干出血动物模型的基础上探讨手术时机及入路,从术后影像学(如超场强MRI评估脑干白质纤维损伤恢复程度,脑干体积容量改变等)、组织学(如脑干神经元丢失程度)及行为学(运动感觉功能,认知及记忆功能)等多角度评估手术疗效,为临床研究指明方向。另外,脑干出血患者较其他部位脑出血患者发病年龄较小,发病年龄在40～60岁左右。一旦发病,目前无论保守还是手术治疗,功能预后皆差。因此对这类危害大且无确切治疗方式的疾病,预防显得尤为重要。从脑干出血发生的危险因素入手,通过积极筛查,及早诊断及控制高血压、糖尿病等危险因素来预防脑干出血的发生具有非常重要的临床意义。

中国高血压性脑干出血的外科治疗在以下几个方面有待进一步研究。首先,提供高级别证据向世界展示高血压性脑干出血手术治疗确实是安全的,有效的。学习国外少见病研究模式,联合有资质的医疗中心成立"中国高血压性脑干出血的外科治疗协作小组",前瞻性纳入患者,大样本比较手术和保守治疗疗效,评估手术的安全性及疗效。其次,探讨合适的手术指征及手术时机,运用现代术中监测技术及术后重症监护治疗措施,加上术后早期科学康复工作,在降低死亡率的基础上,减少重残率,努力提高患者术后生存质量。

参 考 文 献

[1] TAKAHAMA H,MORII K,SATO M,et al. stereotactic aspiration in hypertensive pontine hemorrhage:Comparative study with conservative therapy[J]. No Shinkei Geka,1989,17:733-739.

[2] HONG J T,CHOI S J,KYE D K,et al. Surgical outcome of hypertensive pontine hemorrhages:Experience of 13 cases[J]. J Korean Neurosurg Soc,1998,27:59-65.

[3] CHUNG C S,Park C H. Primary pontine hemorrhage:A new ct classification[J]. Neurology,1992,42:830-834.

[4] HUANG K,JI Z,SUN L,et al. Development and validation of a grading scale for primary pontine hemorrhage[J]. Stroke,2017,48:63-69.

[5] HEMPHILL J C,GREENBERG S M,Anderson CS,et al. Guidelines for the management of spontaneous intracerebral hemorrhage:A guideline for healthcare professionals from the american heart association/american stroke association[J]. Stroke,2015,46:2032-2060.

[6] 陈立华,魏群,徐如祥,等.原发性高血压脑干出血的微创手术治疗[J].临床神经外科杂志,2015:349-353.

[7] 施辉,周辉,王富元,等.经膜髓帆入路手术治疗脑桥高血压相关性脑出血[J].临床神经外科杂志,2017,14:49-51.

[8] 许志剑,徐虎,余丹枫,等.经颞下岩前入路手术治疗高血压性脑干出血[J].临床神经外科杂志,2019,16:497-499,506.

[9] 李浩,刘文科,林森,等.高血压相关性脑干出血的治疗探讨[J].中华神经外科杂志,2013,29:339-341.

[10] 梁玉红,周毅,徐廷伟,等.神经电生理监测在脑干出血手术中的应用[J].中国临床神经外科杂志,2014,19:229-230.

[11] 许峰,陶英群,孙霄,等.Rosa辅助定向手术治疗高血压性脑干出血[J].中国微侵袭神经外科杂志,2017,22:54-56.

[12] 梁建广,董军,屈鸣麒,等.神经内镜辅助手术治疗脑干出血破入第四脑室[J].中华神经医学杂志,2013,12:197-199.

[13] 李丽艳.重型脑干出血患者行显微外科治疗的围术期护理[J].中国实用神经疾病杂志,2014,17:105-106.

[14] 刘辛,李浩,胡鑫,等.自发性脑干出血治疗探讨[J].临床神经外科杂志,2013,10:287-288.

［15］ ZHIGANG L,SEIDU A R,LI H,et al. Spontaneous hypertensive brainstem hemorrhage:Does surgery benefit the severe cases?［J］. Interdisciplinary Neurosurgery,2019,15:66-70.

［16］ 刘凤强,王泽锋,俞晓波,等.立体定向精准抽吸治疗原发性脑干出血的疗效及其影响因素分析［J］.中华神经外科杂志,2019,35:1094-1098.

［17］ TAO C,ZHANG R,HU X,et al. A novel brainstem hemorrhage model by autologous blood infusion in rat:White matter injury, magnetic resonance imaging,and neurobehavioral features［J］. J Stroke CerebrovascDis,2016,25:1102-1109.

［18］ VAN ASCH C J,LUITSE M J,RINKEL G J,et al. Incidence,case fatality,and functional outcome of intracerebralhaemorrhage over time,according to age,sex,and ethnic origin:A systematic review and meta-analysis［J］. Lancet Neurol,2010,9: 167-176.

（陶传元　游潮）

第三章

脑干解剖与功能

第一节　概　　述

　　脑干(brainstem)位于后颅窝,腹侧面紧贴枕骨斜坡,自下而上由延髓、脑桥和中脑三部分组成,上接间脑(diencephalon)下续脊髓(spinal cord),是大脑(cerebrum)、小脑(cerebellum)与脊髓(spinal cord)三者之间联系的通道。脑干的内部结构由灰质、白质和网状结构3种成分组成,为全身感觉上传和运动下达的必经之路,是人体呼吸、吞咽、感觉和平衡等重要反射的中枢。

第二节　学习思路

一、感性认识脑干

（一）表面解剖

1. 脑干位于后颅窝,应熟悉脑干与间脑、小脑及脊髓的分界。
2. 熟悉脑干自身的三个组成部分的分界以及各自的外形特征(图 3-2-1)。
3. 与脑干连接的脑神经共有 10 对,需熟悉这些脑神经出入脑干的位置。

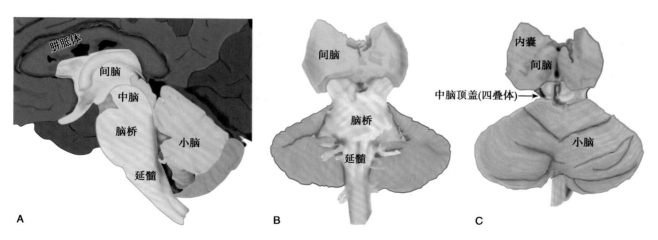

图 3-2-1　脑干

从腹侧面、背侧面、正中矢状断层展示脑干的三部分及其界限。A. 正中矢状面观;B. 腹侧面观;C. 背面观。

（二）内部分区

1. 熟悉术语(顶盖、被盖及基底)的涵义。
2. 根据顶盖、被盖及基底的分区来梳理脑干内感觉和运动;躯体和内脏;纤维束和神经核的分布特点,利于定位诊断。
3. 通过断层解剖学习,进一步加深对脑干内部结构之间毗邻关系的理解。

二、理性认识脑干

（一）神经胚胎学的作用

1. 对神经胚胎发育的理解,能帮助我们理解脑干的功能种类。

2. 帮助我们理解脑干功能结构的分布特点。

（二）熟悉功能概念

1. 神经系统功能概念非常多,结构联系纷繁复杂,理解各功能概念是思路清晰的前提条件。

2. 与脊髓相比脑干特有的功能(如:特殊内脏感觉、特殊躯体感觉、特殊内脏运动)。

3. 熟悉神经系统的工作原理,熟悉脑干在神经系统中扮演的角色。

（三）串珠

因为神经功能的实现是需要多个结构相互作用协作来完成的,我们头脑里有清晰的结构特征和明了的功能概念之后,再以功能为主线,将功能相关的结构进行分组梳理,这样方便记忆解剖,更方便临床上的定位诊断及手术定位。这种方法类似于串珠。

（四）血供与断层

脑干的血供有其独特之处,其分布特点直接决定了临床上的各个综合征的表现。若将血供分布特点和脑干断层解剖结合,定位则变得相对简单。

第三节　神经胚胎学

一、神经系统的组织来源

整个神经系统都起源于神经板(neural plate),即羊膜囊底部外胚层(ectodermal)。为了方便理解,下面分别叙述神经胚形成、脊神经、脑泡及脑室系统和脉络丛形成。

（一）神经胚形成(neurulation)

1. 在受精后的第三周,神经板形成成对的神经褶(neural folds),神经褶皱向中间卷曲合拢形成神经管(neural tube)和神经管道(neural canal),(图3-3-1)。神经褶的合拢过程开始于胚胎的未来颈部区域,并向头尾两端延伸。神经管的头端和尾端敞开,即神经孔(neuropore),在第4周结束前闭合。从外胚层形成神经管的过程称为神经胚形成(neurulation)。

2. 每侧神经褶皱边缘的细胞从结合线中迁移出来,并沿着神经管形成神经嵴(neural crest)。神经嵴的细胞类型包括脊髓和自主神经节细胞、黑色素细胞和周围神经的施万细胞。

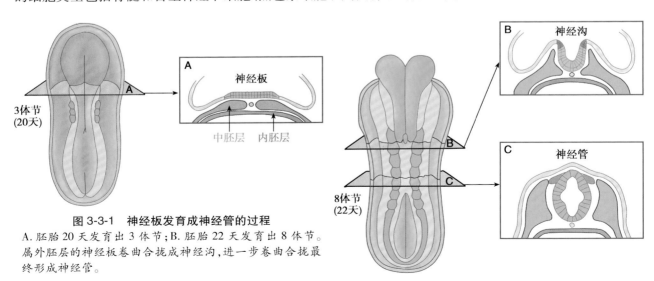

图3-3-1　神经板发育成神经管的过程
A.胚胎20天发育出3体节;B.胚胎22天发育出8体节。属外胚层的神经板卷曲合拢成神经沟,进一步卷曲合拢最终形成神经管。

3. 神经板两端发育不同,神经管的头端部分变得更为宽大,将来发育成脑;而较为狭窄的尾端伸延生长得较快,则发育成脊髓。

（二）脊神经（spinal nerves）

1. 神经管（neural tube）的背侧部分称为翼板（alar plate）,腹侧部分称为基板（basal plate）（图 3-3-2）。

2. 由翼板发育的神经元主要是具有感觉（sensory）功能的生长于脊神经节的背侧神经根（dorsal nerve roots）,而来自基板的神经元主要是具有运动（motor）功能的腹侧神经根（ventral nerve roots）。在脊髓的适当水平,腹根也含有自主神经纤维。背根和腹根联合形成脊神经,在间充质椎体（mesenchymal vertebrae）形成的神经弓（neural arches）之间的间隙中穿出椎管。

3. 脊（背根）神经节的细胞最初是两极的（bipolar）。它们通过在母细胞（parent cells）一侧的两个突起的结合而变成单极性（unipolar）。

（三）脑泡发育成脑

在第 4 周晚些时候,神经管（neural tube）的头端部分（rostral part）在未来的中脑水平上发生了弯曲（图 3-3-3）,这个区域就是中脑（mesencephalon）;其轻度的收缩处是它与前脑（prosencephalon）和菱形脑（rhombencephalon）连接的标志。

1. 前脑的翼板向两侧扩张（图 3-3-3）,形成端脑（telencephalon）。在此基板（basal plate）残留下来以

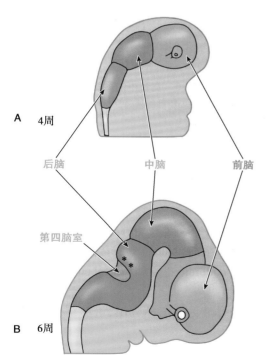

图 3-3-3　脑泡发育示意图
A 和 B. 右侧面分别观察 4 周和 6 周脑泡的发育情况,星号标注了小脑最初发育的部位。

图 3-3-2　胚胎 6 周时神经管和脊神经示意图
神经管腹侧的基板发育成司运动功能的腹侧神经根;背侧的翼板发育成司感觉功能的背侧神经根。

形成间脑（diencephalon）。最后,间脑（diencephalon）的视觉产物（optic outgrowth）是视网膜和视神经的前体。

2. 间脑（diencephalon）、中脑（mesencephalon）和菱脑（rhombencephalon）构成胚胎脑干（embryonic brainstem）。

3. 脑干随着发育而卷曲,结果,中脑（mesencephalon）被带到脑的顶端。菱脑（rhombencephalon）自身折叠,导致翼板爆裂,形成呈菱形（diamond-shaped）的第四脑室（fourth ventricle）。菱脑的头端部分（rostral part）形成脑桥（pons）和小脑（cerebellum）,尾端部分（caudal part）形成延髓（medulla oblongata）（图 3-3-4）。

（四）脑室系统和脉络丛

1. 发育成大脑半球的神经管（neural canal）扩张形成侧脑室;侧脑室与间脑内的第三脑室相通。两个侧脑室通过 Monro 孔（室间孔 interventricular foramen）与第三脑室（third ventricle）相通。第三和第四脑室通过中脑（midbrain）的脑导水管（cerebral aqueduct）（或 Sylvius 导水管）进行沟通（图 3-3-5）。

2. 前脑（forebrain）和后脑（hindbrain）的薄顶被一簇毛细血管插入,形成第四脑室的脉络丛（choroid plexuses）。脉络丛分泌脑脊液（cerebrospinal fluid, CSF）在脑室系统中流动。脑脊液通过第四脑室顶板的三个孔流出第四脑室（图 3-3-6）。

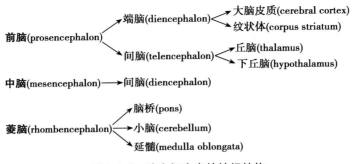

图 3-3-4 脑泡衍生出的神经结构

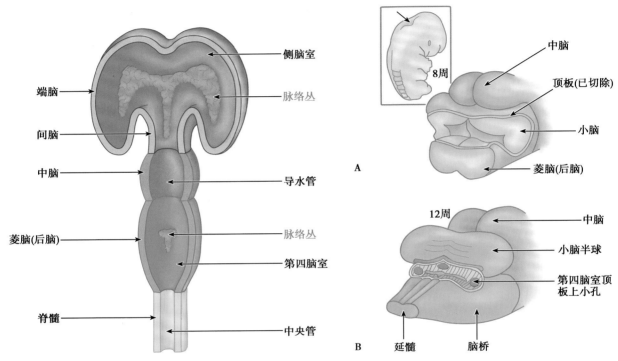

图 3-3-5 神经管发育成神经系统示意图
整个神经系统均发育自神经板,神经板卷曲形成神经管,图中显示头侧神经管壁发育成端脑、间脑、中脑、后脑,尾侧神经管壁发育成脊髓。与此同时,神经管腔相应发育成脑室、导水管、脊髓中央管,它们相互沟通。

图 3-3-6 发育中的后脑后面观
A. 胚胎 8 周时,第四脑室背侧发育出小脑;B. 胚胎 12 周时,第四脑室隐于小脑腹侧,第四脑室顶板出现 3 个孔。

(五) 总结

1. 神经系统最初为由外胚层形成的细胞神经管,并包围成神经管道。一条细胞带沿着神经管向两侧迁移,形成两侧的神经嵴。神经管的尾部形成脊髓。神经嵴形成脊神经节细胞,将背神经根送入脊髓的感觉性翼板。脊髓的基板含有运动神经元,它们发出腹根,通过连接背根来完成脊髓神经。

2. 神经管的头端形成三个脑泡(brain vesicles)。其中,前脑(prosencephalon)形成背侧的大脑半球(端脑)和腹侧的间脑(diencephalon);中脑(mesencephalon)形成中脑(midbrain);菱脑(rhombencephalon)变为后脑(hindbrain)——即脑桥、延髓和小脑。

3. 头端神经管扩张(neural tube expands),形成脑室系统。脑脊液由脉络丛分泌,该脉络膜毛细血管丛内陷脑室顶。

二、神经胚胎发育的启示

(一) 感觉运动分布规律

1. 神经管发育过程中,具有腹侧运动、背侧感觉的特点,到成人的脊髓同样有这样的规律。

2. 脑干背侧由于开放(第四脑室),背侧的感觉核到了两侧,运动神经核位于正中沟两侧,在发育过程中,感觉核和运动核由沟缘划分。

3. 成人仍可见沿第四脑室侧壁的沟缘(即界沟),从腹侧将运动核与背侧感觉核分开。

（二）从发育角度理解脊柱和脑干的细胞功能柱

1. 在脑干内,功能类别相同的脑神经细胞集中在一起,形成细胞功能柱,在胚胎早期,功能柱本为长条灰柱纵向排列,以后长柱断裂,分隔成各个长度不等的脑神经核(图3-3-7)。

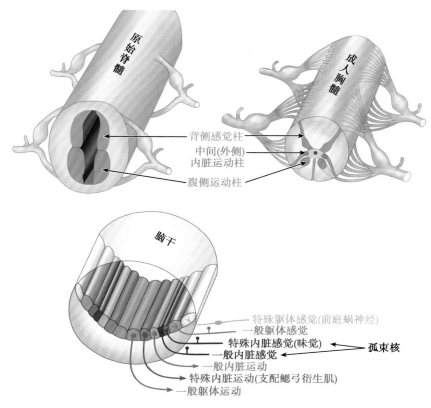

图 3-3-7　原始和成人脊髓以及脑干中的细胞功能柱

原始脊髓、成人脊髓和脑干的细胞功能柱虽然各有特点,但其排列的共同点为:腹侧运动背侧感觉,由于脑干背侧裂开,背侧的感觉柱排列在外侧。

2. 7 类脑神经纤维当然有 7 类脑神经核。

3. 由于特殊内脏感觉(味觉)和一般内脏感觉细胞存在于同一细胞功能柱(孤束核),所以脑干内只有 6 个细胞功能柱。

4. 6 个脑干细胞功能柱断裂形成 18 个脑神经核,但脑神经核的排列还是按功能柱的分布特点(界沟以内为运动,界沟以外为感觉)排列。

（三）脑干内脑神经核及脑神经的特点

1. 脑神经核侧重记忆其功能(一核一功能)。

2. 脑神经侧重记忆其分布或支配的组织器官(一神经一区域)。

第四节　脑干表面解剖及内部分区

一、脑干表面解剖

从腹侧面,认识脑干与间脑、小脑和脊髓的界限,脑干三个组成部分的分界,以及第 3、5、6、7、8、9、10、

11、12 对脑神经出入脑干的位置。从背侧面,认识滑车神经、顶盖及第四脑室(图 3-4-1)。

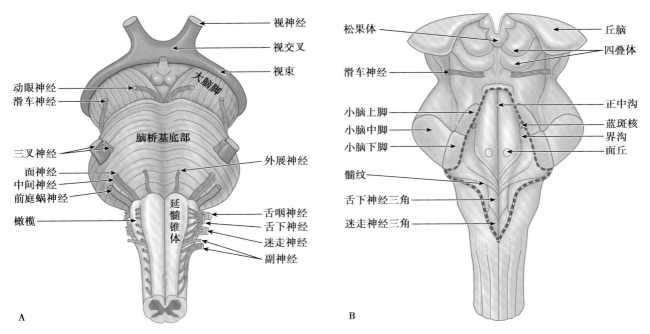

图 3-4-1 脑干表面关键结构示意图

A.脑干腹侧面上方与间脑借视交叉视束为界,下方与颈髓以锥体交叉为界,图中显示出入脑干腹侧面的 9 对脑神经;B.脑干背侧面的四叠体、滑车神经和菱形窝。

(一) 前面观察脑干就像弹弓

1. 最上方有两个叉支(中脑的两个大脑脚)。

2. 中间为粗大的把手(脑桥)。

3. 下方细小的尾端(延髓)。

(二) 脑干腹侧面

1. 脑干 3 部分(中脑、脑桥、延髓)的外形

(1) 中脑与脑桥的分界:在腹侧面二者以中脑脑桥沟为界,在背侧面以菱形窝的上限为界。

(2) 脑桥与延髓的分界:在腹侧面以桥延沟为界,在背侧面以菱形窝内的髓纹为界。

2. 脑干的界限 上与间脑以视束为界,下与颈髓以锥体交叉为界。

3. 有 9 对脑神经出入脑干腹侧面(滑车神经发自脑干背侧)。

(三) 脑干背侧面

1. 顶盖 由上丘(视觉反射中枢)和下丘(听觉通路上的重要中枢)组成。上下丘一起合称为四叠体。

2. 滑车神经 于下丘下缘出脑干。

3. 第四脑室 由小脑与脑桥和上半部延髓共同围成。

(四) 脑干各部分的特征性结构

1. 中脑

(1) 腹侧的大脑脚和脚间窝:大脑脚(cerebral peduncles)为中脑腹侧面的两个巨大柱状结构。两个大脑脚之间为脚间窝(interpeduncular fossa),窝内有动眼神经(oculomotor nerve)自脑干发出。

(2) 外侧面:中脑外侧与颞叶钩回(uncus)相对。

(3) 背面的四叠体:由 4 个丘(colliculi)组成。2 个上丘(superior colliculi)处理视觉(visual)信息,2 个下丘(inferior colliculi)处理听觉信息。滑车神经(trochlear nerve)自中脑背侧的 2 个下丘下方发出,然后绕道大脑脚外侧,在大脑脚和钩回之间向前走行。

2. 脑桥

（1）脑桥大部分由横行的纤维（脑桥小脑束,pontocerebellar tract）组成,横行的纤维使脑桥表面隆起,在脑桥腹侧面正中有一浅沟称基底沟,此沟容纳基底动脉。脑桥向两侧逐渐缩小形成小脑中脚连于小脑半球,在每一侧小脑中脚与脑桥交界处,有三叉神经穿入脑桥。

（2）桥延沟处有展神经、面神经和前庭蜗神经出入脑干。

（3）脑桥小脑角:在延髓脑桥沟的外侧部,延髓/脑桥和小脑的结合处,临床上称为脑桥小脑三角,前庭蜗神经恰位于此处。

3. 延髓

（1）锥体和橄榄:锥体位于前正中裂的两旁。就在脊髓延髓交界处的正上方,前正中裂被锥体交叉的纤维填充。锥体的外侧是橄榄,橄榄的后方是小脑下脚。

（2）沟:锥体之间为前正中裂。锥体与橄榄之间为前外侧沟,其内有舌下神经自脑干穿出。位于橄榄和小脑下脚之间为后外侧沟,其内自上而下有舌咽神经、迷走神经和脑副神经自脑干穿出。脊髓副神经从脊髓中穿出,并通过枕骨大孔（foramen magnum）向上连接副神经颅根。

4. 脑桥和延髓上半部的背面　第四脑室是菱脑内的室腔。腹侧为脑桥和延髓,背侧为小脑。第四脑室腔由一个底（floor）、一个顶（roof）和2个侧壁（lateral walls）围成。

顶（roof）——呈帐篷状。从导水管下方狭窄的头端开始向后和向外延伸,至尖顶和外侧隐窝水平达到最高和最宽,自尖顶向下逐渐变窄,至正中孔水平形成狭小的尾端。尖顶将顶壁分为上下两部。

底（floor）——菱形窝:因为形状呈菱形,通常将第四脑室底称为菱形窝。它是延髓上半部和脑桥的背侧面,位于小脑的下面（图3-4-2）。

（1）沟:1条正中沟将菱形窝分成左右两半;2条界沟分别将每一半菱形窝分成内的内侧隆起、外侧的前庭区。

（2）髓纹（striaemedullares）:是脑桥和延髓在脑干背面的分界线。菱形窝头侧2/3为脑桥的背面,尾侧1/3是延髓的背面。

（3）边界:外上缘为小脑上脚。外下缘（自上而下）为小脑下脚、楔束结节、薄束结节。

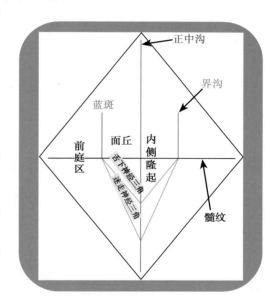

图 3-4-2　菱形窝内重要结构示意图

（4）菱形窝内重要结构:①内侧隆起——面神经丘（深部有面神经膝和展神经核）;舌下神经三角（深部有舌下神经核）;迷走神经三角（深部有迷走神经背核）;分隔索（迷走神经三角外下缘一斜形窄嵴）;最后区（位于分隔索与薄束结节之间,属室周器官）;②前庭区（深部有前庭神经核）;③蓝斑（深部有蓝斑核）;④上凹与下凹（界沟在髓纹的上下部特别明显,呈凹状,称其为上凹和下凹）。

二、10 对脑神经出入脑干及出入颅腔的位置

见（图3-4-3）。

1. 脚间窝→动眼神经→眶上裂。

2. 中脑背侧下丘的下方→滑车神经→眶上裂。

3. 脑桥腹外侧小脑中脚根部→三叉神经→眶上裂、圆孔、卵圆孔。

4. 桥延沟自内向外分别为展神经→眶上裂;面神经和中间神经、前庭神经、蜗神经→内耳孔。

5. 后外侧沟（橄榄与小脑下脚之间）→自上而下分别为舌咽神经、迷走神经、副神经→颈静脉孔。

6. 前外侧沟（锥体橄榄沟）→舌下神经→舌下神经管。

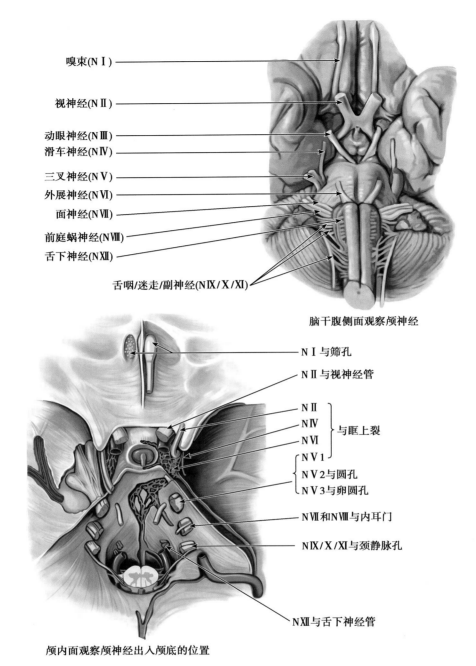

嗅束(NⅠ)

视神经(NⅡ)

动眼神经(NⅢ)
滑车神经(NⅣ)

三叉神经(NⅤ)
外展神经(NⅥ)
面神经(NⅦ)
前庭蜗神经(NⅧ)
舌下神经(NⅫ)

舌咽/迷走/副神经(NⅨ/Ⅹ/Ⅺ)

脑干腹侧面观察颅神经

NⅠ与筛孔

NⅡ与视神经管

NⅢ
NⅣ   与眶上裂
NⅥ
NⅤ1

NⅤ2与圆孔
NⅤ3与卵圆孔

NⅦ和NⅧ与内耳门

NⅨ/Ⅹ/Ⅺ与颈静脉孔

NⅫ与舌下神经管

颅内面观察颅神经出入颅底的位置

图 3-4-3 脑神经在脑干及颅底的出入点示意图

三、脑干内部结构大体布局

（一）脑干内的脑脊液通道

第三脑室的脑脊液经中脑内的脑导水管,流入脑桥和上半部延髓背侧的第四脑室,第四脑室与脊髓中央管相通,同时又通过第四脑室正中孔和外侧孔流入蛛网膜下腔。

从胚胎发育角度来说,中脑导水管、第四脑室和脊髓中央管均由胚胎神经管的中央管发育而来,它们互相沟通（见图 3-3-3）。

（二）脑干前后方向上分区命名

在讨论脑干时经常会提到这三个术语:"顶盖（tectum）""被盖（tegmentum）"和"基底（basis）"（图 3-4-4）。

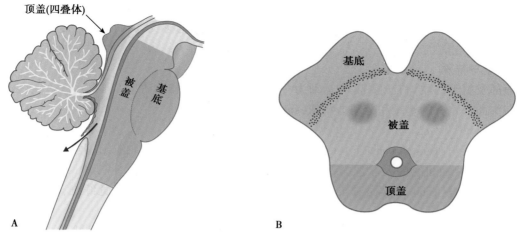

图 3-4-4 脑干内部分区
A. 正中矢状位;B. 轴位。脑干内部分为顶盖、被盖、基底。

1. 顶盖 在拉丁语中的意思是"顶",只在中脑明显,由位于大脑导水管背面的上、下丘组成。
2. 被盖 意思是"覆盖",是脑干的中间区域,位于中脑的导水管的腹侧,脑桥和延髓的第四脑室的腹侧。中脑被盖脑干核和网状结构是被盖的主要组成部分。
3. 基底 是最腹侧的部分,主要由皮质脊髓束和皮质核束组成。中脑的黑质前缘、脑桥的内侧丘系前缘、延髓的锥体后缘是基底与被盖的分界。

第五节 神经系统功能概念解析

一、神经系统工作原理

要学透脑干解剖,最好的办法就是全面系统地理解神经系统的工作方式,清楚脑干在这些功能中的具体作用,或者说是脑干所扮演的角色。下面以简图来帮助大家理解(图 3-5-1)。

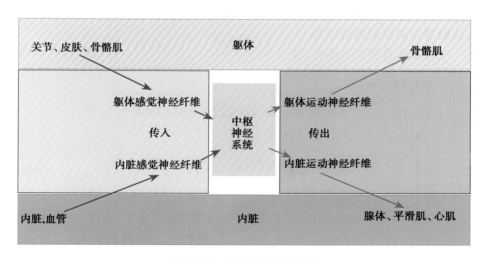

图 3-5-1 神经系统工作原理

二、感觉与运动功能相关术语

(一) 躯体与内脏

1. **躯体感觉(somatic sensory)**是位于体表及深部的骨骼肌、骨骼、关节的感受器对外环境刺激的反应——感受自身位置与周围环境的关系。

2. 内脏感觉(visceral sensory)是位于心血管、腺体、内脏等处的感受器对内环境变化的反应——感受人体微观内环境变化。

（二）一般与特殊

1. 头面部及躯干四肢均有的感觉和运动为一般(general)感觉和运动。

2. 仅在头面部才有的感觉和运动为特殊(special)感觉和运动。

（三）感觉

1. 一般躯体感觉(general somatic sensory)　包括两种：①体表对外来刺激的感觉(浅感觉)；②感知人体自身在外环境中所处的位置及状况(深感觉或本体感觉)。

2. 一般内脏感觉(general visceral sensory)　接受脏器和心血管的初级感觉纤维，相当于脊髓的中间内侧柱。

3. 特殊躯体感觉(special somatic sensory)　眼、耳能辅助感知人体自身位置及状况，且仅位于头部。

4. 特殊内脏感觉(special visceral sensory)　味觉和嗅觉可促进内脏、腺体、血管等一些内脏活动。

（四）运动

1. 一般躯体运动(general somatic motor)　为全身大部分骨骼肌的运动(包括反射运动、随意运动和节律运动)。

2. 内脏运动　①特殊内脏运动(special visceral motor)，司咀嚼肌的运动；②一般内脏运动(generalvisceralmotor)，包括交感与副交感，司胸腹腔内脏、血管、腺体等的活动。

（五）上运动神经元和下运动神经元

1. 上运动神经元(upper motor neuron)　大脑皮质的投射至脑神经一般躯体和特殊内脏运动核及脊髓前角运动神经元的传出神经元。

2. 下运动神经元(lower motor neuron)　脑神经一般躯体和特殊内脏运动核和脊髓前角的运动神经细胞，它们的胞体和轴突构成传导运动冲动的最后公路(final common pathway)。

（六）运动类型

1. 反射运动(reflex)　在脊髓和脑干水平整合，但受高级中枢调节。

2. 节律运动(rhythmic)　高级中枢控制下的低级中枢活动。

3. 随意运动(voluntary)　由最高级中枢大脑产生并下达。

（七）脑干在随意运动中起到的作用

"上下沟通"，维持肌张力和姿势调控(图 3-5-2)。

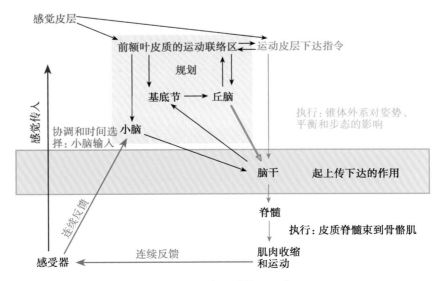

图 3-5-2　随意运动控制示意图

第六节 脑干内各功能通路及其相关神经核

一、主要上行通路和下行通路概述

（一）主要上行通路

1. 来自脊髓主要有浅感觉和深感觉两条通路
（1）后柱系统（薄束和楔束→内侧丘系）——深感觉。
（2）前外侧系统（脊髓丘脑束→脊髓丘系）——浅感觉。
2. 来自脑神经（头面部感觉器）的感觉通路
（1）三叉神经→三叉丘系——头面部躯体感觉。
（2）蜗神经→外侧丘系——听觉。
（3）视神经→视觉通路——视觉（不经过脑干，但有视觉纤维通过上丘来调节眼球运动）。
（4）前庭神经→位置平衡觉通路——平衡觉。
（5）面神经与舌咽神经→味觉通路——味觉。
（6）嗅觉（不经过脑干）。

（二）主要下行通路

1. 下行至脊髓的外侧系统躯体运动通路
（1）皮质脊髓侧束。
（2）红核脊髓束。
2. 下行至脊髓的内侧系统躯体运动通路
（1）皮质脊髓前束。
（2）顶盖脊髓束、网状脊髓束、前庭脊髓（内侧、外侧）束。
其中皮质脊髓束属锥体系；红核脊髓束、顶盖脊髓束、网状脊髓束和前庭脊髓束属锥体外系，主要参与运动协调与控制，与小脑会发生紧密联系。

（三）出入小脑经过脑干的通路

小脑通过小脑上、中、下脚与脑干、脊髓和大脑沟通，完成其特有功能。

（四）脑神经的内脏运动功能

背侧纵束是下丘脑对交感副交感功能调节的关键通路。下丘脑前区内侧兴奋副交感，下丘脑后区外侧兴奋交感。

二、在脑干和脊髓中轴线上的主要交叉（图3-6-1）

1. 脊髓白质前连合　携带浅感觉信息的纤维交叉后形成脊髓丘脑束上行，在整个脊髓。
2. 锥体交叉　皮质脊髓束在延髓的交叉，在延髓颈髓交界层面。
3. 内侧丘系（感觉）交叉　薄束核和楔束核发出弓状纤维交叉后形成内侧丘系，在延髓水平。
4. 斜方体　蜗神经核轴突大部分交叉到对侧与对侧少部分纤维一起组成外侧丘系上行至下丘核，在脑桥延髓交界层面。
5. 三叉丘系交叉　三叉神经（脊束、主、中脑）核的轴突交叉到对侧形成三叉丘系上行，在脑桥层面。
6. 小脑上脚交叉　小脑齿状核-红核-丘脑束在出小脑上脚相互交叉后上行→红核小细胞部→丘脑腹外侧核，再中脑水平。
7. 被盖腹侧交叉（ventral tegmental decussation）　红核大细胞部的传出纤维在上丘下部平面，被盖腹侧部交叉至对侧形成被盖腹侧交叉，然后下行组成红核脊髓束，在中脑上丘下部层面。
8. 被盖背侧交叉（dorsal tegmental decussation）　上丘的传送纤维在中脑导水管腹侧越过中线交叉，然

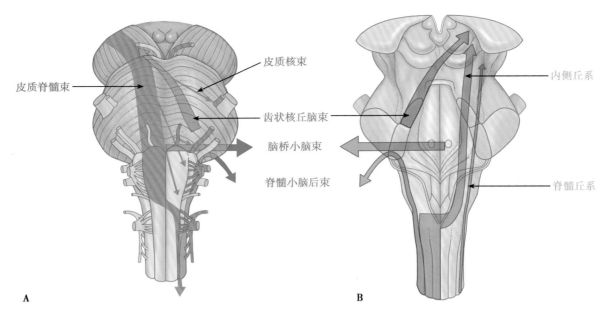

图 3-6-1 脑干内主要传导通路及其交叉示意图

A. 脑干腹侧的传导通路主要为运动功能的锥体系(皮质脊髓束和皮质核束);B. 脑干背侧主要为上行感觉传导束(内侧丘系和外侧丘系)。皮质核束大部分双侧支配,皮质脊髓束大部分交叉到对侧;薄束核与楔束核在延髓内交叉形成内侧丘系上行。小脑通过脑干分别与大脑、前庭核、脊髓发生纤维联系,均在脑干内发生交叉。

后下行构成顶盖脊髓束,在上部中脑层面。

9. 两个特殊的皮质核束的交叉 舌下神经核,面神经核上半部为对侧支配,其余为双侧支配,位于整个脑干。

10. 滑车神经交叉 脑干内唯一的脑神经交叉,在中脑内。

三、脑干内的 18 对脑神经核

(一) 18 对脑神经核

1. 组成 4 对一般躯体运动核(动眼、滑车、外展、舌下核);4 对特殊内脏运动核(三叉运动、面、疑、副神经核);4 对一般内脏运动核(E-W、上泌涎、下泌涎、迷走神经背核);1 对内脏感觉核(孤束核);3 对一般躯体感觉核(三叉神经中脑、脑桥、脊束核);2 对特殊躯体感觉核(前庭、蜗神经核)。

2. 位置 18 对脑神经核均位于脑干的被盖内,且紧靠背侧的中脑导水管或第四脑室。

3. 与脑神经的联系 与 18 对脑神经核联系的脑神经纤维在脑干内,只有滑车神经纤维在脑干内交叉从脑干背侧出脑干,其余均走向脑干腹侧、外侧,在脑干内不交叉。

(二) 脑神经核和脑神经的定位

1. 中脑

(1) 动眼神经核和动眼神经副核(→动眼神经)。

(2) 下丘层面:滑车神经核(→滑车神经)。

2. 脑桥

(1) 脑桥上部层面:三叉神经运动核(→三叉神经运动根伴随三叉神经下颌支出脑)。三叉神经脑桥核(接收头面部皮肤触压觉)。

(2) 脑桥中部层面:展神经核(→展神经)位于面神经丘深面。面神经核(→面神经)位于展神经核腹外侧。

(3) 脑桥的最下端层面:上泌涎核(→面神经)。前庭神经核(接受前庭神经传入)位于前庭区的深面,由前庭上核、前庭下核、前庭内侧核及前庭外侧核组成。蜗腹侧核和蜗背侧核(二者接受蜗神经传入)分别位于小脑下脚的腹外侧核背外侧。

3. 延髓

（1）延髓上部层面：疑核（发出纤维加入舌咽神经、迷走神经、副神经）位于延髓上部的网状结构中。下泌涎核（发出纤维加入舌咽神经）位于延髓橄榄上部。孤束核位于延髓上部，孤束核的上部分（接受来自面神经、舌咽神经、迷走神经的味觉传入）；孤束核的下部分（接受来自舌咽神经和迷走神经的一般内脏感觉传入）。舌下神经核（发出纤维构成舌下神经）位于延髓上部舌下神经三角的深面。

（2）延髓下部层面：副神经核（发出纤维构成副神经）位于特殊内脏运动柱的最尾端，实际上已伸入颈髓上部，即上5或6颈髓的前角背外侧。

4. 贯穿整个脑干的三叉神经感觉核　三叉神经中脑核（接受三叉神经传入的本体感觉）、脑桥核（接受三叉神经传入的触压觉）、脊束核（接受三叉神经传入的痛温觉）。

第七节　脑干网状结构

一、脑干网状结构概述

网状结构是一个在系统发生上非常古老的神经网络——它是爬行动物脑干的一个显著特征。它起源于一个缓慢传导的多突触通路（polysynaptic pathway），与嗅觉（olfactory）和边缘区（limbic regions）紧密相连。在人脑中，网状结构在自主（automatic）和反射活动（reflex activities）中仍然很重要，并且与边缘系统（limbic system）保持着联系。

网状结构位于脑干被盖，其定义其实是有不同的。"网状"一词在19世纪晚期首次应用于该区域，因为常规技术无法明确区分其中神经核；再者，脑干被盖中的一些神经元具有非常广泛的投射，增加了这时分散组织的印象。然而，随着更精细技术的应用，许多特定的核及其神经递质被识别，这些神经核具有非常精确的组织投射。此外，一些脑神经核（上下泌涎核或疑核）不属于网状结构却埋藏其中；同样中脑导水管周围灰质（periaqueductal gray matter）（与疼痛调节有关）和延髓内化学感受器触发区（chemotactic trigger zone）（最后区 area postrema）等引起恶心的区域与网状结构密切相关但不属于它。因此，在现代，"网状结构"一词已被用于越来越少的结构，相反，我们通常会说脑干被盖内的特定核。"网状结构"至今仍应用于脑干被盖区，是因为其细胞核识别度较低。

二、脑干网状结构的组织构成

1. 在中线，内侧网状结构由一系列中缝核组成。中缝核是整个神经轴5-羟色胺投射的主要来源。

2. 旁正中网状结构是一个主要的传出系统。对脑神经核内的一些突触起着运动模式产生的作用。

3. 最外层是外侧细小细胞（小细胞）网状结构。细小细胞树突长而有规律地分支。主要是横向分支，这些横向分支之间有通向丘脑的长通路穿过。外侧网状结构主要接收传入。它接收来自所有感觉通路的纤维。

三、网状结构的功能解剖

（一）头端网状结构及其功能

网状结构贯穿整个脑干。其头端连于某些间脑核，尾端合并入脊髓中间带。我们可以简化一下，说这些头侧和尾侧结构延伸出了网状结构的两个主要功能。因此，中脑和上脑桥的头端网状结构（rostral reticular formation）与间脑核共同作用，维持前脑的觉醒意识状态（图3-7-1）。

（二）尾端网状结构及其功能

脑桥和延髓的尾端网状结构（caudal reticular formation）与脑神经核和脊髓协同工作，以实现各种重要的运动、反射和自主功能。粗略总结其功能如下：头侧网状结构主要与唤醒功能相关；尾侧网状结构主要与反射和运动相关。

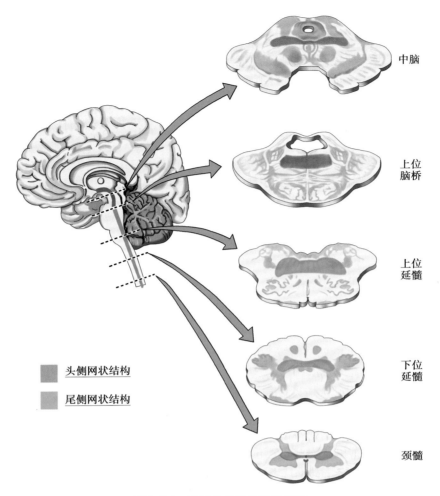

图 3-7-1 脑干结构的位置示意图

网状结构贯穿整个脑干。网状结构的头端连于某些间脑核,称为头侧网状结构(主唤醒)维持前脑的觉醒意识状态;网状结构尾端合并入脊髓中间带,称为尾侧网状结构(主反射和运动)与颅神经核和脊髓协同实现各种重要的运动、反射和自主神经功能。

(三)脑干网状结构功能总结

脑干网状结构具体功能及定位总结见表 3-7-1。

表 3-7-1 脑干的功能

运动模式产生	①中脑的垂直凝视中枢;脑桥的水平凝视中枢 ②有节奏地咀嚼——脑桥内三叉神经运动前核 ③吞咽、呕吐、咳嗽、打哈欠和打喷嚏——延髓 ④脑桥的运动中枢启动自动行走 ⑤脑桥存在高级排尿中枢
呼吸控制	①延髓上端的背侧(主吸气)和腹侧(主呼吸)呼吸核; ②臂旁核(环绕在结合臂周围的灰质)在清醒状态下呼吸模式中起作用; ③延髓背侧第四脑室侧孔周围存在对 CSF 氢离子浓度非常敏感的化学敏感区
心血管控制	压力感受中枢孤束核接收压力感受来源:①颈动脉窦→舌咽神经;②主动脉弓→迷走神经
睡眠和觉醒	中脑尾部和脑桥头侧的唤醒促进系统:①胆碱能的脑桥核和背外侧被盖核;②单胺能的中缝核、臂旁核、PAG 等 睡眠诱导系统在下丘脑,脑桥尾侧 GABA 能神经元对睡眠有促进作用
感觉门控	中缝大核为脊髓上镇痛的重要结构

第八节　脑干的横断面解剖

一、脑干的 10 个重点横断层面解剖

（一）第一颈段脊髓的断层
除脊髓副神经核外,余与其他颈髓类似。可见三叉神经脊束核。

（二）脊髓延髓连接处
1. 锥体交叉是最大特征(位于延髓基底)。
2. 出现网状结构(位于延髓被盖),后柱在延髓被盖内。
3. 脊髓中央管前缘可见内侧纵束和背侧纵束。

（三）延髓中部
1. 延髓被盖内出现薄束核和楔束核,内侧丘系交叉;网状结构;下橄榄核、疑核、舌下神经核等。舌下神经自锥体与橄榄之间出延髓。
2. 锥体占据延髓基底。

（四）延髓上部
1. 未交叉的皮质脊髓束占据延髓基底。
2. 被盖内,橄榄核为此层面的一大特征性结构;橄榄小脑束交叉。脊髓和内侧丘系。网状结构。
3. 被盖背侧的舌下神经核、前庭神经核、孤束核、疑核等。

（五）脑桥延髓连接处
1. 斜方体将基底与被盖分开。
2. 展/面神经核。

（六）中部脑桥
1. 可见 4 个丘系(内、外、脊髓、三叉丘系)。
2. 斜方体。
3. 面神经膝与展神经核。

（七）上部脑桥
1. 脑桥核及横向纤维(其实在整个脑桥都有)。
2. 三叉神经在脑桥腹外侧小脑中脚根部穿入脑桥。三叉丘系交叉。
3. 锥体束背横向的脑桥小脑束分成很多小束。
4. 可见第四脑室上顶壁的两侧为小脑上脚。

（八）中脑下部
1. 典型的大脑脚、黑质、小脑上脚交叉,唯一的滑车交叉。
2. 上行传导束位于被盖,下行传导束位于基底。顶盖未下丘。

（九）上部中脑
1. 上丘与红核黑质同时出现。
2. 被盖背侧交叉与腹侧交叉。

（十）中脑丘脑连接处
1. 丘脑、红核、黑质、内外侧膝状体。
2. 缰连合。

二、脑干的三部分重点结构总结

（一）中脑的重点结构

中脑相对较短,大部分轴切面穿过上丘(更靠近头端)或下丘(更靠近尾端)。这两个层面的切片是可以区分的,因为通过上丘的轴切面包含动眼神经核和红核,而通过下丘的轴切面包含滑车神经核和结合臂(小脑上脚)交叉(图 3-8-1、图 3-8-2)。

（二）脑桥的重点结构

腹侧脑桥由基底脑桥组成,基底脑桥包括皮质脊髓(corticospinal tracts)和皮质核束(corticobulbar tracts),以及参与小脑功能的脑桥核(pontine nuclei)。脑桥被盖(pontine tegmentum)包含许多重要的神经核和传导通路。第四脑室(fourth ventricle)将脑桥被盖与小脑分开(见图 3-8-1)。

（三）延髓的重点结构

与中脑一样,延髓也分头侧(rostral)层面和尾侧(caudal)层面。在头侧延髓断层,会出现下橄榄核和第四脑室。在尾侧延髓层面,下橄榄核和第四脑室不再存在,但出现后柱和后柱核(posterior column nuclei)。其他重要的标志包括小脑下脚(inferior cerebellar peduncles)、锥体束(pyramidal tracts)、前外侧系统(anterolateral system)和内侧丘系(medial lemniscus)。延髓和脊髓之间的转变以锥体交叉(pyramidal decussation)为标志。上颈髓包含脊髓副神经核(见图 3-8-1)。

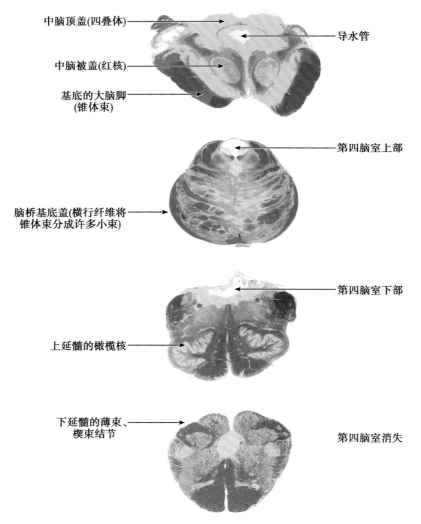

图 3-8-1　脑干重点断层的特征性结构

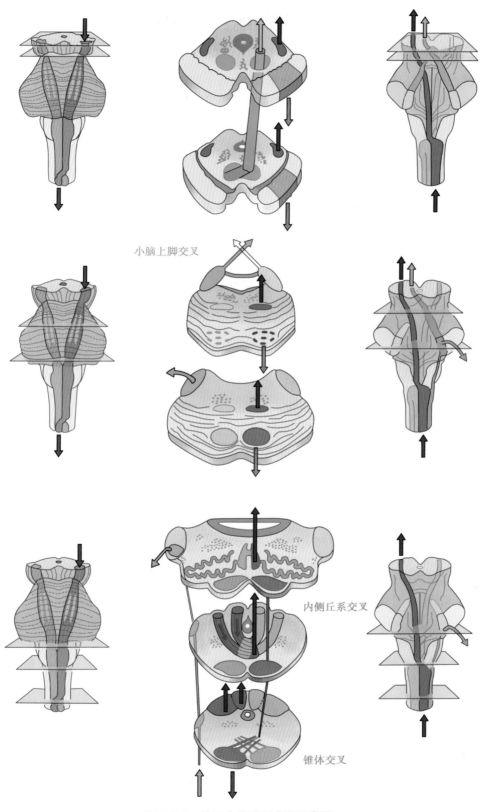

小脑上脚交叉

内侧丘系交叉

锥体交叉

图 3-8-2　脑干内的重要交叉示意图

第九节　脑干的供血

【学习指南】

了解脑干供血动脉以及供血动脉的分支分布特点:脑干的血供来自椎-基底动脉系统。

此动脉系统在颅内分出4个大分支,并由这4大支再发出基底支和背外侧支为脑干供血(图3-9-1)。

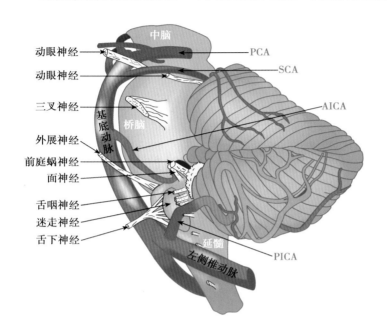

图 3-9-1　椎基底动脉系统四大分支

两侧椎动脉汇合成基底动脉。PICA 发自椎动脉供血延髓外侧部及小脑半球枕面;AICA 发自基底动脉,供血脑桥及小脑半球岩面;基底动脉分叉前发出 SCA,供血小脑半球幕面;基底动脉末端分叉分为 PCA,PCA 为中脑及大脑半球枕叶底面供血。图左侧标注了出入脑干的重要脑神经。右侧标注了椎基底动脉4大分支:PCA,大脑后动脉;SCA,小脑上动脉;AICA,小脑前下动脉;PICA,小脑后下动脉。

同时基底动脉发出小分支(旁正中支、短旋支、长旋支)为脑干各部供血。

一、椎基底动脉系统4个最大分支

1. 小脑后下动脉

(1) 小脑后下动脉(posterior inferior cerebellar artery,PICA),起源于延髓水平的椎动脉,并包绕延髓以供血于其外侧和小脑下部。

(2) 与后组脑神经构成神经血管复合体,进入小脑延髓裂。

2. 小脑前下动脉

(1) 小脑前下动脉(anterior inferior cerebellar artery,AICA),起源于尾侧脑桥水平的近端基底动脉,通常在椎动脉汇合后,供血于尾侧脑桥外侧和一个小部分小脑区域。

(2) 与面神经核前庭蜗神经组成神经血管复合体,进入脑桥小脑裂。

3. 小脑上动脉

(1) 小脑上动脉(superior cerebellar artery,SCA),起源于头侧脑桥水平的基底动脉顶部,主要供血于上小部小脑。

(2) 与三叉神经组成一组神经血管复合体,进入中脑小脑裂。

4. 大脑后动脉

(1) 大脑后动脉(posterior cerebral artery,PCA),也起源于基底动脉的顶部,正好在 SCA 之后。动眼神经(CNⅢ)通常在 SCA 和 PCA 之间通过。PCA 包绕着中脑为其供血,以及供血于大部分丘脑、枕叶内侧和颞叶内侧下方。

(2) PCA→至幕上。

另外,供应脑干的还有脊髓前动脉。

二、基底动脉分支

脑干主要以主干动脉分出旁正中、短旋和长旋支的形式供血(图 3-9-2)。

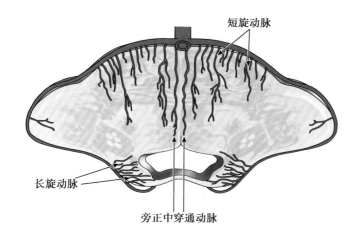

图 3-9-2 脑干的 3 类穿通动脉

从腹侧向外、背侧分别为：旁正中穿通动脉(为脑干腹侧旁正中区供血)、短旋动脉(为脑干外侧区供血)、长旋动脉(为脑干背侧区供血)。

1. 旁正中支(paramedian branches)倾向走向中线,单个分支提供右侧或左侧旁正中区血液供应。

2. 还有一些动脉从脑干的腹表面向外延伸不同的长度,最长的分支一直延伸到脑室。短周动脉(short circumferential arteries)和长周动脉(long circumferential arteries)供应脑干靠外侧的部分。

三、脑干供血分区

1. **内侧延髓** 由偏尾侧区的脊髓前动脉旁正中支和偏头侧区的椎动脉旁正中支供血。

2. **外侧延髓** 由椎动脉和 PICA 的穿支供血。

3. **内侧脑桥** 由基底动脉旁正中支供血。

4. **外侧脑桥** 由基底动脉的旋支供应。靠尾侧的外侧脑桥由 AICA 供血。内耳由内听(迷路)动脉供血,迷路动脉通常作为 AICA 的分支出现,但有时直接从基底动脉发出。偏头侧的脑桥主要由被称为脑桥外侧动脉的基底动脉的旋支供血。上背外侧脑桥的一个小可变区域接受 SCA 的一些血液供应。但该动脉主要供应上部小脑,而不是脑干。

5. **中脑** 由来自基底动脉顶部和近端 PCA 的穿支供血。供应丘脑的动脉主要来自基底动脉顶部和近端 PCA。来自基底顶部的旁正中支进入脚间窝,供应中脑和丘脑。有时这些动脉在起源后分叉,形成所谓的 Percheron 动脉,供应双侧中脑和丘脑。Percheron 动脉分叉前的闭塞可导致双侧中脑内侧或丘脑梗死。

第十节 脑干功能障碍定位诊断

一、解剖学基础

(一) 传导束

1. 传递感觉的四大丘系

(1) 内侧丘系——深感觉。

(2) 脊髓丘系——浅感觉。

(3) 三叉丘系——头面部躯体感觉。

(4) 外侧丘系——听觉。

2. 下行运动通路中的锥体系

(1) 皮质脊髓束——躯体随意运动。

(2) 皮质核束——眼球运动、面肌运动、舌肌活动、咬肌吞咽等。

3. 四条运动控制通路

（1）红核脊髓束——在人类功能不确定。

（2）顶盖脊髓束——头眼协调运动。

（3）网状脊髓束——自动姿势和步态相关动作。

（4）前庭脊髓束——头和颈的位置与平衡。

（二）脑神经核

1. 眼内肌和眼外肌活动相关神经核（动眼神经核、E-W 核、滑车神经核、展神经核）。

2. 眼球运动相关网状结构　下部中脑或上部脑桥处的垂直凝视中枢；脑桥旁正中网状结构为水平凝视中枢。

3. 面部躯体感觉的三叉神经。

4. 面部表情肌的面神经。

5. 前庭蜗神经。

6. 后组脑神经及完成吞咽、咀嚼的相关神经核（孤束核、泌延核——感觉；疑核、迷走神经背核、舌下神经核——运动）。

（三）脑干内中继核

1. 中脑

（1）上丘核——时间反射中枢，受损可致上视困难。

（2）下丘核——听觉反射中枢。

（3）红核——调节屈肌张力协调运动，受损可致对侧肢体多动。

（4）黑质——合成多巴胺作用于纹状体，受损致运动减少。

2. 脑桥

（1）脑桥核——是大脑皮质与小脑皮质之间联系的中继站。

（2）上橄榄核——发出纤维至双侧外侧丘系，参与声音的空间定位。

（3）蓝斑核——与睡眠觉醒有关。

3. 延髓

（1）薄束核和楔束核：深感觉。

（2）下橄榄核——大脑皮质-红核-小脑的中继站，参与小脑对运动的调控。

（3）延髓网状结构中的呼吸核——受损致呼吸频率异常甚至呼吸停止。

（四）脑干功能概括

脑干几乎参与中枢神经系统的所有重要功能，如维持人的意识清醒状态，睡眠-觉醒的节律交替，控制运动和感觉功能，调节内脏活动。

1. 中脑的功能　接受视觉的传入，支配眼球的运动，参与瞳孔反射和锥体外系的运动控制。

2. 脑桥的功能　接受头面部感觉、听觉和前庭觉的传入，支配口、面部肌肉和眼外肌的运动。

3. 延髓的功能　对维持呼吸、循环等基本生命活动起极其重要的作用，是生命中枢所在。参与内脏运动和唾液的分泌，支配咽、喉、舌肌运动。

二、定位诊断思路

（一）脑干传导束受累为诊断提供线索

1. 脑干腹侧为脑干基底，最主要成分为皮质脊髓束，所以脑干腹侧的综合征均会引起对侧肢体运动障碍。

2. 被盖内存在 4 大丘系上传躯体深、浅感觉，头面部感觉、听觉。若被盖受累，感觉通路将受累。

（二）脑干病变的共同特点

由于脑神经核主要位于背侧被盖内，但与其相关联的脑神经纤维却要经过基底到达脑干腹侧面出入脑干的（滑车神经例外），所以不管是脑干基底部还是被盖部发生病损，都会出现脑神经麻痹症状和体征。

（三）中脑、脑桥、延髓内脑神经核的不同为定位提供依据

1. 中脑　动眼神经核、E-W 核、滑车神经核→动眼神经麻痹、瞳孔变化、滑车神经麻痹。

2. 脑桥　三叉神经、下部脑桥存在展、面、前庭蜗神经核。

3. 延髓　舌咽、迷走、副、舌下神经;孤束核、疑核、泌延核。与吞咽、咀嚼、舌和咽部相关功能。

（四）来自网状结构的线索

1. 中脑　垂直凝视中枢、上行觉醒激活系统→功能障碍可致垂直眼震、意识障碍。

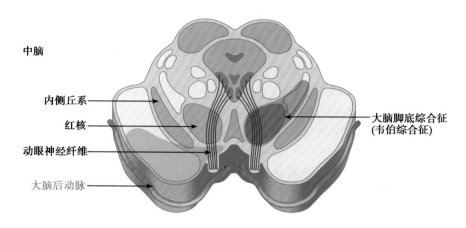

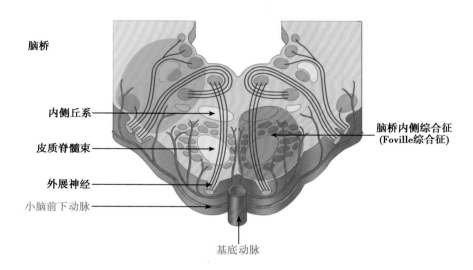

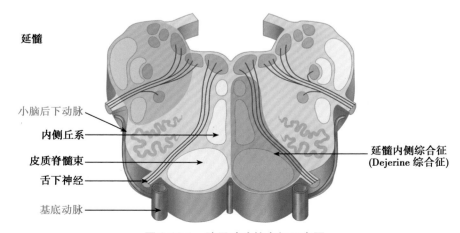

图 3-10-1　脑干动脉综合征示意图

中脑的韦伯综合征是病变累及中脑脚底所致,主要受累结构包括红核与动眼神经,有时可累及内侧丘系。脑桥内侧综合征是病变累及脑桥腹内侧所致,主要受累结构包括内侧丘系、皮质脊髓束、展神经。延髓内侧综合征是病变累及延髓腹内侧所致,主要受累结构包括内侧丘系、皮质脊髓束、舌下神经。

2. 脑桥 水平凝视中枢、睡眠门控、感觉门控。

3. 延髓 腹侧和背侧呼吸核最重要。

（五）来自内侧纵束和背侧纵束的线索

1. 内侧纵束 头眼反射、眼球共轭运动、眼前庭反射。

2. 背侧纵束 是下丘脑与脑干和脊髓联系控制内脏活动的通路，一旦受损内脏活动功能可能紊乱。

（六）按脑干三部分简要总结相关定位诊断

1. 在中脑 因动眼神经核 E-W 核均位于中脑被盖，按道理基底部病变不累及，但动眼神经纤维是向前走行，穿过红核，从脚间窝传出中脑，所以中脑腹侧病变同样会引起动眼神经麻痹（通常瞳孔散大，同侧瞳孔直接和间接对光反射消失，眼球活动障碍，上睑下垂）。若同时累及被盖网状结构，可致昏迷（图 3-10-1）。

（1）对侧肢体偏瘫+同侧动眼神经麻痹=韦伯（Weber）综合征

（2）对侧肢体偏瘫+同侧动眼神经麻痹+昏迷=颞叶钩回疝（小脑幕裂孔疝）

2. 在脑桥 同样道理，虽然脑桥内的三叉神经核、面神经核、展神经核均在被盖，但发出纤维经过基底偏外侧，若累及脑桥基底稍外侧就可能累及这些神经纤维，造成三叉神经瘫痪、面神经麻痹、展神经麻痹。（图 3-10-1）

（1）对侧肢体偏瘫+同侧三叉神经麻痹=中段脑桥病变

（2）对侧肢体偏瘫+同侧面神经麻痹+展神经麻痹=下段脑桥病变

3. 在延髓 累及延髓网状结构内的呼吸核，以及压力感受中枢孤束核，可以直接导致呼吸循环抑制，甚至呼吸心搏停止。首先出现呼吸停止，心搏停止的颅脑疾病患者首先考虑枕骨大孔疝（见图 3-10-1）。

参 考 文 献

［1］ ESTOMIHMTUI，GREGORY GRUENER，PETER DOCKERY. Fitzgerald's Clinical Neuroanatomy and Neuroscience. seventh edition［M］. Philadelphia：Elsevier. inc.，2015.

［2］ HAL BLUMENFELD，M. D.，Ph. D.. Neuroanatomy through Clinical Cases［M］. 2nd edition.，Massachusetts：Sinauer Associates，SunderlandInc.，2010.

［3］ 柏树令. 中华医学百科全书·基础医学·人体解剖学［M］. 北京：中国协和医科大学出版社，2015：216.

［4］ Susan Standring. Gray's Anatomy［M］. 41ed. London，UK：Elsevier，2016.

［5］ 李振平. 临床中枢神经解剖学［M］. 2 版. 北京：科学出版社，2017.

［6］ 柏树令，应大君. 系统解剖学［M］. 9 版. 北京：人民卫生出版社，2018.

［7］ 朱长庚. 神经解剖学［M］. 2 版. 北京：人民卫生出版社，2009.

［8］ 张守信. 应用神经解剖学［M］. 北京：人民卫生出版社，2010.

（陈刚 吴晓安 陈延明 李佳岩）

第四章

高血压性脑干出血病理及病理生理

目前,高血压性脑干出血的发生和发展机制仍未完全阐明。相比于其他部位的脑出血,高血压性脑干出血虽然具有共同的发病机制和病理生理学基础,但脑干形态、结构复杂,功能集中,发病后神经元受到血肿压迫和血肿及其代谢产物的神经毒性作用导致严重的神经功能缺失,脑干出血后的一系列病理生理学改变亦有所不同。

第一节 发病机制

血压突然升高是高血压性脑病的发病基础。临床观察表明,绝大多数高血压性脑病患者动脉血压均显著升高,至于动脉血压升高如何引起脑部损害,目前主要有两种学说。

1. 脑内小动脉痉挛学说 早期的临床观察就已发现,高血压性脑病常发生在血压急剧升高时。此时由于脑血流自身调节作用存在,使脑内小动脉强烈收缩而痉挛,从而导致毛细血管和神经细胞缺血,毛细血管通透性增加,血管内液体渗透到细胞外间隙引起脑水肿。早期的动物实验也支持这一学说,在血压急剧升高的肾血管性高血压大鼠,透过颅骨的透明骨窗,观察到硬脑膜上的小动脉收缩和舒张交替,提示脑血管痉挛引起缺血,从而导致血-脑屏障破坏和脑水肿。高血压性脑病患者脑以外的其他器官也存在血管痉挛,如视网膜血管痉挛导致一过性失明,肢体末端血管痉挛引起缺血性坏死等,均支持脑血管痉挛学说。

19世纪70年代,Charcot和Bouchard首次提出微动脉瘤样扩张的假说,认为高血压患者的穿支动脉支配区不断出现微小动脉瘤样扩张。并且部分微小动脉瘤样扩张是薄弱点,动脉压力升高时易破裂。对于大多数患者血压的突然升高可以引起既往无血管损伤的小穿通动脉破裂。这些小血管中渗出的血液可对局部毛细血管或微动脉产生突然的压迫效应,从而进一步引起更多的小血管破裂。这样每当出血周边的一些小血管破裂后出血面积就会增大一点,血肿会像滚雪球一样逐渐增大。高血压以及上述的"滚雪球"效应会扩大出血的范围,然而局部组织的压力则会限制出血范围的不断扩大。原发性脑干出血中脑桥出血占90%以上,中脑出血少见,延髓出血罕见,从临床病历分析脑桥出血病历最多,一般认为旁正中动脉是脑桥出血源动脉,此动脉呈直角从基底动脉发出,且其血流方向与基底动脉血流方向相反,故易受血压之影响而破裂出血。

2. 自动调节崩溃学说 正常情况下人类脑血流量是相对稳定的,即使全身血压或脑有效灌注压发生较大的变化,脑血流量也改变不大。这种在动脉灌注压有变动时,脑血管具有保持其血流量相对稳定机制称为脑血流自动调节作用。脑动脉灌注压降低时,脑血管就相应的扩张,灌注压升高时脑血管收缩,从而使脑血流量保持稳定。但这种调节作用是有限度的,当平均动脉压在 8.0~21.3kPa(60~160mmHg)范围内波动时,脑血管通过收缩或舒张可维持脑血流量相对稳定。平均动脉压低于 6.7kPa(50mmHg)时,脑血流量减少40%会出现脑缺血状态;如果平均动脉压超过自动调节的上限 21.3kPa(160mmHg),脑血流量随全身血压升高而增多。高血压患者由于存在广泛的脑动脉硬化,其自动调节的上限和下限均上移。就是说,高血压时平均动脉压超过 21.3kPa(160mmHg),甚至达 26.7kPa(200mmHg)也不一定破坏自动调节功能,但平均动脉压低于 6.7kPa(50mmHg)时则可发生脑缺血。

后来的动物实验研究发现,血压急剧升高的早期,血-脑屏障仍保持完整。待有血-脑屏障破坏时,该区域的脑血流量大于血-脑屏障完整区。血管扩张区的血-脑屏障比收缩区更易破坏。提示导致血-脑屏障破坏的主要因素是血管扩张,而不是痉挛。因此有学者认为脑血流自动调节功能崩溃(break-through of auto-regulation)或被动性血管扩张(forced vasodilation)才是高血压性脑病的真正发病机制。脑内小动脉收缩是脑血流自动调节的早期表现。当急剧升高的血压超过脑血流自动调节的上限时,脑内小动脉就被动扩张而不再收缩,从而使自动调节功能崩溃,导致脑血流被动增加,脑组织因血流过度灌注而发生脑水肿,毛细血管壁破坏,从而引起继发性小灶性出血和梗死。

第二节　病理生理基础

1. 细小动脉硬化　随时间的推移和年龄的增长,血管会发生退变硬化,持续的高血压更易使脑实质内动脉、穿支动脉和毛细血管的管壁承受更多压力发生硬化改变,血管壁出现透明样变等结构上的改变,血管壁弹性下降从而削弱血管壁的强度,并使得管腔狭窄。在透明样变、纤维化、钙化等硬化改变中以透明样变最普遍。透明样变光镜下表现为血管壁原有层次结构消失,取而代之的是均质红染的胶原纤维改变。

2. 脑血管粥样硬化　在一部分高血压脑出血的患者病灶周围组织的血管壁内皮下可见泡沫细胞并含有菱形腔隙的粥样物及纤维增生。长期的高血压水平使患者的血管壁发生相应的病理改变,一般认为高血压时,最先受损的是血管的内皮细胞,导致内皮细胞坏死、脱落、崩解。而位于血管内膜的内弹力层因缺乏内皮细胞的营养和保护,发生退化、变薄、膨出等变化。血管内皮细胞损害,使得单核细胞和脂质能够很容易进入内皮下,而单核细胞在吞噬脂质后转化为泡沫细胞和巨噬细胞,后两者与受损的内皮细胞都分泌刺激平滑肌细胞增殖的生长因子,加上内皮细胞受损后诸如血管收缩和舒张因子分泌减少,导致动脉粥样硬化斑块形成,引起高血压血管壁相关改变。脑细小动脉的外膜主要成分为胶原,长期的高血压状态使胶原变性增厚,韧性降低。在电镜下,可以发现在血管中膜的平滑肌肌丝排列紊乱,胶原成分增多,细胞出现肥大、增殖、变性坏死的改变;在中膜中可出现一般见于外膜的血窦,考虑为高血压过程中血管壁修复重建的结果。所有这些改变使得血管的脆性增高,血管自我调节和主动舒缩功能下降。特别是在血管壁的受力层(内弹力层、中膜平滑肌层)发生变性,导致局部发生弱化甚至断裂,又因血管的自我修复能力,用增生的组织或周围其他组织(血栓、硬化斑组织等)对受力层进行代替修补,但修补的结果是血管壁逐步丧失其正常的自我调节生理功能,脆性增加。

3. 淀粉样血管病　脑淀粉样血管病也是引起脑出血的一个重要病因,但许多脑淀粉样血管病的患者同时有高血压病史,组织病理证实超过30%的脑淀粉样血管病出血为混合性血管病变,高血压性和脑血管淀粉样变在很多时候是同时存在的。脑淀粉样血管病变好发于老年人,光镜下小动脉管壁在刚果红染色下呈淡红色,管壁增厚,淀粉样蛋白物质沉积于小动脉壁的中膜和外膜,严重时中层弹力层可完全被淀粉样物质代替。由于淀粉样变主要是影响脑叶和软脑膜血管,对穿支血管影响较小,故以此类病变为主的脑出血主要表现为脑叶出血,而不是脑组织深部出血并多呈分叶状。脑叶出血继发脑室内出血可能是血管淀粉样病变的一个特征,而且出血易呈多发性和复发性。

4. 粟粒样微动脉瘤、异常血管团　脑血管壁的结构比较薄弱,血管中层肌细胞少,缺乏外弹力层,动脉外膜不发达,特别是在长期慢性高血压情况下容易造成脑内小动脉壁发生局限性扩张,形成粟粒性微动脉瘤。而不同学者在脑出血研究中报道的发生率也不尽相同。国内的谢方民等通过对高血压脑出血的研究中发现38例稳定型脑出血中有5例(13.16%)出现异常血管团,而在35例不稳定型脑出血中有26例(74.29%)出现异常血管团,有异常血管团的百分比二者比较差异有统计学意义。

第三节　病理生理演变

1. 血肿及血肿扩大　早期是指脑出血患者的脑内血肿在病程早期由于持续活动性出血而不断扩大的过程。血肿扩大一般发生在其病后的24小时内,血肿扩大的直接原因是病变部位血管存在活动性出血,另外与血压增高的程度、凝血功能、出血部位甚至血肿形态也有一定相关性。血肿形成后,周围常有一圈密度减低带,过去一直称为水肿带或所谓的半暗带,近年来根据病理学观察认为,这一环形低密度带不完全为水肿,其病理改变是典型的坏死改变,故有人提出把半暗带改称坏死水肿带更为确切,而血肿周围组织这种坏死水肿带常于24~48小时达到高峰。所以从临床角度而言,如果脑出血患者48小时内症状进行性加重,常提示存在活动性出血或血肿扩大。

2. 血肿周围脑组织缺血改变　脑出血后血肿可直接压迫周边脑组织使血管床减少,局部血流灌注不良,另外血肿及周围组织释出的血管活性物质可引起血管痉挛,加重脑缺血。

3. 血肿溶出物的毒性反应　血肿形成后其成分一般很快即有溶解,其溶出物根据其理化性质和作用可分为三大类,分别为大分子物质、血管性物质和细胞毒性物质,这些溶出物可造成脑血管痉挛,细胞毒性物质可引起细胞的代谢紊乱,最终导致细胞死亡或细胞水肿。

4. 血肿周围组织水肿　通过动物实验和CT动态观察显示,高血压脑出血后1小时即可出现血肿周围水肿带,水肿带严重程度与出血量成正比。脑出血水肿是间质性脑水肿、血管源性脑水肿和细胞毒性脑水肿的共同结果。脑出血后超早期,血肿腔内的大量蛋白渗入到血肿周围脑组织间隙,导致渗透压升高,形成间质性脑水肿。因此脑出血超早期MR显示的病灶周围低密度区主要是凝血块回缩、血浆蛋白渗出所致。凝血酶是引起脑出血早期(24小时内)脑水肿的重要因素,临床资料表明脑出血后血凝块释放凝血酶持续约两周,与脑出血后脑水肿持续时间相等。脑出血早期凝血酶可能是通过直接细胞毒性作用,而后期则通过破坏血-脑屏障而引起脑水肿。另外研究发现血肿内红细胞溶解、激活补体系统等炎症反应进而引起血-脑屏障通透性明显增加是迟发性脑水肿的主要原因。虽然理论上讲不同类型的脑水肿演变过程不同,但实际上不同形式的脑水肿并不孤立存在,在时间和空间上相互重叠,并与其他病理过程交互影响。正常脑组织血供受限、缺血、缺氧迅速形成混合性脑水肿,进一步发展脑组织坏死液化。因此尽管脑出血后血肿周围脑组织水肿是由于不同机制所致,但对脑组织的继发损害及最终结果则产生共同的影响。

第四节　发病机制的分子学因素

1. 凝血酶　凝血酶是一种丝氨酸蛋白水解酶,与凝血有关,主要作用是活化凝血因子使纤维蛋白原转化为纤维蛋白。凝血酶在脑出血后的止血中有重要作用。然而,凝血酶同样能参与脑出血诱导的脑损伤。脑出血后血凝块和血液释放大量凝血酶,脑出血24小时内是由凝血酶释放引起的细胞毒性水肿,后期凝血酶通过激活凝血酶受体使脑微血管内皮细胞发生收缩,细胞间隙增大破坏细胞间的紧密连接,增加细胞通透性,从而破坏血-脑屏障引起血管源性水肿。大剂量凝血酶的注入导致炎症细胞的浸润间质细胞增殖,脑水肿形成和癫痫发作。凝血酶能影响许多细胞类型,包括内皮细胞(血-脑屏障破坏、水肿形成)、神经元、星形胶质细胞及小胶质细胞。凝血酶同样能启动潜在的有害途径像程序性细胞死亡,激活Sre激酶,继而导致血管的高渗透性、细胞毒性、炎症反应。且凝血酶还可通过诱导基质金属蛋白酶的表达进而损伤血管基膜而导致血-脑屏障损伤。研究发现凝血酶抑制剂能降低脑出血诱导的损伤。进一步研究发现,血肿周围水肿在使用阿加曲班凝血酶抑制剂治疗后血肿周围的水肿缩小。虽然高浓度的凝血酶能介导脑出血后的脑损伤,但是低浓度凝血酶具有神经保护作用。因此凝血酶的作用依赖于血肿的体积。而且有报道凝血酶在脑出血后脑恢复及神经发生上有作用。

2. 炎症反应　随着小胶质细胞的激活、白细胞的浸润及炎症介质的产生脑出血后会发生明显的炎症反应。动物模型中小胶质细胞在脑出血后被激活,这个反应较早发生,3~7天达到高峰,持续3~4周。有实验使用米诺环素通过抑制小胶质细胞激活的作用来抑制炎症反应。中性粒细胞在脑出血后较早进入脑组织中,它们似乎通过活性氧的产生等破坏脑组织,单核细胞同样会在脑出血后进入脑组织,白细胞上的Toll样受体似乎对中性粒细胞及单核细胞的浸润是重要的。以前没有受到关注的两种细胞类型是肥大细胞和淋巴细胞。两种细胞类型都可致脑出血后的脑损伤在动物与人实验中脑出血后脑损伤与多种炎症介质的上调有关,这包括细胞因子像肿瘤坏死因子a和白介素1β——化学增活素、黏附分子和基质金属蛋白酶-MMP9,MMP3。在动物实验中有证据显示这些炎症介质都涉及脑出血后的脑损伤,脑出血后血-脑屏障的破坏,这个过程可能促进白细胞浸润,但也可能是炎症反应的结果。白细胞衍生的活性氧、促炎症因子、化学增活素、基质金属蛋白酶都参与了血-脑屏障的破坏。动物实验研究显示炎症不只损伤脑组织而且对脑组织恢复也有作用。脑出血后的脑损伤通过炎症修复的作用还没有被证实。

3. 补体　脑出血后血浆中的补体会进入脑组织,脑出血后补体激活,膜攻击复合物形成。膜攻击复合物在红细胞溶解中起重要作用,与血红蛋白及铁的释放也有关,最终导致血肿周围神经元、神经胶质细胞和血管的破坏。补体级联激活同样能产生 C3a 和 C5a,它们是强有力的白细胞化学趋化物,并且激活小胶质细胞及肥大细胞,这些都能增强脑出血后的炎症反应。抑制补体级联反应或基因敲除可降低脑出血诱导的脑损伤。然而,一些关于 C5 的数据是有争论的,C5a 抑制剂具有保护作用,但是 C5 敲除的大鼠却能增强脑出血后的脑损伤。在脑出血早期补体激活能增强脑组织损伤,但在长期的脑修复中补体级联反应同样有有利的一面。

4. 血红蛋白及降解产物　许多研究表明血红蛋白(Hb)及其降解产物在脑出血后的脑水肿起着重要作用。红细胞溶解发生在脑出血后的 6~8 天,释放出血红蛋白和珠蛋白,血红蛋白最终裂解为铁离子、CO、胆红素,被认为有直接及间接的神经毒性。Xi 等进行脑出血后脑水肿的实验研究发现浓缩红细胞并不能产生明显的脑水肿。而 Bao 等的研究发现,将 Hb 注入大鼠脑内 24 小时即可引起脑水肿。Hua 向大鼠脑内注射铁离子能明显引起脑水肿,而去铁胺能显著减轻脑水肿。血红素加氧酶抑制剂,一种从血红素中释放铁的酶,或使血红素加氧酶 1 缺失,同样能降低脑出血后的脑损伤,铁导致组织损伤的机制是通过自由基的产生。自由基介导的损伤已经被注意到,清除自由基后会减少脑出血导致的脑损伤。动物实验证实,使用铁离子螯合剂可改善脑出血患者的预后。有实验证实,出血后产生大量的胆红素及 CO 可导致脑组织发生严重损伤并导致脑水肿发生。

5. 基质金属蛋白酶　基质金属蛋白酶(matrix metallo proteinases,MMPs)是一种与锌有关的金属蛋白酶,是最重要的细胞外基质(ECM)降解酶之一,可增加血管通透性,使纤维蛋白等大分子物质进入脑组织引发脑水肿。Tejima 等观察了 MMP 在脑出血小鼠中的作用,发现野生型小鼠的脑组织含水量较 MMP 基因敲除小鼠显著增高。

6. 谷氨酸　谷氨酸诱导的神经毒性在脑缺血后细胞死亡中起主要作用,一些证据显示谷氨酸同样能参与脑出血后的脑损伤。

第五节　临床表现及其病理生理基础

原发性脑干出血中脑桥出血占 90% 以上,中脑出血少见,延髓出血罕见,从临床病历分析脑桥出血最多,一般认为旁正中动脉是脑桥出血源动脉,此动脉呈直角从基底动脉发出,且其血流方向与基底动脉血流方向相反,故易受血压之影响而破裂出血。根据出血部位可分 3 型:①被盖基底型;②基底型;③被盖型。不同的脑桥动脉,根据位置和大小,来源于这些动脉出血的脑桥血肿可导致不同的临床综合征。原发性脑桥出血通常在脑桥中心的被盖-基底交界处开始,这类血肿扩大迅速,常破坏被盖部的中心和脑桥的基底部。血肿常向头侧蔓延入中脑,但很少向尾侧扩展至延髓。大的血肿往往起源于较大的脑桥中央穿支血管,并常破入第四脑室。

1. 脑桥出血　脑桥大量出血的临床表现包括快速进展的昏迷、生命征不稳定和双侧严重神经系统障碍(表 4-5-1)。在病程早期可能会出现严重高血压、心律失常、体温过高、呼吸衰竭或心脏骤停。而且,脑桥大量出血患者还可能会出现四肢瘫和去大脑姿势。神经眼科方面的异常包括眼球水平运动麻痹、对光反射微弱的针尖样瞳孔和眼球浮动等。虽然眼球浮动亦可见于小脑的大面积急性病变,但其在急性脑桥出血是相对特异性的定位体征。累及一侧脑桥基底部的少量出血可表现单侧体征(表 4-5-1)。对侧偏瘫和构音障碍是最常见的脑桥出血症状,与纯运动性腔隙性梗死的表现相似。如果出血累及脑桥被盖可出现同侧面瘫和展神经麻痹。较小的出血亦可见于脑桥背外侧,造成类似于该部位梗死的临床症状(表 4-5-1)。尽管会出现对侧肢体感觉、运动障碍或疼痛,但有上述部位出血的患者通常意识清楚,且主诉有头痛、眩晕或视觉症状。通过查体可发现这些患者有对侧肢体运动或感觉障碍,同侧面瘫或感觉丧失,以及明显的眼球运动障碍。徐动或共济失调,亦可出现对侧感觉障碍。顶盖部位出血可能造成 Parinaud 综合征中可见的眼球运动障碍、听力丧失或滑车神经麻痹。

表 4-5-1　脑桥出血临床表现

脑桥大量出血	针尖样瞳孔(对光反射极微弱)	对侧肢体感觉丧失
昏迷	眼球水平运动不能	同侧面部感觉丧失
四肢瘫、对侧偏瘫或去大脑强直	眼球浮动	同侧或双侧肢体共济失调
构音障碍	脑桥基底部小量出血	同侧面神经麻痹
吞咽困难	对侧偏瘫	对侧偏瘫(不常见)
生命体征异常	对侧偏瘫和共济失调	神经眼科症状
缓慢且不规则的呼吸	构音障碍	同侧共轭凝视麻痹
脉搏不规整	同侧面瘫	核间性眼肌麻痹
高血压	同侧展神经麻痹	一个半综合征
发热	脑桥背外侧(累及脑桥被盖部)小量	同侧瞳孔缩小
神经眼科症状	出血	

2. 中脑出血　发生于大脑脚、被盖或顶盖的中脑出血较脑桥出血少见。该部位出血常由于血管畸形破裂或高血压所致。中脑大量出血的临床表现与脑桥大量出血相似,继发中脑导水管受压时可能会导致急性脑积水。中脑小量出血会造成局限性神经功能障碍,包括同侧动眼神经麻痹和对侧肢体瘫痪(韦伯综合征),出血部位主要在大脑脚(表 4-5-2)。大脑被盖部的出血会造成动眼神经功能障碍和同侧或对侧震颤、手足徐动或共济失调,亦可出现对侧感觉障碍。顶盖部位出血可能造成 Parinaud 综合征中可见的眼球运动障碍、听力丧失或滑车神经麻痹。

表 4-5-2　中脑或延髓出血的临床表现

中脑少量出血	对侧偏身感觉丧失	延髓小量出血
大脑脚	对侧偏身震颤,共济失调,手足徐动	同侧软腭麻痹
对侧偏瘫	顶盖部	眼球震颤
同侧动眼神经麻痹	单侧或双侧滑车神经麻痹	同侧肢体共济失调(上肢)
被盖部	单侧或双侧听力损害	同侧二分之一舌肌瘫痪
同侧动眼神经麻痹	帕里诺(Parinaud)综合征	对侧偏瘫(上肢和下肢)

3. 延髓出血　原发性延髓出血很少见,临床症状包括头痛、眩晕、吞咽困难、构音障碍和平衡障碍。后组脑神经麻痹可能会伴有运动障碍和感觉丧失(表 4-5-2)。患者可能会表现延髓背外侧症状,即 Wallenberg 综合征。

(孙超　张刚利　陈谦学　安德柱)

参 考 文 献

[1] 孙德英,陈嘉峰,冯加纯,等. 高血压脑出血患者血肿灶周组织形态学观察[J]. 中风与神经疾病杂志,2006(05):555-557.

[2] 董钊,石铸,王璐,等. 高血压脑出血患者急性期血肿周围组织的炎症反应特征[J]. 临床神经病学杂志,2007(04):249-251.

[3] 梁志刚,刘兆孔,高晓兰,等. 脑出血大鼠血肿周围脑组织细胞间黏附分子的表达与脑水肿的关系[J]. 临床神经病学杂志,2006(01):67-69.

[4] 王东春,李晓丽,王硕,等. 高血压脑出血患者脑小动脉的超微结构[J]. 中国神经精神疾病杂志,2010,36(03):133-136.

[5] 谢方民,牛习健,张娴,等. 高血压脑出血不同血肿形态的病理观察[J]. 中国临床神经外科杂志,2010,15(01):29-31.

[6] MATHEWS M S,BROWN D,BRANT-ZAWADZKI M. Perimesencephalicnonaneurysmal hemorrhage associated with vein of Galen stenosis[J]. Neurology,2008,70(24 Pt. 2):2410-2411.

[7] ROURKETJ,GREENAL,SHAD A,et al. Straight sinus stenosis as a proposed cause of perimesencephalic non-aneurysmal

haemorrhage[J]. Journal of Clinical Neuroence,2008,15(7):839-841.

[8] 丁宏岩,董强,史朗峰,等. 基底节区脑出血患者血肿周边血流变化的 SPECT 研究[J]. 中国神经精神疾病杂志,2007 (05):285-288.

[9] 王献伟,王春雪,王拥军. 脑出血早期血肿增大的分子生物学标志物[J]. 国际脑血管病杂志,2008,16(1):31-34.

[10] BAO X,WU G,HU S,et al. Poly(ADP-ribose) polymerase activation and brain edema formation by hemoglobin after intracerebral hemorrhage in rats[J]. Acta Neurochirurgica Supplement,2008,105:23-27.

[11] HUA Y,KEEP R F,HOFF J T,et al. Deferoxamine therapy for intracerebral hemorrhage[J]. ActaNeurochirurgica Supplement,2008,105:3-6.

[12] TEJIMA EMIRI,ZHAOBING-QIAO,TSUJIKIYOSHI,et al. Astrocytic Induction of Matrix Metalloproteinase-9 and Edema in Brain Hemorrhage[J]. Journal of Cerebral Blood Flow & Metabolism,2007,27(3):460-468.

[13] LYDEN P L,DEMCHUK A M,SMITH E E,et al. Defining hematoma expansion in intracerebral hemorrhage:relationship with patient outcomes[J]. Neurology,2011,76(14):1238-1244.

[14] CHO B M,CHOI S K,OH S M,et al. Multivariate analysis of risk factors of hematoma expansion in spontaneous intracerebral hemorrhage. [J]. Surgical neurology,2008,69(1):40-45.

[15] CRAIG S ANDERSON,YINING HUANG,JI GUANG WANG,et al. Intensive blood pressure reduction in acute cerebral haemorrhage trial (INTERACT):a randomised pilot trial[J]. Lancet Neurology,2008,7(5).

[16] NAIDECH A M,JOVANOVIC B,LIEBLING,S,et al. Reduced Platelet Activity Is Associated With Early Clot Growth and Worse 3-Month Outcomed After Intracerebral Hemorrhage[J]. STROKE,2009,40(7):2398-2401.

[17] CHAMARRO R,PASCUAL A M,BENLLOCH V,et al. Perfusion-weighted magnetic resonance imaging in acute intracerebral hemorrhage at baseline and during the 1st and 2nd week:A longitudinal study[J]. Cerebrovascular diseases,2007,23(1):6-13.

第五章

高血压性脑干出血临床表现及诊断

第一节 概　　述

脑干出血是神经科急症,起病急,后果严重。据统计,脑干出血约占临床脑出血患者的 5.0% ~ 13.4%,近年来发病率有逐渐增高趋势。40~70 岁的中老年人为脑干出血的好发人群,有年轻化的趋势,男性发病率明显高于女性。脑干位置深、体积小,是调控体温、呼吸、心率、血压等基础生命体征的"生命中枢",因此脑干出血往往发病急、病情重,病情凶险,预后较差,死亡率高达 70% ~ 80%。在 CT 和 MRI 出现以前,本病难以诊断,常在尸检时发现。随着影像学的发展,以及重症监护技术的提高,特别是外科技术的改进,脑干出血不再是令人闻之色变的不治之症,相当一部分患者能够生存下来,不少患者还有相对良好的预后。高血压是脑干出血的重要原因,目前公认高血压性脑干出血预后差,多数资料表明:出血量>5mL 是死亡危险性增加的重要因素。本章对高血压性脑干出血的病因、分型、临床表现、影像学表现和诊断要点作一概述。

第二节　病因及发病机制

一、病因

高血压是原发性脑干出血的主要病因,部分患者伴有血脂增高或冠心病、糖尿病、脑梗死等病史,这些因素均与脑动脉粥样硬化有关。一般患者年龄较大,有高血压病史,出血原因是由于基底动脉在脑桥直接发出的长穿支破裂。既往有研究通过尸检发现了该处多发动脉瘤样变性,考虑为血压骤升、小动脉的玻璃样变或纤维素样坏死所致。部分原因为动脉硬化和隐性血管畸形共同存在。

二、发病机制

高血压脑出血的主要发病机制是脑内细小动脉在长期高血压作用下发生慢性病变破裂所致。颅内动脉具有中层肌细胞和外层结缔组织少及外弹力层缺失的特点。长期高血压可使脑细小动脉发生玻璃样变性、纤维素样坏死,甚至形成微动脉瘤或夹层动脉瘤,在此基础上血压升高时易导致血管破裂出血。

第三节　高血压性脑干出血分型

高血压性脑干出血目前尚无临床统一分型。由于出血部位、出血量(不计破入脑室内出血)、入院时格拉斯哥昏迷量表(Glasgow coma scale,GCS)对患者的预后多有决定作用,因此临床学者多以此作为分型的参考因素,且对患者的预后具有较高的参考价值。

1. 根据出血部位分为中脑出血、脑桥出血和延髓出血。延髓出血罕见,中脑出血少见,脑桥出血常见。

(1) 脑桥出血:占脑干出血的 77.2% ~ 94.5%,多由基底动脉脑桥支破裂所致,出血灶多位于脑桥基底部与被盖部之间。大量出血(血肿>5mL)累及双侧被盖部和基底部,常破入第四脑室,患者迅速出现昏迷、双侧针尖样瞳孔、呕吐咖啡样胃内容物、中枢性高热、中枢性呼吸障碍、眼球浮动、四肢瘫痪和去大脑强直发作等。小量出血可无意识障碍,表现为交叉性瘫痪和共济失调性偏瘫,两眼向病灶侧凝视麻痹或核间性眼肌麻痹。

(2)中脑出血:少见,常有头痛、呕吐和意识障碍,轻症表现为一侧或双侧动眼神经不全麻痹、眼球不同轴、同侧肢体共济失调,也可表现为韦伯(Weber)综合征或贝内迪克特(Benedikt)综合征;重症表现为深昏迷、四肢弛缓性瘫痪,可迅速死亡。

(3)延髓出血:更为少见,临床表现为突然意识障碍,影响生命体征,如呼吸、心率、血压改变,继而死亡。轻症患者可表现为不典型的瓦伦贝格(Wallenberg)综合征。

2. 根据出血量(多田式公式计算)、入院时格拉斯哥昏迷评分(GCS)或意识障碍程度,可将脑干出血分为4型。

Ⅰ型:出血量<2mL,GCS≥13分。

Ⅱ型:出血量2~5mL,GCS 9~12分。

Ⅲ型:出血量5~10mL,GCS 6~8分。

Ⅳ型:出血量≥10mL,GCS 3~5分。

3. 按CT解剖部位分为5型 被盖型、中心型、基底型、半侧型、全脑干型,其中以被盖型和半侧型预后较好。另有学者将脑干出血分为中轴内出血和被盖部室管膜下出血,前者位于脑干深处类似肿瘤,后者位于室管膜下易破入第四脑室,表现为蛛网膜下腔出血,预后较前者好。

4. 高血压性脑干出血分型(参考浙江医科大学附属第二医院刘凤强分型方法)(图5-3-1)

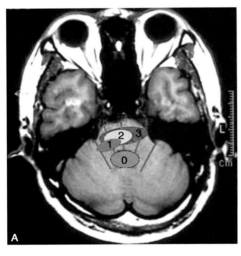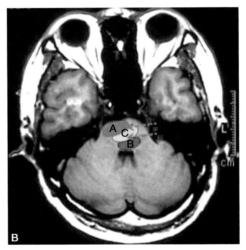

图 5-3-1 脑干血肿的分型

(1)脑桥出血占原发性脑干出血90%,在CT轴位扫描序列中,选择血肿最大截面,标记正中线和两侧脑干/小脑分界线。再标出左右两侧平分线,与中线分别命名为1,2,3线。

1)血肿位于第四脑室或脑桥周围池,压迫脑干或堵塞脑脊液循环通路,为0型。

2)血肿累及1或3线,未逾越2线,为1型血肿。

3)血肿同时累及1,2或2,3线,为2型血肿。

4)血肿同时累及1,2,3线,为3型血肿。

其中2型与3型血肿,将2线平均划为前中后三段,根据血肿累及2线的范围,细分为腹侧型(A),中央型(C)和背侧型(B)三个亚型。

(2)外科手术价值

1)0型血肿:脑干未受血肿直接破坏,参照脑疝处理原则,紧急处理常有良好预后。

2）1型血肿:脑干原发性损伤相对小,清除血肿获益较大。

3）2型血肿:一侧脑干受损相对轻,清除血肿可能获益。

4）3型血肿:两侧脑干均受损,清除血肿可使部分患者获益。

三个亚型中,由于累及的脑干结构有差异,常致不同后果:

A型:相对远离脑干网状结构,术后苏醒概率高,但因容易累及皮质脊髓束,运动功能受损严重;清除血肿的可选方案相对多。

B型:邻近脑干网状结构和背侧核团,植物生存和后组脑神经受损更多见,开颅和穿刺均需特别注意对残存功能的保护。

C型:累及脑干中心区域,血肿量较小时(<5mL)对重要功能区损害轻于B型,清除血肿更可能获益;血肿量过大(>10mL),无论何种方式均较难获益。

第四节　高血压性脑干出血临床表现

一、一般表现

1. 多在活动状态下发病。

2. 起病突然,进展迅速,临床症状重,多数患者出现昏迷。

3. 呼吸不规则,主要表现为吹气样、叹息样、潮式呼吸等呼吸衰竭现象。

4. 瞳孔针尖样缩小。

5. 应激性溃疡,主要表现为呕吐咖啡样物,病情越重,发生率越高。

6. 交叉性瘫痪,主要表现为不同程度的同侧脑神经和对侧肢体中枢性偏瘫。

7. 颅脑CT扫描或颅脑MRI检查能准确地做出定位和定性诊断。

二、特殊表现

根据脑干出血的部位和范围,可有各种临床综合征。

（一）原发性中脑出血

较少见,表现为突然发病,昏迷或晕倒,双侧锥体束征阳性,四肢瘫痪,一侧或双侧眼肌麻痹,瞳孔散大,光反射减弱或消失,去大脑强直,急性颅内压增高,呼吸障碍,终因脑干功能衰竭而死亡。

1. 一侧中脑出血　多表现为病灶同侧的动眼神经麻痹和对侧中枢性偏瘫。

2. 双侧中脑出血　表现为双侧动眼神经麻痹,双侧中枢性偏瘫,颅内压增高和昏迷。因导水管梗阻而有意识丧失和颅内压增高的症状,常病情危重。

（二）原发性脑桥出血

在脑干出血中发病率最高,临床表现也最复杂。常突然起病,先有剧烈头痛、呕吐、头晕、复视、构音障碍、同侧面部麻木和对侧偏身麻木。早期意识常部分保留,一般在数分钟内进入昏迷。出血量少时,患者可无意识障碍,出现脑桥一侧受损体征,表现为典型的交叉性瘫痪,即出血侧面神经瘫痪和对侧肢体瘫痪,头和双眼转向非出血侧;出血量大时,常迅速波及对侧,出现双侧面部及四肢瘫痪,大多数呈弛缓性,少数为痉挛性或呈去大脑强直,双侧病理反射阳性。

1. 米亚尔-居布勒(Millard-Gubler)综合征　为脑桥的腹外侧病变,因损害了展神经、面神经或其核及锥体束所致。表现为病侧眼球不能外展与周围性面瘫,及对侧肢体中枢性瘫痪。若内侧丘系受损,出现对侧偏身的深感觉障碍。

2. 福维尔(Foville)综合征　为脑桥一侧近中线处病变,损害了展神经核及其核间通路、面神经与锥体束所致。表现为两眼球向病侧水平凝视不能,病侧周围性面瘫及对侧肢体中枢性瘫痪。

3. 闭锁综合征　为双侧脑桥基底部局限性损害,双侧皮质脊髓束和支配三叉神经以下的皮质脑干束受损,表现为双侧中枢性偏瘫。除中脑支配的眼球运动尚存在外,患者丧失任何运动、表达能力。患者的感觉、意识基本正常,只能以眨眼或眼球运动来表达信息。

（三）原发性延髓出血

少见,临床上常急骤发病,突然昏迷和偏瘫而死亡。若为小灶性出血,意识清楚时可出现延髓定位症状:如病变同侧第九,十,十一,十二脑神经麻痹,对侧偏瘫、痛温觉障碍,声音嘶哑、饮水呛咳、频繁呃逆和眩晕等症状。大量延髓出血较延髓梗死更容易发生去大脑强直、肢体瘫痪、真性延髓性麻痹、上消化道出血、尿粪失控等。延髓小量出血可没有临床症状。

第五节　高血压性脑干出血影像学

目前多数学者认为颅脑 CT 扫描对诊断脑干出血仍作为首选,能明确出血的部位和量,而且对预后也能做出较正确的评估。必要时做脑干 CT 薄层扫描。

一、颅脑 CT 检查

颅脑 CT 扫描是诊断脑出血的首选方法。多数脑干出血应用 CT 扫描可明确出血部位、出血量大小、血肿形态、是否破入脑室以及血肿周围有无低密度水肿带和占位效应等。病灶多呈圆形或卵圆形均匀高密度区,边界清楚。由于脑干位于后颅窝内,有骨质干扰伪影,小量出血可能显示不清,可超薄扫描或应用颅脑 MRI 检查。脑干出血后动态 CT 检查还可评价出血的进展情况,并进行及时处理,减少因血肿扩大救治不及时给患者转归所带来的影响。1 周后血肿周围有环状增强,血肿吸收后呈低密度或囊性变。2 周左右出血逐渐被吸收,1~2 个月可完全消失。出血在吸收过程中可表现为环形、月牙形或不规则形影像。

二、颅脑 MRI 检查

CT 诊断有困难时或后颅窝病变,可考虑做颅脑 MRI 检查。颅脑 MRI 能多层断面扫描,清晰显示后颅窝病灶和病灶<1cm 的病变。但扫描时间长,费用较高,部分病情危重或机械通气的患者难以完成检查。MRI 对检出脑干出血灶和监测出血的演进过程优于 CT 扫描。

脑出血时 MRI 影像变化规律如下:

1. 超急性期(<24 小时)为长 T1、长 T2 信号,与脑梗死、水肿不易鉴别。

2. 急性期(2~7 天)为等 T1、短 T2 信号。

3. 亚急性期(8 天至 4 周)为短 T1、长 T2 信号。

4. 慢性期(>4 周)为长 T1、长 T2 信号。

三、脑血管造影

包括 CTA、MRA 和 DSA,能明确出血动脉有无血管畸形及动脉瘤,DSA 是金标准。造影病例应选择病情相对稳定、生命体征平稳、临床病因诊断不明确的患者。

第六节　高血压性脑干出血诊断要点

中老年患者在活动中或情绪激动时突然发病,迅速出现局灶性神经功能缺损症状以及头痛呕吐等颅高压症状应考虑出血可能,结合头颅 CT 检查,可以迅速明确诊断。诊断要点如下:

1. 起病突然,进展迅速,表现较重,常有昏迷。

2. 呼吸不规则　可表现为吹气样、叹息样、潮式呼吸等呼吸衰竭现象。

3. 瞳孔针尖样缩小　约 70% 的病例表现瞳孔针尖样缩小,对光反射存在,因为当脑桥、延髓受损害后眼交感神经麻痹,副交感神经尚未受损害或损害较轻,表现瞳孔缩小,但对光反射存在;脑干内部有多个动眼神经核及侧视中枢、内侧纵束等,可以出现侧视麻痹、眼震及眼动变化。

4. 瘫痪　脑干出血后,上行、下行传导束冲动阻断或受损,某些神经核团受损伤或破坏后,出现不同程度的病变,出现同侧周围性脑神经瘫痪和病变对侧中枢性肢体偏瘫;双侧受损时可表现为四肢瘫、双侧病理征阳性。

5. 消化道出血　病情越重,意识障碍也越重,消化道出血的发生率也越高,与胃十二指肠黏膜受损害、胃黏膜屏障功能降低和颅内压增高等因素有关。

6. 血糖及周围血白细胞增高并不少见,与患者病情重、机体处于应激状态有关,血糖越高,预后越差。

7. 颅脑 CT 扫描或颅脑 MRI 检查　能准确地做出定位诊断,为临床提供可靠的诊断及判断预后的依据。

(唐洲平　李朝晖　张萍　陶海泉)

参 考 文 献

［1］ 贾建平,陈生弟.神经病学［M］.8 版.北京:人民卫生出版社,2018.

［2］ 王忠诚.神经外科学［M］.武汉:湖北科学技术出版社,2005.

［3］ HEMPHILL J C 3rd,GREENBERG S M,ANDERSON C S,et al. Guidelines for the Management of Spontaneous Intracerebral Hemorrhage:A Guideline for Healthcare Professionals From the American Heart Association/American Stroke Association［J］. Stroke,2015,46(7):2032-2060.

［4］ SATORU T,GO S,YOSHIO T,et al. Prognostic factors in patients with primary brainstem hemorrhage［J］. Clin Neurol and Neurosur,2013,115(6):732-735.

［5］ 丁向前,李泽福.脑干出血的外科治疗现状及进展［J］.医学综述,2017,23(21):4252-4255.

［6］ 黄毅忠.脑干出血的诊疗现状［J］.中国实用内科杂志,2008,28(S2):146-149.

［7］ 张祥建,李春岩.脑干出血的诊断与治疗［J］.实用心脑肺血管杂志,2006,14(4):266-269.

第六章

高血压性脑干出血的鉴别诊断

第一节　颅内动脉瘤破裂出血

颅内动脉瘤好发于颅底主干动脉发出分支的部位,后循环动脉瘤占比小于20%。破裂动脉瘤常常引起蛛网膜下腔出血(subarachnoid hem-orrhage,SAH),脑内血肿或脑室内出血。临床表现为剧烈头痛,恶心呕吐,严重者伴意识障碍和昏迷,有的出现癫痫发作,局灶神经功能障碍。

后颅窝动脉瘤破裂出血主要表现为SAH,小脑血肿,少数患者可见大脑脚或脑干血肿。大脑后动脉远端动脉瘤破裂出血的症状表现为丘脑梗死,对侧肢体偏瘫,感觉减退,也可有共济失调或肢体震颤症状。基底动脉上部动脉瘤破裂表现为中脑和上脑桥受损,动眼神经麻痹,双眼垂直方向凝视障碍,眼球震颤,中脑大脑脚损害出现偏瘫,四肢瘫或交叉瘫,内侧丘系和红核损害可出现对侧感觉障碍,肌张力障碍。脑干网状上行激动系统损害引起持续昏迷,中脑损害还可出现去大脑强直。基底动脉下段动脉瘤破裂出血导致动脉瘤水平的脑桥,上延髓受损症状。小脑前下动脉动脉瘤破裂引起面神经麻痹,听力减退,耳鸣眩晕等症状。椎动脉及其分支动脉动脉瘤破裂出血表现为后组脑神经损害症状,出现声音嘶哑,吞咽困难,也可出现偏瘫,交叉瘫或四肢瘫,脑干损害症状如深昏迷,呼吸困难等,因此,后颅窝动脉瘤破裂出血导致的临床症状与脑干出血引起的脑干损害症状需进行鉴别。头颅CT检查颅内动脉瘤破裂出血常表现为单纯SAH,或合并不同部位的脑内血肿,因此对于合并SAH的脑干出血患者,需考虑后颅窝动脉瘤破裂出血导致,行全脑血管造影明确诊断。

第二节　颅内动静脉畸形破裂出血

颅内血管畸形是指脑动脉和静脉之间的血管结构和功能产生异常的一组脑血管疾病的总称,包括脑动静脉畸形(arteriovenous malformation,AVM),静脉畸形,毛细血管扩张症,海绵状血管瘤,Galen大脑大静脉动脉瘤样畸形等。

AVM常随着年龄增长畸形血管团逐渐增大,从低流量发展为高流量病变,或伴发血流相关动脉瘤可能。AVM总体发病率较低,60%的AVM于40岁之前诊断,是青壮年自发性脑出血最常见的病因。AVM最常见于额叶和顶叶,脑干AVM发生率低。研究发现幕下血管畸形更容易出血,临床表现为SAH或后颅窝深部血肿,症状与脑干损害类似,未破裂的AVM行头颅CT检查偶可见团块状或弥散分布的屈曲或点状高密度影,或见到局灶高,低密度或混杂密度病灶。增强CT可见到病灶不规则强化,周围可见供血动脉和引流静脉,表现为迂曲蜿蜒的血管影。对于AVM出血后畸形血管团的影像可能被血肿掩盖导致头颅CT无法提示存在畸形血管团;但是有的可在血肿表面、周边或深部见到迂曲的血管影,MRI偶可见血管流空影像,这时就要考虑AVM出血可能。对于年轻患者脑干出血,需高度怀疑AVM可能,脑血管造影包括CTA,MRA及DSA都应根据医疗条件进行选择实施。脑血管造影可以明确诊断AVM,急性期造影阴性而高度怀疑脑血管病的患者需三个月后复查血管造影,以排除假阴性可能。

海绵状血管瘤见于青少年,患者多无高血压病史,其出血原因不清楚,可能由微小或隐性血管畸形破裂渗血所致。颅内海绵状血管瘤最常见的部位为脑叶,脑干和小脑。脑干海绵状血管瘤多伴有少量多次渗血,表现为进行性神经功能缺损的症状,有的患者神经功能障碍存在波动的情况,考虑与海绵状血管瘤反复多次小量渗血有关。脑干海绵状血管瘤好发于脑桥,其产生的神经功能异常表现具有定位诊断的意义,头颅 CT 可以见到高或混杂密度病变,出血可见较均匀的高密度影。MRI 检查对于海绵状血管瘤具有较高的特异性和敏感性,可见特异性"爆米花"征,表现为病灶内网格状的混杂信号团,伴周边 T2WI 低信号带。由于海绵状血管瘤并无直接的供血动脉,因此血管造影难以显示。对于青年患者的脑干出血,应积极排查病因,通过典型的影像学可以将脑干海绵状血管瘤出血与原发性脑干出血鉴别。

第三节 脑干肿瘤卒中出血

脑干肿瘤患者多起病缓慢,临床症状逐渐加重。病理诊断多为胶质瘤,也可见血管网织细胞瘤或转移瘤。脑干胶质瘤主要见于儿童和青少年,中年人少见,以低级别星形细胞瘤为主,也可见胶质母细胞瘤或其他高度恶性的肿瘤。肿瘤多呈弥散生长,也有边界相对清楚者。

根据脑干肿瘤的部位将其分为中脑,脑桥和延髓肿瘤三类,不同部位脑干肿瘤临床表现有所不同。延髓肿瘤起病缓慢,呈进行性加剧。临床表现为后组脑神经功能障碍,如吞咽困难,饮水呛咳,声音嘶哑等,有的患者合并舌肌萎缩和舌肌震颤。严重的患者出现呼吸频率改变,呼吸困难,心律失常等情况。此类患者颅内压增高症状常不明显,有的也可表现为颈部疼痛,呕吐等。脑桥肿瘤患者首发症状常常为复视,行走不稳易跌倒。多数患者出现病变侧展神经和面神经麻痹,伴对侧肢体肌力减退及感觉障碍,眼球运动障碍,斜视和强哭强笑等。脑桥肿瘤还可表现为 Millard-Gubler 综合征和 Foville 综合征。中脑肿瘤患者临床症状表现为颅内压增高,如头痛,呕吐,视盘水肿,意识改变等,也可以表现为精神异常和智力改变。此外,病变侧可出现动眼神经麻痹,瞳孔散大、不等大、瞳孔对光反应消失等,对侧肢体偏瘫,还可以有听力、视力的改变。中脑肿瘤常伴有临床可见的一系列综合征,如帕里诺(Parinaud)综合征、韦伯(Weber 综合征)或贝内迪克特(Benedikt)综合征。

对于脑干肿瘤合并瘤内出血时患者病情常急性进展,需与原发性脑干出血相鉴别,原发性脑干出血多见于脑桥,而延髓和中脑少见,常规头部 CT 检查可见高密度血肿影像,MRI 检查对于鉴别脑干肿瘤合并出血与单纯脑干出血非常有价值。

第四节 烟雾病及脑梗死后出血

烟雾病又称脑底异常血管网症,病因不明,表现为慢性进展的颅底血管闭塞,其特征表现为前床突以上颅内动脉及大脑前动脉,大脑中动脉近端血管进行性闭塞,而后逐渐出现烟雾状侧支代偿血管。青少年和儿童烟雾病患者,脑缺血发作和缺血性卒中为主,出血少见,表现为反复缺血发作,癫痫,严重患者可见脑梗死。成人烟雾病主要表现为脑出血症状,临床上最常见的是脑室出血,其次为脑内血肿和蛛网膜下腔出血。出血多急性起病,患者表现为头痛,呕吐,严重者出现意识障碍,出血部位多在幕上,累及后颅窝出血者少见。头颅 CT 扫描可鉴别于脑干出血,确诊需要进行全脑血管造影检查。灌注成像能够显示烟雾病患者脑血流分布情况,对治疗有指导意义。

后循环脑梗死主要累及脑干、小脑和丘脑等部位,多见于中老年患者。脑梗死 MRI 表现为 T1WI 低信号,T2WI 高信号的病灶,在梗死后最早 6 小时即可发现病变信号的改变。弥散 MRI 比常规 MRI 的 T2WI 更早期发现脑缺血改变。对于新鲜的梗死病灶,常规 T2WI 和弥散 MRI 均表现为高信号,而对于慢性陈旧性梗死病灶,常规 T2WI 高信号而弥散 MRI 为低信号。脑梗死后出血指梗死区域血流再灌注导致的继发性出血,发生的时间不一致,血肿形态多不规则。临床表现为患者在脑梗死治疗中,突然出现新的神经系统症状和体征,需行头部 CT 检查排除梗死后出血。当出血量少时 CT 检查可见低密度梗死病灶背景内散在不均匀高密度影,密度不如血肿高,出血量大时在低密度区中有高密度血肿影,MRI 检查表现为 T1WI 低信号和 T2WI 高信号的梗死区域中的血肿信号(T1WI 高信号,T2WI 低信号)。该病与原发性脑干出血鉴别要点是患者有明确的脑干梗死病史,在此基础上出现的梗死区域的出血即可诊断。

第五节 脑淀粉样变出血

脑淀粉样血管病,又称嗜刚果红血管病,病理诊断为小动脉和中动脉中无定形的嗜伊红染料物质沉积导致血管管壁增厚。该疾病常累及脑内多根血管,受累血管最常见于枕叶和顶叶,其次为额叶和小脑。临床病程表现为反复发作的脑叶内出血,多发生于皮质下脑叶,患者 MRI 检查多可见多处小的、陈旧性出血灶,也可见沿着大脑半球凸面分布的小的出血灶。出血量大时表现为幕上脑叶血肿,后颅窝血肿少见。偶发的脑淀粉样血管病合并小脑血肿患者常表现为急性起病,后枕部疼痛,脑干受累症状,如瞳孔改变,脑神经障碍和锥体束征等。需与脑干出血相鉴别,头颅 CT 检查可明确出血部位,判断脑干受压情况,对诊断和指导治疗有意义。

第六节 小脑出血及丘脑出血

小脑出血占脑内出血的 5%~10%,病因以高血压动脉硬化最多见,40 岁以下的患者主要由于小脑血管畸形出血,也可见于动脉瘤。小脑出血多位于小脑半球,多由于小脑后下动脉和小脑上动脉的远端分支出血,其次为蚓部,来源于小脑后下动脉或小脑上动脉的内侧支。小脑的三支供血血管均有分支供应脑干,约 25% 的小脑出血患者合并大脑脚或脑桥出血。小脑出血时可继发脑干缺血坏死,与血肿压迫,出血后幕下局部压力高等因素有关。

小脑出血常急性起病,表现为后枕部疼痛,恶心呕吐,眩晕,步态不稳,严重者意识障碍昏迷,部分出血累及脑干或压迫脑干引起症状,如瞳孔改变,双眼同向偏斜,面瘫,感觉障碍或锥体束征。大量出血破入第四脑室或压迫第四脑室、中脑导水管引起急性梗阻性脑积水,甚至脑疝。临床诊治过程中需与脑干出血相鉴别。颅脑 CT 检查可明确出血部位,出血量,判断出血来源和脑干受累情况,指导治疗和判断预后。

丘脑出血约占脑出血的 20%~25%,多由于高血压动脉硬化所致,其次为动静脉畸形和动脉瘤。症状上表现为昏迷和偏瘫,伴有眼球运动障碍,瞳孔缩小。出血量小者多为局限性出血,病情较稳定,恢复良好;大量出血者常累及中脑,出现深昏迷,去大脑强直,高热,脉搏加速血压升高等生命体征改变,伴应激性溃疡和针尖样瞳孔。丘脑出血的临床症状并不典型,与脑干出血类似,需注意鉴别。尤其是大量丘脑出血时,需要明确出血是否累及脑干,对判断预后有重要价值。颅脑 CT 检查可明确诊断,对怀疑是颅内动脉瘤或动静脉畸形引起的出血还需进行脑血管造影检查。

第七节 其他原因脑出血

血液系统疾病常伴有凝血功能障碍和血液高凝状态,容易合并脑梗死和脑出血。镰状细胞贫血患者体内异常镰状细胞可以引起脑血管微循环血管阻塞,引起脑缺血梗死和出血改变。真性红细胞增多症和继发性红细胞增生症,白血病等都容易引起血液黏滞度增高,脑血流量减少,产生脑血管微血栓,引起脑梗死和出血。同时白血病患者可伴有血小板计数减少及出血倾向,也容易引起脑出血。血小板异常导致的出血性疾病特点就是一旦出血不易停止,易反复出血。容易造成中枢神经系统自发性出血,如脑内出血,脑干出血,脊髓内出血等。还有浆细胞病,阵发性睡眠性血红蛋白尿,血液高凝状态等都是脑卒中的高危因素。此外一些遗传代谢性疾病如家族性高脂血症,多发性神经纤维瘤病,同型半胱氨酸血症,MELAS 综合征等都是青少年缺血性和出血性卒中的高危因素。对于血液病和遗传代谢疾病的患者多有相关疾病就诊病史和治疗记录,因此一旦合并脑卒中,应综合考虑原发病的影响,诊断上并不困难,在治疗方面必须全面考虑,综合治疗,预防全身多器官并发症。对于既往病史不明确,首发症状为脑梗死或出血的青年患者,在诊断上应注意与全身系统疾病引起的脑部并发症鉴别,相关辅助检查可以帮助诊断。

外伤性中脑损伤突出表现为伤后即刻出现的意识障碍,伴瞳孔改变,损伤累及上丘至前庭核平面之间引起去大脑强直。外伤性脑桥损伤突出表现为针尖样瞳孔,伴意识障碍和呼吸循环节律的紊乱。外伤性延髓损伤相对较多见,表现为呼吸功能抑制和循环紊乱。外伤性脑干出血与自发性脑干出血的鉴别要点是有明确的外伤病史,对于外伤史不明确者,往往鉴别较为困难。外伤除引起脑干出血以外常伴有其他部位的损伤,如颅骨骨折,脑叶挫伤,脑内血肿等。但是对于出血后昏迷跌倒者也可见外伤性改变,需在采集病史时加以辨识。

颅内感染性病变也可以引起脑血管病变,继发脑卒中。钩端螺旋体脑动脉炎是各种钩端螺旋体所致的急性传染病。其病理表现为脑动脉广泛的炎性改变,脑梗死萎缩,病变只累及颅内大口径动脉,如颈内动脉,大脑中动脉,椎基底动脉。病变引起动脉管腔狭窄程度以大脑前中动脉最重,椎动脉系统最轻。患者临床表现为发热寒战,面部及结膜充血,伴出血倾向,神经系统体征以肢体肌力下降和失语最多见,出血性改变少见。急性期症状需与脑干病变鉴别,头颅 CT 可以鉴别出血和缺血性改变,血清学检查可诊断钩端螺旋体感染,脑血管造影可见颅内大血管狭窄改变。

脑梅毒是由于梅毒螺旋体感染引起的中枢神经系统症状。脑梅毒主要表现为脑膜和血管的炎性改变,血管内膜增生管腔缩窄,蛛网膜炎症黏连,阻碍脑脊液循环引起脑积水。急性期患者头痛明显,呕吐,伴脑膜刺激征,亦可见脑神经麻痹表现,出现眼球运动障碍,面瘫和听力下降等表现。脑梅毒的诊断主要依据有不洁性行为史,脑脊液检查,梅毒血清学检查和神经系统检查,存在神经系统损害如脑梗死和脑出血时,头颅 CT 和 MRI 检查可帮助诊断。

因疾病或卒中预防而长期口服抗血小板和抗凝药物治疗的患者,如长期服用阿司匹林,氯吡格雷,华法林等,引起的脑出血多位于幕上脑叶,可见脑内多个出血灶,有的患者表现为单纯脑干出血。对于这类患者多有长期服药史,诊断上并不困难,治疗上以内科治疗为主,必要时给予外科处理。

年轻患者的脑干出血需仔细询问有无药物滥用情况,如可卡因,海洛因和苯丙胺(安非他明)等,海洛因成瘾者出现脑梗死较常见,发生在注射海洛因后即刻出现,也可推迟 6~24 小时发生。安非他明滥用常导致坏死性脑血管炎,脑出血多见。可卡因滥用引起血管收缩,血压急剧上升,血小板聚集和脑血管动脉炎,导致脑干梗死发生率显著高于其他药物滥用者,临床上需注意鉴别。此外,药物滥用合并脑卒中者,血管活性药物的治疗反应差,药物戒断效应影响治疗效果。

（舒凯　张萍　陶海泉）

参 考 文 献

[1] 王忠诚.神经外科学[M].武汉:湖北科学技术出版社,2005.

[2] 雷霆.神经外科疾病诊疗指南[M].3 版.武汉:科学出版社,2013.

[3] Louis R. Caplan. Caplan's stroke:a clinical approach (Fifth edition)[M]. UK:Cambridge University Press,2016.

[4] Seiffge D J,Curtze S,Dequatre-Ponchelle N,et al. Hematoma location and morphology of anticoagulation-associated intracerebralhemorrhage[J]. Neurology,2019,92(8):782-791.

[5] Kashiwagi S,van Loveren H R,Tew JM Jr,et al. Diagnosis and treatment of vascular brain-stem malformations[J]. J Neurosurg,1990,72(1):27-34.

[6] Stahl S M,Johnson K P,Malamud N. The clinical and pathological spectrum of brain-stem vascular malformations Long-term course stimulates multiple sclerosis[J]. Arch Neurol,1980,37(1):25-29.

[7] Zuccarello M,Fiore D L,Trincia G,et al. Traumatic primary brain stem haemorrhage A clinical and experimental study[J]. Acta Neurochir (Wien),1983,67(1-2):103-113.

第七章

高血压性脑干出血外科治疗基本理念

第一节 概　述

脑干出血占临床脑出血的 5%~13.4%,病死率高达 70%~80%,脑干出血的高发年龄为 40~70 岁,并且有年轻化的趋势,男性发病率明显高于女性。起病迅猛、进展快、病情重、并发症多是脑干出血主要特点,脑干的解剖结构复杂性和功能重要性决定其手术难度极大,手术风险极高。既往学术界一直将脑干出血作为外科手术的禁忌证,国内外学者大多采取保守治疗。近年来随着显微外科技术的提高以及术中神经电生理监测的运用,手术治疗使高血压性脑干出血的疗效及预后得到改善,现就其外科治疗现状予以概述,各论中将予详细探讨。

一、侧脑室穿刺外引流术

大量脑干出血时血肿大多破入第四脑室可立即造成脑脊液循环不畅,导致颅内压急剧增高的同时脑室迅速扩张。早期行侧脑室穿刺外引流术可减轻脑室的急剧膨胀,降低颅内压,使后颅窝脑干血肿的压力不致向下传递形成枕骨大孔疝。侧脑室穿刺外引流术操作简便,效果明显,可降低脑干出血患者的病死率,便于在基层医院实施及推广。

二、开颅显微镜血肿清除术

大多数学者认为开颅直视手术是治疗自发性大量脑干出血的最佳手术方法。开颅手术的优点是显微直视下清除血肿,止血可靠,并可同时行减压术;缺点是手术损伤大,伤及脑干可致病情恶化。目前,随着显微神经外科的发展,各种仪器设备和显微器械的研发为手术提供了更加清晰的视野,这种损伤变得越来越小。对脑干安全区认识的进一步提高,以及精细的显微外科操作技术为手术提供了保障,使脑干血肿清除进入微创时代。在准确掌握手术指征和时机的基础上,熟练运用显微外科技术,注意加强手术技巧,对脑干出血行微创手术治疗可以取得满意的效果。

三、立体定向血肿穿刺抽吸术

自 1978 年,Backlund 首次应用立体定向技术清除脑内血肿获得成功,立体定向清除脑内血肿业已广泛应用于神经外科手术,随后 Niizuma、Suzuki 以及 Hondo 等对手术方法进行了改进,并取得了肯定的疗效。目前应用 64 排 CT 成像迅速,扫描脑干区伪影少,可以三维重建脑组织像利于找寻最佳穿刺点和引流管路径。立体定向下血肿穿刺引流术的特点主要为无须开颅,减少了开颅显微手术对患者脑干及其他部位重要组织结构的损伤。此方法操作步骤也比较简单,操作时间比较短,精准定位血肿位置,比较适合难以承受开颅手术以及年老体弱的脑干出血患者,立体定向下血肿穿刺抽吸术手术难度和对手术条件的要求并不高,便于在基层医院实施及推广。随着神经导航的广泛应用,增加了立体定向的准确性,明显提高了患者存活率。

四、内镜脑干血肿清除术

对于脑干血肿,如同脑干肿瘤的手术入路一样,传统的手术方式包括乙状窦后入路、颞下入路、Kawase

入路等。这些传统术式对脑干前外侧的病灶显露较好,但对于脑干腹面中线及中线附近显露较困难,联合使用神经内镜可使深部照明清楚,无手术盲区,抵近观察,提高了血肿清除率,减少脑干副损伤。随着内镜技术的发展,神经内镜的应用已不仅作为显微镜下手术的补充观察,全内镜手术也已得到广泛应用。鼻内镜下经蝶窦斜坡入路方式充分利用自然腔道,可最短距离接近脑干腹侧病变,利用鼻内镜不同角度的优势,减少脑组织牵拉,可最大程度避免脑神经的损伤。国内外有零星的文献报道了神经内镜下经鼻腔、斜坡入路切除脑干海绵状血管瘤、胆脂瘤的手术经验,但有较高的脑脊液漏发生率。经此入路清除脑干血肿罕有报道,鼻腔内操作空间相对有限,缺乏三维可视化空间,光源还可能产生热损伤,因此经鼻内镜蝶窦斜坡入路手术仍然具有挑战性,必须熟悉该区域解剖,娴熟地掌握内镜操作技术。依靠完善的术前影像学评估,术中精确的定位,合理的开窗,同时注意颅底缺损修复的方法和处理细节,才能获得良好的手术效果。

第二节　一般原则

（一）术前准备

术前准备的充分与否往往是决定手术成功的关键,手术入路的选择是术前准备的主要内容。

（二）影像学融合及导航技术

影像学融合及导航技术是脑干病变切除时手术入路选择和定位的重要依据。如病情及时间允许,影像学导航和显微手术结合,可大大提高手术的效率和安全性。

（三）手术设备和器械

脑干体积小,但是功能非常重要。在术中手术通道一般窄而深,为了安全地操作,需要使用手术显微镜、内镜、导航系统,以及专用的吸引器、双极电凝及显微剥离子。

（四）术中脑干功能监测

与所有脑干病变切除患者一样,脑干出血手术最好应用体感诱发电位和运动诱发电位的监测。根据出血部位的不同,选择性地监测脑神经及神经核团功能。

（五）医疗团队的技术储备

脑干出血手术治疗是一个系统工程,包括麻醉、手术、术中电生理监测、术后重症治疗及护理等治疗,每个环节都很重要,就像木桶理论,任何一个短板都会影响最终的效果,因此脑干出血手术治疗的团队建立和技术储备非常重要。不建议没有条件的医院,尤其是基层医院开展脑干出血的手术治疗。

（六）"两点法"确定手术入路

该方法最常用于脑干病变手术入路的确定。"两点法"确定的手术入路能够最方便地清除血肿,同时脑组织的损伤尽可能小。

（七）减少电凝和牵拉

合适的体位,恰当的开颅部位及合理地使用显微器械,可避免操作过程中不必要的牵拉。合理使用双极电凝、吸引器、显微器械可使脑组织逐步回缩,为术者提供良好的手术视野,降低手术通道上脑组织的创伤。

第三节　手术适应证与禁忌证

一、手术适应证

脑干出血的手术指征国内外尚无统一的标准,一般认为如下情况可考虑选择手术治疗:

1. 血肿量大于 5mL。

2. 血肿相对集中,靠近脑干表面或破入脑室。

3. 患者浅至中度昏迷,GCS<8分,伴或不伴有严重的生命体征紊乱。

4. 患者家属有强烈的手术愿望和风险预知,家庭经济情况可以支持长期的后期治疗。

二、手术禁忌证

1. 脑干出血量少(≤3mL),无明显脑室系统受阻或无意识障碍。

2. 出血量大,严重损害脑干生命中枢,已经出现双侧瞳孔散大、生命体征极度不稳定。

3. 全身情况差,不能耐受手术。

4. 严重凝血功能异常。

第四节　手术入路的选择

一、脑干出血手术入路的一般原则

手术入路的选择是决定手术成功的关键,根据血肿部位选择不同的手术入路。其原则是:①手术路径最短;②避开脑干重要传导束和核团,损伤最小;③与血肿最大直径相吻合,容易彻底清除脑干内血肿;④能兼顾同时解除脑积水及颅内高压。

根据 Brown 二点法则定位手术入路:"两点定位法"确定的手术入路能够最方便地清除血肿而且尽可能小地损伤脑组织。该方法最常用于脑干病变手术入路的确定。阅读 CT 或者 MRI,确定血肿的几何中心或长轴中点定位 A 点,B 点定在血肿最表浅的部位或脑干安全操作区,两点之间的连线并向颅骨延伸即可得到手术所需的路径(图 7-4-1)。

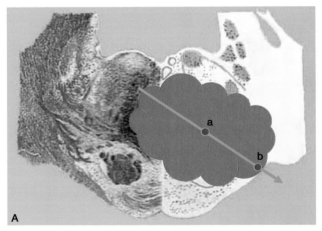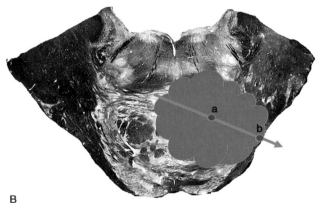

图 7-4-1　两定点法

确定血肿的几何中心或长轴中点定位 a 点,b 点定在血肿最表浅部位或脑干安全操作区,两点之间的连线并向颅骨延伸即可得到手术所需的路径。

二、脑干安全操作区域

脑干表面有多个部位切开后,不会出现明显的神经功能缺失,这些部位称为脑干安全操作区。Spetzler 等一共描述了 13 个安全区,分别是:①中脑前区;②中脑外侧沟;③丘间区;④三叉神经旁区;⑤三叉神经上区;⑥脑桥外侧区;⑦丘上区;⑧丘下区;⑨四脑室正中沟;⑩延髓前外侧沟;⑪延髓后正中沟;⑫橄榄核区;⑬延髓外侧区。这 13 个安全区可以分为三组,分别对应中脑、脑桥和延髓的病变。具体如下:

（一）中脑

1. 中脑前区(AMZ)　中脑前部的病变可经此安全区进入,其内侧界为动眼神经束或神经,外侧界为皮质脊髓束(CST)(图 7-4-2A、B),上界为大脑后动脉(PCA),下界为小脑上动脉主干。

2. 中脑外侧沟(LMS) 隐藏在中脑外侧静脉深面,自内侧膝状体下行至脑桥中脑沟(图 7-4-2C)。该安全区前外侧界为黑质、后界为内侧丘系,动眼神经纤维由红核向黑质穿行的部分为前内侧界。LMS 的平均长度为 9.6mm(7.4~13.3mm),平均可操作长度为 8.0mm(4.9~11.7mm)。

3. 丘间区(ICR) 位于两侧上丘、下丘之间,神经纤维稀少(图 7-4-2D),因此可以选择该区作为手术的切入点。

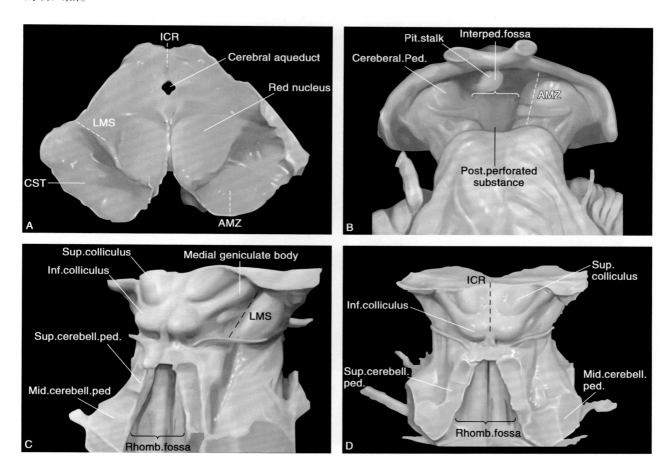

图 7-4-2 中脑安全区

A. 大脑脚横断面观;B. 中脑前面观,示意中脑前区;C. 右侧中脑后外侧面观,示意中脑外侧沟;D. 中脑后面观,示意上下丘间区。

注:Cerebral ped:大脑脚;CST:皮质脊髓束;interped. fossa:脚间窝;mid. cerebellped:中小脑脚;pit. stalk:垂体柄;rhomb. fossa:菱形窝;sup. cerebellped:上小脑脚。

(二) 脑桥

1. 三叉神经旁区(PTZ) 该安全区位于三叉神经入脑干区域的前方,皮质脊髓束外侧,三叉神经神经运动、感觉核团腹侧。在轴位上测量,三叉神经和皮质脊髓束的平均距离为 4.64mm(3.8~5.6mm),向深部到达三叉神经核的平均距离为 11.2mm(9.5~13.1mm)。第6、7 和 8 对脑神经的下行纤维都走行在三叉神经核的后方,所以不会受损(图 7-4-3A、B)。

2. 三叉神经上区(STZ) 该安全区位于三叉神经入脑干区域的上方,小脑中脚处(图 7-4-3C),考虑到小脑中脚位于脑桥的后外侧,可以向内侧或前内侧分离脑桥臂纤维,在皮质脊髓束后方进入。

3. 脑桥外侧区(LPZ) 该安全区位于小脑中脚、脑桥之间,上达三叉神经入脑干区,下达面听神经入脑干区域(图 7-4-3C)。

4. 丘上、下区(SCZ 和 ICZ) 菱形窝内包含许多重要结构,一旦损伤,可能造成严重后果,表面标记物有助于避免损伤到四脑室深部的重要结构。丘上区位于面丘和滑车神经交叉之间,纵向长度 13.8mm,内侧界止于中线旁0.6mm,外侧界止于三叉神经运动核(中线旁)6.3mm。丘下区可根据面神经纤维在面丘的投影进行调整,中线旁开0.3mm,下界为舌下神经核,迷走神经背核,纵向可延伸长度为9.2mm。

5. 四脑室正中沟(MS) 经后正中入路,展神经核投影和三叉神经在中脑投影之间的区域(见图7-4-3B),为神经纤维束分布较少的区域。但要注意任何向外侧的牵拉都有可能因为损伤内侧纵束而引发眼球运动障碍。

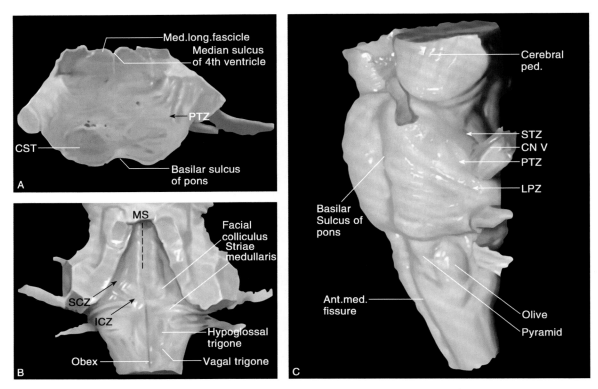

图7-4-3 脑桥安全区

A. 脑桥横断面观察三叉神经周围区(PTZ:三叉神经旁区);B.菱形窝周有3个手术安全操作区:面丘上区,面丘下区,四脑室正中沟;C.脑桥外侧及前外侧手术安全操作区:三叉神经上区,三叉神经旁区,脑桥外侧区。

（三）延髓

1. 延髓前外侧沟(ALS) 在锥体交叉外侧,舌下神经从延髓前外侧沟出脑干。这些神经根与C1神经根向内侧走行,在锥体交叉处汇合。在旁正中进行斜形分离,可以避免损伤锥体束,并到达位于下延髓前方的病变(图7-4-4A、B)。

2. 延髓后正中沟(PMS) 从延髓正中沟进行分离提供了靠近延髓中部的径路。在如图7-4-4C所示区域内,可以像切除脊髓髓内肿瘤一样在延髓进行操作。

3. 橄榄核区(OZ) 橄榄核位于延髓表面的前外侧,内侧止于前外侧沟和锥体,下方止于后外侧沟。在下橄榄核轴切面上,舌下神经纤维在锥体内将橄榄和皮质脊髓束分离开来。其在内侧受限于舌下神经纤维和内侧纵束,后方止于顶盖和脊髓丘脑束。橄榄核安全区垂直长度约13.5mm,向内分离深度为4.7~6.9mm。

4. 延髓外侧区(LMZ) 对于延髓背外侧区域的病变,经延髓外侧安全区进行切除能够获得不错的效果。采用乙状窦后入路,打开Luschka孔,探明第九和第十对脑神经的脑干起始处,在耳蜗神经核下方,第九和第十对脑神经起始处的后方,小脑下脚处作小的垂直切口(图7-4-4A)。

三、脑干血肿的手术入路

1. 颞下入路 颞下入路时患者取侧卧位,或者仰卧位头偏一侧使矢状缝与地面平行,手术切口取耳

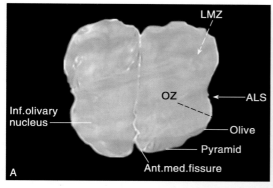

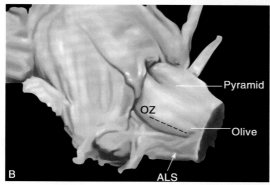

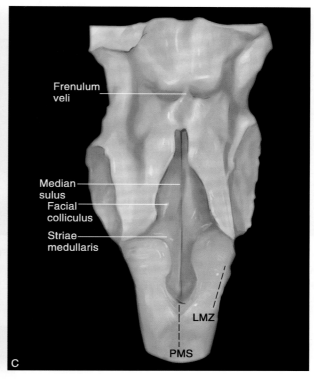

图 7-4-4　延髓的手术安全操作区

A. 延髓横断面示有 3 个手术安全操作区：前外侧沟，橄榄区及延髓后外侧沟；B. 延髓前外侧观，示进入橄榄区和前外侧沟的区域，紧位于舌下神经根下方；C. 后面观示后正中沟和后外侧沟手术安全操作区。

屏前问号切口或直切口。主要步骤如下：分离颞肌筋膜和颞肌后暴露大部分颞骨，在颧弓根部上钻孔，骨窗下缘尽可能磨至颅底，剪开硬脑膜，在颞叶底部进行分离，直至天幕缘。确认天幕缘的中前切迹，打开环池、脚间池的蛛网膜。这样即可暴露中脑、中脑脑桥结合处的外侧面，视野中还有大脑后动脉、脉络膜后内侧动脉，中脑外侧静脉。此入路的缺点：此入路对于脑桥中上部的显露欠佳，需要切开天幕缘约 1cm，显露出脑桥中上部（图 7-4-5）。

2. 颞下经小脑幕入路　在颞下入路的基础上，在滑车神经进入天幕缘的前方切开天幕缘约 1cm，牵开天幕，即可暴露出中脑脑桥结合处和上位脑桥前外侧区域。在单纯颞下入路的基础上切开天幕缘，可以增加暴露的手术视野范围，暴露出中脑脑桥结合处及上位脑桥的外侧部，以及小脑上动脉和滑车神经，进一步可以显露大脑后动脉、后交通动脉、动眼神经和三叉神经。此入路的缺点：此入路对于中脑，尤其是中脑大脑脚外侧的显露欠佳，需要过度牵拉颞叶底面，可能会造成颞叶的挫裂伤及血肿（图 7-4-6）。

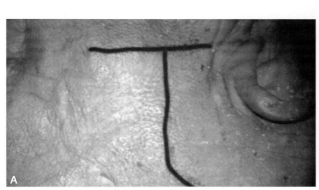

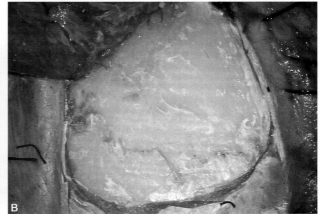

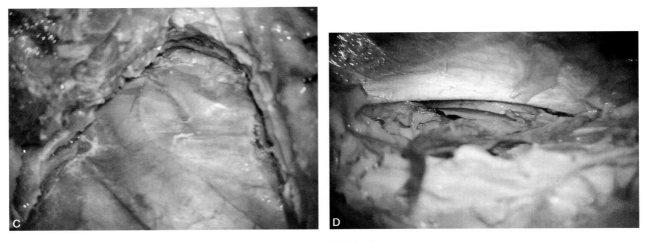

图 7-4-5 颞下入路
A.颞下入路的手术切口;B.骨瓣成型,磨除骨窗的下缘,至中颅窝底;C.仔细分离颞叶底部和天幕缘,打开环池的蛛网膜;D.该手术入路可以暴露部分天幕缘的前部和外侧部,及中脑的外侧部。

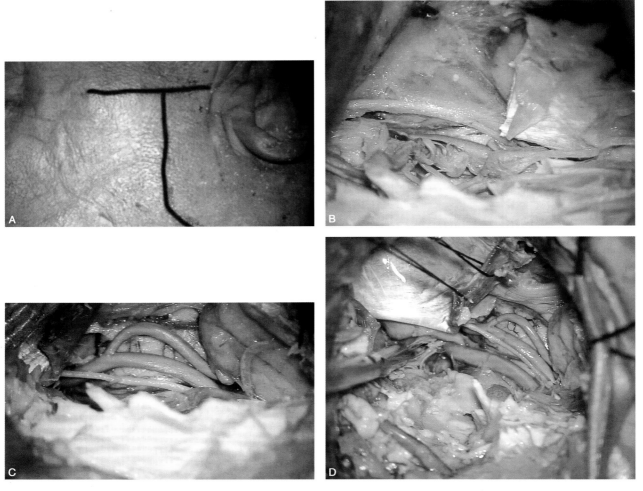

图 7-4-6 颞下经小脑幕入路
A.在单纯颞下入路的基础上切开天幕缘,可以增加暴露的手术视野范围;B.暴露出中脑脑桥结合处及上位脑桥的外侧部,以及小脑上动脉和滑车神经;C.进一步可以显露大脑后动脉、后交通动脉、动眼神经和三叉神经。

3. 颞枕入路 此入路颅内显露范围同颞下入路,但是此入路的手术视野靠后,labbe 静脉位于术区,因此颞底牵拉的范围相对受限,视野和操作空间较颞下入路小。颞枕入路时患者取侧卧位,手术切口取外耳道上马蹄形切口,分离颞肌筋膜和颞肌后暴露大部分颞骨。在外耳道上方 1cm 处及其后方 1.5~2cm 处钻两个孔,骨瓣成型,骨窗下缘尽可能磨到颅底,剪开硬脑膜,在颞叶底部进行分离,直至天幕缘,注意保护 labbe 静脉。确认天幕缘的中前切迹,打开环池蛛网膜,显露中脑外侧面、大脑后动脉以及天幕缘下方的滑车神经。切开天幕缘,增加暴露的手术视野范围,显露中脑脑桥结合处及上位脑桥的外侧部、滑车神经、小脑上动脉,进一步可以向下显露三叉神经、岩静脉,向前上显露大脑后动脉、动眼神经、后交通动脉(图 7-4-7)。

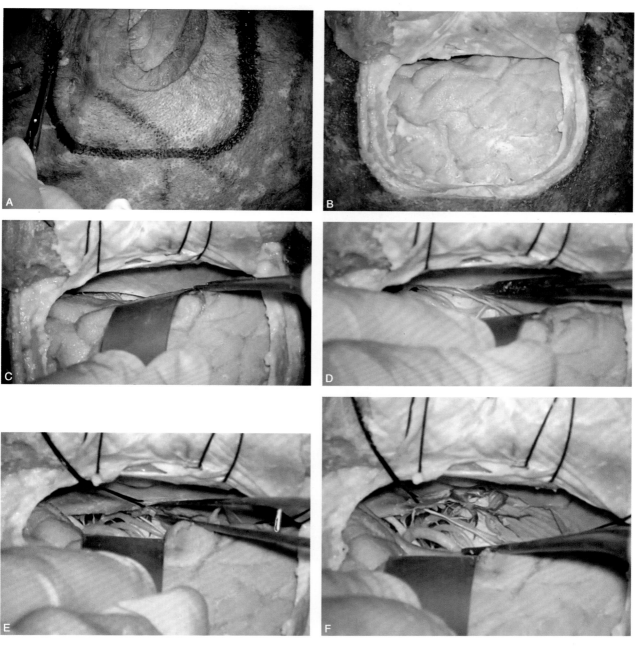

图 7-4-7 颞枕入路

A 和 B. 切口,骨瓣成型,磨除骨窗的下缘至颅底;C 和 D. 仔细分离颞叶底部和天幕缘,打开环池的蛛网膜,暴露天幕缘、小脑上动脉、滑车神经及中脑下部的外侧;E 和 F. 切开天幕缘,暴露出中脑脑桥结合处及上位脑桥的外侧部,以及三叉神经;向前上方进一步可以显露大脑后动脉、后交通动脉、动眼神经。

4. 经颞下沟经颞角脉络膜裂入路 此入路适合于中脑大脑脚外侧的显露,可以避免颞底过度牵拉,造成的颞叶挫裂伤及血肿的形成。开颅方法同颞下入路,剪开硬脑膜后,经颞下沟在颞叶皮质造瘘,进入侧脑室颞角,以颞角脉络膜及其血管为参照标记,于脉络膜下方的脉络膜带分离,进入环池蛛网膜,即可暴露中脑大脑脚的外侧面,视野中还可见大脑后动脉 P2 段、脉络膜后外侧动脉(图 7-4-8)。

5. 颞下岩前入路 如果需要暴露三叉神经出脑干端下方的脑桥前外侧,可以使用岩前入路或 Kawase 入路。在颞下入路的基础上,通过磨除岩骨前、内听道上内侧的岩骨骨质,可以进一步显露脑桥前外侧(三

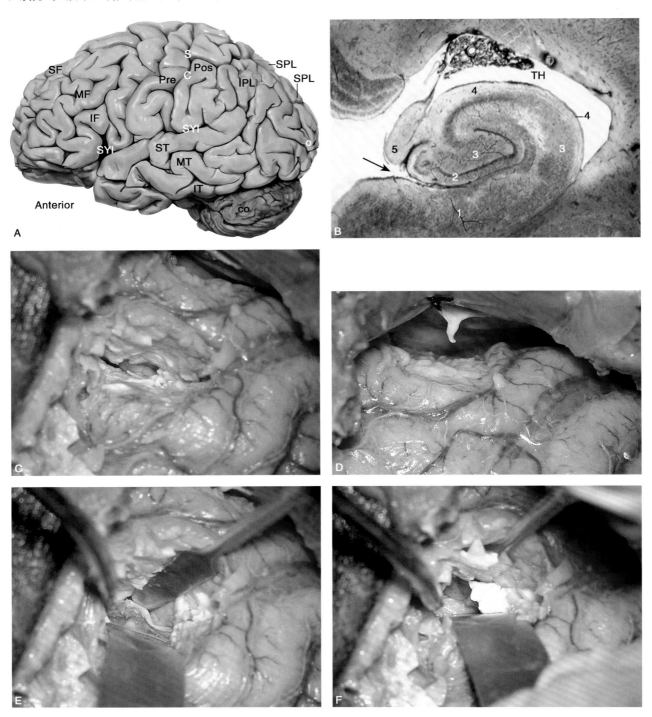

图 7-4-8 经颞下沟颞角脉络膜裂入路

颞叶皮质造瘘,进入侧脑室颞角,以颞角脉络膜为参考,于脉络膜下方的脉络膜带分离,进入环池蛛网膜,即可暴露中脑大脑脚的外侧面。

叉神经出脑干端下方的脑桥前外侧），以及小脑前下动脉、展神经和基底动脉。岩前骨质磨除范围：内侧为三叉神经的 V3 支，前方为岩浅大神经，外侧为弓状隆起，后方为岩上窦。磨除岩前骨质时注意避免损伤上述四个解剖结构外，还要注意避免损伤内听道内的面听神经、耳蜗及颈内动脉（图 7-4-9）。

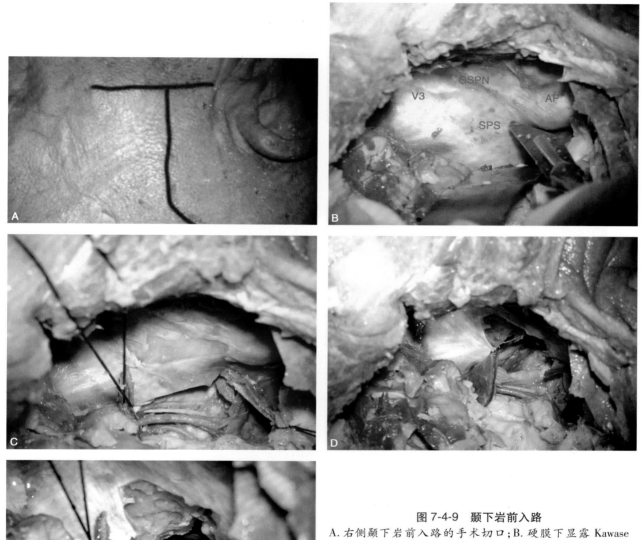

图 7-4-9　颞下岩前入路
A. 右侧颞下岩前入路的手术切口；B. 硬膜下显露 Kawase 三角的四个边；C. 在单纯颞下入路的基础上进行天幕缘切开和岩前开颅，可以增加暴露的手术视野范围；D. 磨开 kawase 三角后，离岩上窦 1cm 剪开硬膜，可暴露脑桥；E. 可见展神经与岩下窦，展神经起自脑桥桥沿沟内侧。
AP：弓状隆起；GSPN：岩浅大神经；V3：三叉神经第三支；SPS：岩上窦。

6. 枕下乙状窦后入路　此入路适合于脑桥外侧和小脑中脚的显露。具体方法：取侧卧位，取乳突后直切口，长约 6~8mm，切开头皮、肌肉，暴露二腹肌沟顶点，磨钻形成关键孔，铣刀形成约直径约 3cm 骨瓣，弧形切开硬脑膜并悬吊，于小脑延髓池逐步向上分离蛛网膜，可见后组脑脑神经及其上方的面、前庭蜗神经，牵开小脑半球岩面至桥小脑脚区，即可暴露出至桥小脑脚区的三叉神经、脑桥外侧。于小脑延髓池向下分离蛛网膜，可见后组脑神经、椎动脉、小脑后下动脉、延髓外侧。乙状窦后入路较其他手术入路更常用，术后很少发生运动障碍（图 7-4-10）。

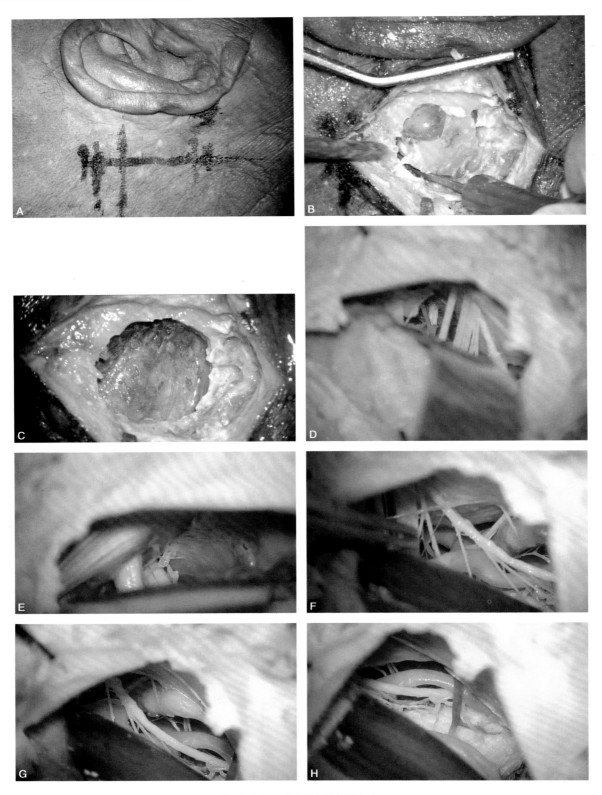

图 7-4-10 枕下乙状窦后入路

A. 取侧卧位,耳郭后两横指处标记手术切口,长约 6~8cm;B. 在关键点处钻一孔,铣直径 3cm 的骨瓣;C. 暴露至乙状窦后缘和横窦的下缘;D. 剪开硬脑膜,牵拉小脑岩骨面,暴露小脑延髓池,分离蛛网膜,可见后组脑神经及其上方的面、前庭蜗神经;E. 沿着小脑的岩骨面向上分离,至桥小脑脚区的三叉神经;F. 沿着小脑的岩骨面向上分离,显示后组脑神经及其毗邻的椎动脉、小脑后下动脉;G. 显示副神经、舌下神经及其毗邻的椎动脉、小脑后下动脉;H. 显示延髓外侧、副神经、舌下神经及其毗邻的小脑后下动脉。

7. 枕下经膜帆入路 患者取侧卧位或俯卧位,选择后正中直切口,枕下区域向下暴露至 C1 后弓,骨瓣成型,Y 型剪开硬脑膜,暴露出双侧小脑扁桃体,向两侧牵拉小脑扁桃体和小脑后下动脉,解剖脉络膜系带和下髓帆后,即可暴露出菱形窝和外侧隐窝,视野中显露面丘附近的手术安全操作区(图 7-4-11)。

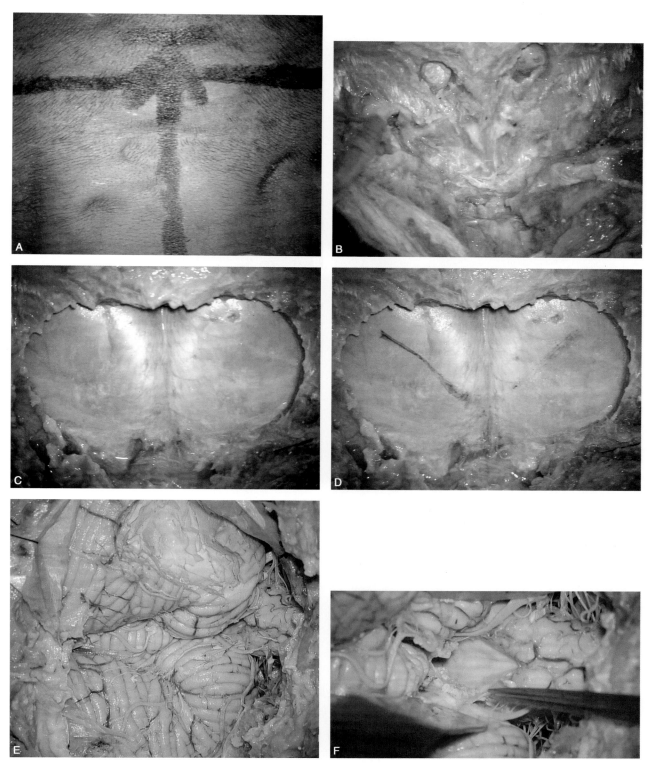

图 7-4-11 后正中经膜帆入路

A. 标记后正中手术切口;B. 在枕外隆突两侧,横窦下缘钻两孔;C. 打开 C1 后弓,增加至菱形窝的垂直视野;D. Y 形切开硬膜;E. 打开第四脑室正中孔,外侧为脉络膜组织、小脑扁桃体和小脑后下动脉;F. 分离脉络膜组织和下髓帆,暴露菱形窝,灰色区域表示经膜帆入路暴露的脑干背侧区域。

8. 远外侧入路 患者取侧卧位,选择倒 U 型切口,逐层分离枕下肌层,暴露出枕下三角。头上斜肌、头下斜肌和头后大直肌构成枕下三角,其内包含了椎动脉的 V3 段。如果需要将椎动脉移位,可以通过磨除 C1 横突后弓。根据实际需要决定磨除枕髁的程度。剪开硬脑膜后,解剖枕大池和小脑延髓池外侧的蛛网膜,确认椎动脉的 V4 段,位于副神经外侧,舌下神经根前方。这样可暴露出延髓的后外侧和延髓颈交界处,除此之外,解剖桥小脑脚的蛛网膜,可以暴露脑桥;向腹侧解剖延髓池前方,可以达延髓前外侧沟和橄榄区(图 7-4-12)。

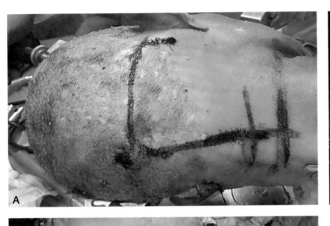
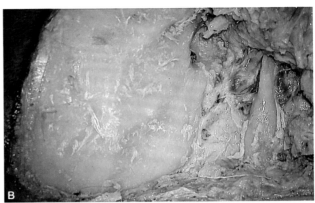
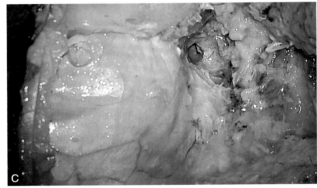
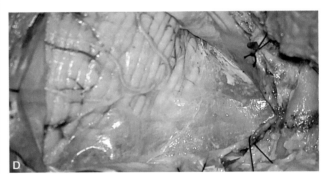
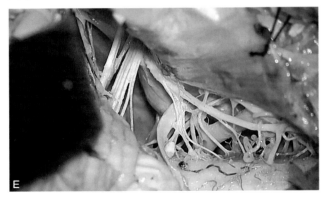

图 7-4-12 远外侧入路
A. 取侧俯卧位,标记手术切口;B. 逐层分离后枕部肌肉层,显露枕骨外侧部分及 C1 椎板;C. 枕骨外侧部分骨瓣成型,根据需要去除 C1 椎板,磨除部分枕髁,如果需要牵移椎动脉,可以磨除 C1 横突的后弓;D. 硬膜向前翻开显露小脑、枕大池;E. 暴露出延髓的后外侧,还可以暴露后组脑神经至颈静脉孔、C1 脊神经根和 CN XI 脊神经根、椎动脉及小脑后下动脉、上颈髓、小脑扁桃体。

9. 经鼻内镜入路(脑干腹侧血肿) 根据两点法原则,对于脑桥腹侧中线或中线旁部位的病变,经鼻斜坡入路最适合。与其他手术入路相比,经鼻斜坡入路是处理该部位病变最直接的路径,而且无须牵拉脑组织、脑神经和血管。已有文献报道经此入路切除脑干海绵状血管瘤、胆脂瘤的手术经验,但术后发生脑脊液漏的比例很高。究其原因可能是因为斜坡区骨质及筋膜较厚,血供较其他颅底区域差,此区域又并正对桥前池,因此术后较易出现脑脊液漏。手术过程中必须首先制作一侧鼻中隔黏膜瓣,充分开放蝶窦前壁;以双侧颈内动脉为界,根据血肿的位置磨除斜坡骨质,暴露斜坡硬膜;切开硬膜,显露基底动脉及椎动脉。根据术前头颅 CT 或者 MRI 定位,寻找脑干局部隆起或者血肿破溃之处,自该部位进入,在神经电生理监测下清除血肿。硬膜缺损处用脂肪填塞,并用鼻中隔骨质进行斜坡骨质重建,最后覆盖黏膜瓣。术后根据情况是否行腰穿置管外引流(图7-4-13)。

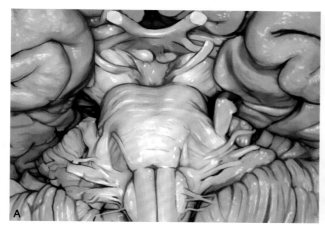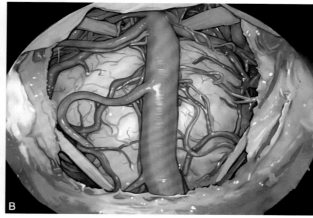

图7-4-13　经鼻内镜入路

A. 脑干腹侧;B. 内镜下显露脑干腹侧。

第五节　手术时机的选择

　　高血压性脑干出血对脑干实质的撕裂、血肿急性膨胀增大挤压脑干的轴向扭曲和纵向移位等,这些原发性脑干损伤,是由于出血本身造成的,很大程度上影响疾病的转归。血肿压迫阻塞脑脊液循环通路,血肿分解代谢产物的毒性物质引起脑干水肿和缺血,出现颅内压增高,甚至脑疝。这些继发性损害,可以通过现代神经外科技术降至最低。脑干出血后,血肿或脑干水肿可直接压迫脑干的生命中枢而导致病情恶化。血肿的存在是诸多环节的起始因素,早期清除血肿是阻断一系列继发性病理损害的重要步骤。手术治疗应遵循微创的原则,即以最小的创伤达到最佳的手术效果。掌握正确的手术指征和手术时机对手术成功非常重要。

　　由于脑干出血多为急性起病,早期手术清除血肿,解除占位效应防止神经功能的进一步损害,对患者预后非常有利。从病理生理变化方面看,脑出血后6小时左右,血肿周围开始出现脑组织水肿及神经元神经纤维的坏死,而且随时间延长而加重。理论上认为超早期,即出血后6小时内手术效果好,神经功能恢复优于中、晚期手术。早期减轻血肿对脑组织的压迫,阻断出血后一系列继发性改变所致的恶性循环,可以提高生存率,改善预后。

(陈刚　吴震　孙超)

参 考 文 献

[1] BROWN A P,THOMPSON B G,SPETZLER R F. The two point method:evaluating brain stem lesions[J]. BNI Quarterly, 1996,12(1):20-24.

[2] ABLA A A,LEKOVIC G P,TURNER J D,et al. Advances in the treatment and outcome of brainstem cavernous malformation surgery:a single-center case series of 300 surgically treated patients[J]. Neurosurgery,2011,68(2):403-414.

[3] CAVALCANTI D D,PREUL M C,KALANI M Y S,et al. Microsurgical anatomy of safe entry zones to the brainstem[J]. Journal of Neurosurgery,2016,124(5),1359-1376.

[4] GROSS B A,BATJER H H,AWAD I A,et al. Brainstem cavernous malformations:1390 surgical cases from the literature[J]. World Neurosurg,2013,80(1-2):89-93.

[5] YAGMURLU K,RHOTON A L J R,TANRIOVER N,et al. Three-dimensional microsurgical anatomy and the safe entry zones of the brainstem[J]. Neurosurgery,2014,10 Suppl 4:602-619.

[6] CAVALHEIRO S,YAGMURLU K,DA COSTA MD. Surgical approaches for brainstem tumors in pediatric patients[J]. Childs

Nerv Syst,2015,31(10):1815-1840.

[7] 李建国,王鹏,陈宝友,等.高血压性脑干出血的立体定向手术治疗[J].中华神经外科杂志,2009,10(25):919-921.

[8] 丁向前,李泽福.脑干出血的外科治疗现状及进展[J].医学综述,2017,23(21):4252-4255.

[9] 刘辛,李浩,胡鑫,等.自发性脑干出血治疗探讨[J].临床神经外科杂志,2013,10(5):287-288.

[10] 高进保,李文德,于斌,等.立体定向导航下经颞下及枕下2种手术方式治疗脑干出血的效果观察[J].中国医药导报,2018,15(18):175-177.

[11] 刘世立.立体定向手术治疗脑干出血38例分析[J].医学美学美容,2014,2:434.

[12] 张少伟,牛光明,袁军辉,等.立体定向手术与常规保守治疗重型脑干出血的疗效对比[J].中国实用神经疾病杂志,2019,22(8):853-858.

[13] 梁建广,董军,屈鸣麒,等.神经内镜辅助手术治疗脑干出血破入第四脑室[J].中华神经医学杂志,2013,12(2):197-199.

[14] 李旭,陈君,仲雷,等.立体定向手术治疗重症高血压性脑干出血[J].中国现代神经疾病杂志,2011,11(3):360-361.

[15] 陈立华,魏群,徐如祥,等.原发性高血压性脑干出血的微创手术治疗[J].临床神经外科杂志,2015,12(5):349-353.

[16] Endoscopic Endonasal Transclival Resection of a Brainstem Cavernoma:A Detailed Account of Our Technique and Comparison with the Literature[J]. Linsler S and Oertel J. World Neurosurg,2015,84(6):2064-2071.

[17] 曾洁,邱前辉.鼻内镜下经蝶窦斜坡入路脑干腹面胆脂瘤手术一例[J].中华耳鼻咽喉头颈外科杂志,2019,54(9):689-691.

[18] 高大宽,李三中,齐顺,等.经鼻内镜脑干海绵状血管瘤切除[J].中华神经外科疾病研究杂志,2016,15(1):84-86.

第八章

脑干出血手术麻醉

第一节　解剖和生理学基础

一、脑干结构功能

人体后颅窝容纳脑干、小脑和四脑室等重要结构。脑干是大脑、小脑与脊髓相互联系的重要通路。

脑干内的白质由上、下行的传导束,以及脑干各部所发出的神经纤维所构成,是大脑、小脑与脊髓相互联系的重要通路。

脑干内的灰质分散成大小不等的灰质团块,叫"神经核"。神经核与接受外围的传入冲动和传出冲动支配器官的活动,以及上行下行传导束的传导有关。在延髓和脑桥里有调节心血管运动、呼吸、吞咽、呕吐、咳嗽、打嗝、咀嚼、分泌唾液等重要生理活动的反射中枢。若这些中枢受损伤,将引起心搏、血压的严重障碍,甚至危及生命。

1. 延髓(medulla)　居于脑的最下部,与脊髓相连;其主要功能为控制呼吸、心搏、消化等。支配呼吸、排泄、吞咽、肠胃等活动。

2. 脑桥(pons)　位于中脑与延髓之间。脑桥的白质神经纤维,通到小脑皮质,可将神经冲动自小脑一侧半球传至另一半球,使之发挥协调身体两侧肌肉活动的功能,对人的睡眠有调节和控制作用。

3. 中脑(midbrain)　位于脑桥之上,恰好是整个脑的中点。中脑是视觉与听觉的反射中枢,凡是瞳孔、眼球、肌肉等活动,均受中脑的控制。

4. 网状系统(reticular system)　居于脑干的中央,贯穿整个脑干,它是非特异的多突触传导通路。脑干网状组织主要的作用是调控睡眠和觉醒状态,调控肌肉张力,调控自身自主神经系统。

二、麻醉风险

延髓和脑桥包含调节心血管运动、呼吸、吞咽等重要生理活动的反射中枢,血肿或手术损伤将引起心搏和血压的严重障碍,甚至危及生命。

贴近脑干神经核团的手术操作可能导致机体自主神经调节严重失衡,血流动力学极不稳定。严重的迷走神经反射可能引发心脏骤停,而随后的交感神经反射可能导致高血压危象和致命性心动过速。

由于后颅窝是一个密闭空间,顺应性小,与脑干等重要组织直接相连,因此术后高血压可能导致颅内水肿及血肿,严重损伤周围组织结构。症状体征包括意识水平改变、高血压、心动过缓以及呼吸不规律或停止。麻醉医生在进行气管拔管时必须考虑术后几小时内水肿加重或再次出血的风险,必要时预防性保留气管导管。

因此,与常规神经外科手术相比,脑干出血手术对麻醉医生提出了极其严峻的挑战。

三、动脉血二氧化碳分压与颅内压

动脉血二氧化碳分压($PaCO_2$)每改变 1mmHg,脑血流量相应改变 4%。过度通气至 $PaCO_2$ 25～30mmHg 是急性或亚急性颅内高压的主要处理方法。$PaCO_2$ 下降可以引起脑血流量(cerebral blood flow,

CBF)和脑血容量(cerebral blood volume,CBV)快速下降,因此过度通气可以快速有效地降低颅内压(intracranial pressure,ICP)并且有利于暴露良好的手术视野。

PaCO$_2$调节颅内压的麻醉注意事项如下:

1. 在脑缺血、创伤、肿瘤及感染时,由于血管麻痹,脑组织对CO$_2$反应能力下降。

2. 升高可以导致脑血管扩张,使脑血流量增加。但这种变化是暂时的,脑血流量6~8小时恢复正常。

3. 长时间过度通气,CBF调节会减弱或消失。如果突然中止过度通气(如转运过程),CBF和ICP有增加风险。

4. 当PaCO$_2$低于25mmHg时,氧离曲线左移,可以引起脑缺血、代谢性酸中毒、血流动力学不稳定或麻醉复苏延长。

5. PaCO$_2$与呼气末二氧化碳分压(ETCO$_2$)差值变化很大,因此麻醉诱导后应尽快进行血气分析。

第二节　手术体位对麻醉管理的影响

如何更好地暴露手术视野是患者体位的主要决定性因素。脑干出血手术通常采用俯卧位、侧卧位或侧俯卧位、仰卧头偏位。

由于镇静催眠或全身麻醉状态下,肌肉失去对骨骼的保护作用。因此当患者体位改变时需要注意以下几点:

1. 牢固固定气管导管,避免脱落、打折或移至支气管。

2. 避免颈部过度伸展或扭曲,损伤颈椎关节或造成喉部组织压力过大,损伤声带。

3. 避免眼部和耳部受压。

4. 注意头部和肢体位置,上臂外展不超过90°,膝部屈曲,减轻臂丛神经和坐骨神经牵拉。

5. 通过胸部和髋部支撑装置,减少对胸内压和腹内压影响。

6. 防止静脉通路、动脉通路、尿管或胃管等意外脱落。

特别注意的是由于静脉回流障碍可以增加颅内压,因此体位摆放过程中要避免颈静脉受压。

第三节　麻醉目标与术前评估

一、麻醉管理目标

开颅手术麻醉目标是直接或间接保护大脑,避免手术期间进一步损伤,力争做到以下几点:

1. 颅内压管理。

2. 监测全身和脑组织的血流动力学,管理脑血流量(CBF)和脑灌注压(cerebral perfusion pressure,CPP)。

3. 防止脑组织缺血损伤,采用具有脑保护作用的药物。

4. 保持脑组织松弛状态,改善手术视野和减轻牵拉。

5. 维持电解质、血糖和血浆渗透压在正常范围内。

6. 大限度减少麻醉药物对神经监测仪的干扰。

7. 快速苏醒,早期进行神经功能评估。

8. 控制体温。

要全面考虑上述麻醉维持目标,选择联合应用的麻醉药物和剂量,达到最佳麻醉效果。

二、术前评估

脑干出血患者术前常伴有高血压、糖尿病和冠心病等系统性疾病,充分了解上述疾病的治疗情况,有利于制定完善的麻醉术中预备方案。

除进行充分的术前评估外,麻醉医生还应阅读 CT 等影像资料,明确患者术前是否存在脑积水和四脑室受压变形等情况。

此外,由于患者术前常接受利尿剂治疗,为保证麻醉过程平稳,手术前需要了解电解质和血容量情况。

第四节　麻醉诱导与术中监测

一、麻醉诱导常用药物

由于在气管插管过程中可能出现窒息、咳嗽、心血管反射或药物导致的低血压和心动过缓,因此麻醉诱导阶段是麻醉的关键阶段。特别是脑干出血患者,由于小脑扁桃体疝对于脑干的压迫,因此麻醉诱导更加危险。

首先,需要熟悉麻醉药物对脑和全身血流动力学的影响。

除了氯胺酮外,目前常规应用的麻醉诱导药物,如硫喷妥钠、咪达唑仑、依托咪酯、丙泊酚等均可以通过降低颅内压和减少脑组织耗氧量,发挥脑保护的作用。

麻醉诱导通常采用静脉药物(如丙泊酚或依托咪酯),同时应用阿片类药物如芬太尼或舒芬太尼减轻置入喉镜和插管时引发的心血管反应。

呛咳会引发颅内压增高,因此在气管插管前要确保肌肉松弛。推荐使用对脑血流影响小的非去极化肌松药,如罗库溴铵和阿曲库铵。非去极化肌松药物(如罗库溴铵和阿曲库铵)被推荐使用,这些药物对脑血流影响非常小。如果出现了呛咳,必须应用司可林(丁二酰胆碱)以迅速保证确切的气道,明确的气道通畅要比这个药物导致的短暂颅内压增高重要得多。

二、术中监测项目及注意事项

接受复杂神经外科手术的患者建议采用以下监测:

1. 常规监测　心电图、血压、脉搏氧饱和度、呼气末二氧化碳分压、尿量、体温、动脉血气分析等。

2. 血流动力学监测　有创动脉血压、中心静脉压(CVP)、心前区多普勒超声(存在静脉空气栓塞风险时)。

3. 脑功能监测　详见表 8-4-1。

表 8-4-1　常见神经功能监测及意义

脑功能监测项目	生理意义
脑电图(EEG)	监测大脑自发活动,反映脑缺血状态
经颅多普勒超声(TCD)	无创性监测脑血流变化
脑氧饱和度	反映脑氧平衡
肌电图(EMG)	监测神经及支配的肌肉功能
脑干听觉诱发反应(BAER)	客观敏感反映脑干受损情况
感觉诱发电位(SEP)	监测上行感觉运动通路的完整
运动诱发电位(MEP)	监测下行运动通路的功能完整性

以感觉诱发电位、脑干听觉诱发电位或肌电图监测为例,麻醉过程中需要做到以下几点:

(1) 避免使用一氧化二氮(N_2O)。

(2) 尽量减少肌松药用量。

(3) 挥发性麻醉药保持在 0.5MAC 以下。

(4) 麻醉以阿片类药物联合输注丙泊酚为主。

因此复杂的神经外科手术极大增加了麻醉管理难度。

第五节 麻醉方式选择及优缺点

脑干出血手术中疼痛主要发生在手术开始和结束时,如喉镜置入和气管插管时、将头颅固定于头架时以及切开或缝合皮肤、骨膜和硬膜时。对脑组织进行手术操作时,疼痛刺激较轻。因此在切开和缝合硬膜时需要较大剂量的止痛药物,在颅内手术操作时适用催眠药和肌肉松弛药。

一、基础麻醉

时间短小、疼痛刺激较轻的脑干出血手术(如钻孔引流术),可以在局部浸润麻醉下完成,常用药物包括利多卡因和罗哌卡因等。在患者生命体征平稳的前提下,可以辅助应用镇静镇痛药物(如右美托嘧啶等)。

二、全静脉麻醉

关于如何进行颅脑手术的全麻维持,尚未取得广泛共识。全静脉麻醉(total intravenous anesthesia,TIVA)正逐渐成为神经外科手术中受欢迎的麻醉技术。速效静脉麻醉药(如丙泊酚)、超短效麻醉性镇痛药(如瑞芬太尼)和肌肉松弛药(如罗库溴铵),新的药代动力学和药效学原理及概念以及计算机化静脉自动给药系统(target controlled infusion,TCI),所有这些使静脉麻醉发生了划时代变化,促进了临床麻醉发展。

Meta 分析表明全静脉麻醉与吸入麻醉相比有一定的优势。研究者发现丙泊酚可以让颅脑手术患者在术后较短时间内接受外界指令动作、降低术后恶心和呕吐率、对运动诱发电位干扰少,保护脑血流代谢耦合以及脑血管对二氧化碳变化的反应。

静脉麻醉要点如下:

1. 吸入氧气和空气混合气体。
2. 根据脑电图调整丙泊酚输注速度。
3. 联合应用瑞芬太尼等阿片类药物。
4. 使用非极化肌松药。

三、吸入麻醉

吸入麻醉是现代麻醉学诞生的标志,在全静脉麻醉日益发展壮大的挑战下,至今仍然在全麻中占据主流位置。

目前普遍应用的方法是利用吸入性麻醉药物进行麻醉维持,根据术中需要间断性注射小剂量阿片类药物和肌松药。随着吸入性麻醉药物的剂量不断增加,这会减少脑组织的代谢和脑血管的扩张,这样有增加颅内压的可能,不能够维持理想的脑灌注压。

1. 吸入麻醉优点

(1) 麻醉作用全面:仅用吸入性麻醉药,就可以达到镇静、镇痛、遗忘、肌松等理想麻醉状态。

(2) 使用方便、苏醒迅速。

(3) 麻醉可控性好:①吸入麻醉药物通过呼吸排出体外,不依赖人体肝脏功能状态;②通过增加机械通气量,可以迅速排出吸入性麻醉药。

(4) 可以实现实时监测:即显示每一次呼吸的吸入麻醉药最低肺泡有效浓度(minimum alveolar concentration,MAC)。

(5) 麻醉诱导更加安全:吸入诱导可以保持呼吸道通畅,使患者迅速进入无意识状态。

2. 吸入麻醉不足的应对措施

(1) 颅内压升高:吸入麻醉药浓度增加可以减少脑组织代谢同时扩张脑血管,引起脑血流及脑血容量增加,导致颅内压增高。

解决措施:

1) 吸入麻醉时复合使用巴比妥类、地西泮类或丙泊酚等药物可以降低脑代谢、减少脑血流,减轻对颅内压的影响。

2）过度通气使呼气末 CO_2 分压维持 30mmHg 左右,可以拮抗吸入麻醉药引起的颅内压增高。

（2）术后躁动

1）吸入麻醉结束时通过增加分钟通气量,充分排出麻醉气体可以预防全麻苏醒期躁动。

2）适当给予镇痛药和镇静药物,使患者逐步苏醒,意识与认知能力同步恢复,减少不良刺激和心理恐惧。

第六节　围手术期高危事件麻醉处理

一、术中紧急情况处理

（一）急性脑肿胀

麻醉应对策略如下:

1. 快速脱水　甘露醇是利尿剂的一种选择,它可以减轻术中脑水肿同时获得理想的颅内压。甘露醇可以短暂增加脑血流量和颅内压。甘露醇只有在 20~30 分钟内快速滴入的情况下,才能发挥这种作用。甘露醇在反复应用时,对脑组织的作用是不断积累的。当甘露醇的用量达到 0.5~1g/kg 时,会出现反跳作用。袢利尿剂和甘露醇联合应用时,效果比较理想,但同时要注意患者的尿量和电解质紊乱。

2. 控制性降压　维持收缩压在 90mmHg,逐渐恢复至原来水平（严格控制降压时间,防止脑缺血）。

3. 过度换气　使 $PaCO_2$ 下降至 25~30mmHg,快速收缩脑血管,降低 CFB,缩小脑组织。

4. 调整体位　头高 30° 有利于静脉回流,降低颅内压。

5. 术中液体量的控制　首先必须要考虑维持正常的液体容量。水分在完整的血-脑屏障间的流动是由血浆渗透压决定的。0.9% 的生理盐水是高渗晶体,是神经外科患者维持液体的选择,但是大量的输注可能导致高氯性代谢性酸中毒。神经外科患者要维持正常的血容量,应该避免液体量过多。由于携带糖的液体（如 5% 的葡萄糖和 0.18% 的盐水和 4% 葡萄糖的混合液体）是低渗液体,能够升高颅内压并加重脑水肿,因此要避免上述液体的应用。

（二）心血管意外

由于脑干中包含重要的神经中枢,因此清除血肿等手术操作常导致心血管系统紊乱（表 8-6-1）,特别是当颅内压较高时,心血管意外概率极高。突然的血压升高和心搏快慢交替出现是手术引发脑干损伤的早期表现。手术分离和刺激脑神经、神经核团或者周围的传导通路时会导致血压、心率、呼吸的改变,或者出现呃逆和呕吐,这种情况的发生与麻醉深度无关。

表 8-6-1　脑干手术中常见的循环紊乱

损伤或手术操作	心血管表现
脑干损伤早期表现	血压突然升高和心搏快慢交替
刺激四脑室底部	高血压、心动过缓、心动过速、心律不齐
分离或刺激脑神经、神经核团	血压、心率、呼吸改变、打嗝或呕吐（与麻醉深度无关）
延髓和脑桥下 1/3 网状组织	肾上腺素大量释放,血压升高和心率增快
直接或间接刺激迷走神经	心搏快慢交替出现
直接刺激三叉神经	严重的血压升高
分离迷走神经核周围脑组织	急性窦性心律不齐、心动过缓或致命性室性心律失常

在分离迷走神经核周围的脑组织时,会出现急性窦性心律不齐和突然费力呼吸（sudden respiratory effort）。极端的心动过缓和室性心律失常是非常危险的,在应用药物控制之前,要必须通过迅速地停止手术来使上述严重的并发症得到控制。

在手术中进行脑干分离时,大剂量的持续静脉应用短效的阿片样药物如:丙泊酚或者苯二氮䓬类药物

(咪达唑仑)可能减少神经元的反应和肾上腺素能神经元的激活,但其作用机制目前没有被彻底地研究清楚。

持续性应用吸入性麻醉药物控制高血压和心动过速,会导致低血压和使脑组织的自我调控功能减弱,并且在应用高浓度的吸入性麻醉药时还会干扰心电图的监控。

应用中枢性抗肾上腺素能的高血压药物(可乐定)容易引发低血压和心动过缓,患者不容易耐受。特异性的中枢性 α_2-肾上腺素受体拮抗剂很少引发低血压的副作用,因此这类药物是比较合适的。

1. 紧急麻醉处理

(1) 立即通知神经外科医生暂停手术。

(2) 应用药物对症处理

1) 阿托品用于治疗心率过缓、逸搏心律和副交感神经导致的低心排血量。

2) 短效 β 受体拮抗剂(如艾司洛尔)控制严重的心动过速和高血压。

3) 应用特异性中枢 α_2-肾上腺素受体拮抗剂。

2. 麻醉预防措施

(1) 大剂量阿片类药物、短效静脉药(如丙泊酚)或苯二氮䓬类药物(如咪达唑仑),可以减少神经元反应和肾上腺素能神经元激活。

(2) 芬太尼等阿片类药物可以提高迷走神经传出活动,维持压力反射介导的心动过缓。

(三) 颅内积气

头高位手术可能导致空气残留颅内,因此脑干出血手术具有颅内积气风险。由于 N_2O 可以扩大密闭气体空间,导致脑组织广泛损伤,因此建议手术关闭硬脑膜时避免使用 N_2O。有条件时给予颅内压监测,随时了解压力变化,指导临床处理。

二、术后并发症的麻醉处理

(一) 脑血管意外

脑血管意外又称脑卒中,主要分为缺血性疾病(如脑梗死、脑血栓)和出血性疾病(如脑出血、蛛网膜下隙出血),严重影响患者的生活质量和长期生存率。缺血性脑卒中是指脑部血流供应障碍,缺血缺氧引起脑组织软化坏死,引发脑梗死。轻者可自行缓解,严重者伴有意识和神经功能障碍,长期不能恢复。

由于麻醉和镇痛的影响,术中和术后脑缺血的早期表现常被掩盖或忽视。因此高危患者全麻后出现苏醒延迟或意识语言障碍、头痛、频繁呕吐或单侧肢体活动障碍等情况时,要高度警惕脑血管意外情况发生。

对于原因复杂的围手术期脑血管意外防范相当困难,麻醉医生应重视全身基础性疾病患者的术中术后监测,以期预防和早期发现并发症,及时进行治疗。

1. 麻醉前访视

(1) 术前对高血压、高血糖等可变危险因素进行治疗,提高患者对手术的耐受。

(2) 对高危患者围手术期脑功能进行监测和评估,包括意识水平、运动功能等,作为术后对照。

(3) 制定一个良好稳定的围手术期麻醉管理方案。

2. 麻醉诱导和维持　麻醉诱导时应慎重用药,麻醉深度适当,减轻心血管抑制。气管插管等麻醉操作要动作轻柔,避免发生心律失常和颅内压升高等情况。

麻醉维持要点如下:

(1) 维持对患者适当的血压、避免术中血压大幅度波动。

(2) 维持 $PaCO_2$ 25~30mmHg,防止 CO_2 蓄积,保证 ICP 稳定。

(3) 手术中液体治疗:严格按照晶体与胶体比例原则输注,控制输液总量。避免输注含糖晶体液,防止乳酸堆积加重脑血管损害。

3. 麻醉处理

(1) 积极请专科医生会诊,依据临床表现、脑脊液、CT 或 MRI 检查明确诊断。

(2) 呼吸循环支持治疗

1）吸氧、呼吸道支持或辅助通气。

2）谨慎进行降压治疗,避免神经功能恶化。如有高血压危象,应选择作用时间短和对脑血管影响小的药物。

3）补充血容量和纠正心律失常。

（3）控制血糖。

（4）保持正常体温:在选择性的神经外科手术中轻度的低体温证明对患者没有好处,因此要维持术中患者的正常体温,术中体温过高是必须避免的。

（5）积极开展脑保护治疗:神经保护药物包括钙离子拮抗剂、兴奋性氨基酸拮抗剂、自由基清除剂及抗氧化剂、抗炎性反应制剂等。

（二）苏醒延迟

全身麻醉结束超过 2 小时,患者意识仍未恢复,无法完成指令动作,即为麻醉苏醒延迟。脑卒中、偏瘫、颅脑病变及严重内科系统疾病患者存在术后苏醒延迟高风险。

针对全麻后苏醒延迟,需要采取的具体处理措施如下:

1. 吸氧、保持呼吸道通畅、确保足够通气。

2. 积极监测血压、心率、血氧饱和度、呼气末二氧化碳分压等指标。

3. 查看病史、麻醉单,了解患者既往史、术前用药和麻醉药物使用种类及剂量。

4. 检查肌肉阻滞状态,必要时应用阿托品 0.5mg 和新斯的明 1mg 进行拮抗。

5. 检查阿片类、苯二氮䓬类药物存留效应。瞳孔缩小和呼吸频率减慢是阿片类药物的主要表现,可以试用纳络酮分次静注 $200\mu g$。氟马西尼可以拮抗地西泮或咪达唑仑的作用。

6. 测量患者体温,必要时采用保温或加温措施。

7. 检测血糖,如果血糖低于 3mmol/L,静脉注射 50% 葡萄糖溶液 50mL。

8. 检测是否存在电解质紊乱及酸碱失衡。

（三）苏醒期躁动

对于全麻后躁动的患者在对症治疗同时应积极寻找病因,解除诱发因素,预防并发症。麻醉处理要点如下:

1. 原因尚未明确前,加强患者防护,避免发生意外伤害和严重并发症。

2. 减轻气管导管和尿管的不良刺激。

3. 在呼吸循环稳定的情况下,适当应用镇静催眠药,如静注地西泮 5mg 或丙泊酚 20mg。

4. 充分术后镇痛,建议采用静脉滴注用药,避免发生中枢性呼吸抑制。

5. 维持呼吸循环、水电解质稳定和酸碱平衡,防止低氧血症、高碳酸血症和水电解质紊乱导致躁动、谵妄。

（四）术后恶心呕吐（postoperative nausea and vomiting,PONV）

女性、使用阿片类镇痛药、非吸烟、有 PONV 病史是术后恶心呕吐的主要危险因素。恶心呕吐不仅增加患者痛苦,严重时可能导致水电解质紊乱和酸碱失衡、吸入性肺炎等。特别是神经外科手术患者,频繁呕吐可能导致颅内压升高,增加不良事件。

防治 PONV 原则如下:

1. 术前禁食禁饮。

2. 使用物理方法（如胃管）或药物治疗（如甲氧氯普胺）促进胃排空。

3. 丙泊酚全静脉麻醉可以降低 30% PONV 发生率。

4. 避免术后低血压、缺氧、疼痛等刺激。

5. 预防性应用抗呕吐药物。

麻醉诱导后静脉给予地塞米松和手术结束前静注 5-HT3 受体抑制剂,如阿扎司琼和昂丹司琼等均可以有效预防 PONV。

（张帆　张鸿飞　钟桥生　赵博）

参 考 文 献

［1］ WU S X,CHEN H Q. A prospective,randomised double-blind study on the anaesthetic effect of dexmedetomidine hydrochloride in brainstem tumour surgery［J］. World J Surg Oncol,2019,17(1):118.

［2］ CHUI J,MARIAPPAN R,MEHTA J,et al. Comparison of propofol and volatile agents for maintenance of anesthesia during elective craniotomy procedures:systematic review and meta-analysis［J］. Can J Anaesth,2014,61(4):347-356.

［3］ GRUENBAUM S E,MENG L,BILOTTA F. Recent trends in the anesthetic management of craniotomy for supratentorial tumor resection［J］. Curr Opin Anaesthesiol,2016,29(5):552-557.

［4］ WANG L,SHEN J,GE L,et al. Dexmedetomidine for craniotomy under general anesthesia:A systematic review and meta-analysis of randomized clinical trials［J］. J Clin Anesth,2019,54:114-125.

［5］ VACAS S,VAN DE WIELE B. Designing a pain management protocol for craniotomy:A narrative review and consideration of promising practices［J］. Surg Neurol Int,2017,8:291.

［6］ VADIVELU N,KAI A M,TRAN D,et al. Options for perioperative pain management in neurosurgery［J］. J Pain Res,2016,9:37-47.

［7］ BADENES R,GRUENBAUM S E,BILOTTA F. Cerebral protection during neurosurgery and stroke［J］. Curr Opin Anaesthesiol,2015,28(5):532-536.

［8］ SANDHU,N. GUPTA. Anesthesia for posterior fossa surgery［J］. Essentials of Neuroanesthesia,2017,14:225-276.

［9］ EVA GHEORGHITA,J. CIRUEA,B. BALANESCU. Considerations on anesthesia for posterior fossa-surgery. Anesthesia for posterior fossa-surgery［J］. Romanian Neurosurgery,2012,XIX3:183-192.

［10］ SELINA H O,OLIVER HAMBIDGE,ROBERT JOHN. Anaesthesia for neurosurgery［J］. Anaesthesia and intensive care medicine,2020,21(1):33-38.

第九章

颞下入路脑干血肿清除术

第一节 概　述

颞下入路是从侧方暴露脑干有效而直接的入路,通过抬起颞叶切开天幕,暴露脑桥侧方,可以快速到达血肿,此处为脑干相对安全区,对脑干的副损伤轻微,手术显微镜为直视光线,便于操作,此外打开天幕可以有效缓解天幕对肿胀脑干的卡压,对脑干出血而言是易于学习和掌握的简单直接有效的入路。

第二节　手术适应证与禁忌证

【适应证】

目前脑干出血无统一手术标准,一般认为以下情况可以选择手术治疗:

1. 年龄小于 60 岁。

2. 血肿位于脑桥中上部以及部分中脑。

3. 血肿量>5mL 或者出血最大横截面占同层脑干面积>50%。

4. 患者 GCS 评分<8 分,意识中到重度昏迷。

5. 循环稳定,未经历过心脏骤停和心肺复苏。

6. 凝血功能正常。

7. 充分告知手术风险和后期可能的经济和家庭负担后,患者家属手术意愿强烈。

【禁忌证】

1. 出血量<5ml。

2. 无明显意识障碍者。

3. 循环不稳定,基本生命体征不能维持者。

4. 凝血功能障碍或者多脏器功能衰竭者。

5. 家属拒绝手术者。

第三节　术前准备与手术器械

【术前准备】

充分的术前准备是提高脑干出血手术疗效的重要措施。保持气道通畅,早期气管插管,积极控制血压,如有明显脑积水的患者先行脑室置管外引流。如病情及时间允许,影像学导航和显微手术结合,可大大提高手术的效率和安全性。现在各种影像工作站可以模拟手术入路,可以大大提高手术疗效及安全性。

【手术器械】

手术设备要求有专用电动手术床、神经外科手术显微镜、头架及自动牵开器、电动开颅钻、双极电凝、单极电刀,显微手术器械等。

第四节 手术方法及注意事项与技巧

【手术方法】

1. 体位和头位 患者取仰卧位,同侧肩下垫一垫利于头偏向一侧。三钉的 Mayfield 头架固定头部,其中一钉位于额部,便于术中操作。首先,将头抬起高于胸部,便于静脉回流,并减轻颈部和气道的压力;然后将头旋转 60°~100°至对侧。旋转的角度依病变位置而定。对位于上脑桥前方区域的血肿,颧弓应该处于几乎水平的位置,旋转约 90°;位于上脑桥小脑角的血肿,头应旋转约 75°。之后头部应侧屈 15°~20°,这个步骤能够补偿中颅窝的内侧部陡峭的上升角从而为术者提供高效的工作位置。此外,侧屈可使颞叶在重力作用下回缩,这可避免在机械作用下回缩颞叶而造成颞底挫伤。最后,头应向后弯曲约 10°,以避免压迫气道、喉及主要的颈部血管(图 9-4-1)。侧卧位也是一种可选择的体位。

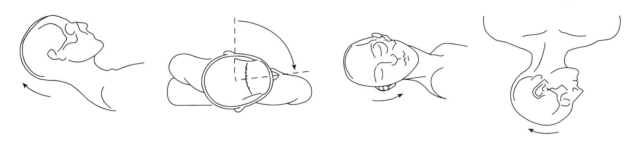

图 9-4-1 体位

2. 切口 常规切口为线性略弧形切口(常用),切口下缘位于颧弓根部或者位于颧弓上方,切口弧形向上,上缘位于顶结节前方。此外也可采用马蹄形切口或者小问号切口(用得少)(图 9-4-2)。

3. 分离皮下组织和肌肉 全层切开头皮,行锁孔手术入路时可不上头皮夹。颞肌筋膜"Y"字形切开,用骨膜剥离器从乳突上嵴和颞上线剥离颞肌,翻向外耳道方向,并用拉钩固定(图 9-4-3)。

4. 骨窗 骨窗大小约为 3cm×4cm 大小,前方暴露颧弓根部,后方可见顶乳缝、乳突上嵴、后缘刚好位于顶乳缝和鳞状缝交点,即横窦和乙状窦移行处的前方,上缘是颞鳞缝。钻孔三枚,一枚位于颧弓根部上方,一枚位于外耳道上嵴,另一枚位于颞鳞缝(图 9-4-4)。磨除骨窗内侧缘,使中颅底变得平坦,便于抬起

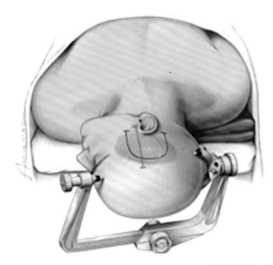

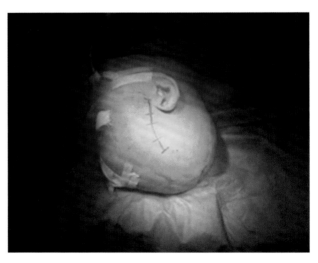

图 9-4-2 切口模式图及实际切口

颞叶。

5. 硬膜切开　骨窗四周悬吊硬膜。按半月形打开硬膜，将打开的硬膜翻向颧弓一侧并用两条缝线将硬膜固定（图 9-4-5）。

6. 暴露小脑幕　显微镜下使用 0.5cm 脑压板缓慢抬起颞叶底部，边释放脑脊液边不断深入，逐步暴露岩上窦，沿岩上窦后方找到小脑幕缘（图 9-4-6）。

7. 小脑幕切开与脑干暴露　平行于岩上窦后缘 0.5～1cm 切开小脑幕即可达到脑桥中上部侧方（图 9-4-7）。打开环池蛛网膜进一步释放脑脊液，扩大暴露范围，并充分暴露脑干的侧方，用 0.5mL 针头穿刺脑干，确定血肿位置（图 9-4-8）。

8. 清除血肿　一只手用尖头双极电凝辅助暴露血肿腔，另一只手用显微吸引器适当的吸力下在血肿腔内清除血肿，如果血块较硬，可用取瘤钳夹碎后吸除，清除完毕后，术腔可用少许止血纱止血（图 9-4-9）。

9. 缝合硬膜　完成颅内操作后，使用温盐水填充硬膜下空间，硬膜切口不透水缝合。如果硬膜平面张力高，可能需要植入小片颞肌或人工材料。

10. 关颅　于硬膜外置入明胶海绵，使用钛片固定颅骨。最终止血后，间断缝合肌层和皮下组织、皮肤，皮下一般不放置引流管（视频 1）。

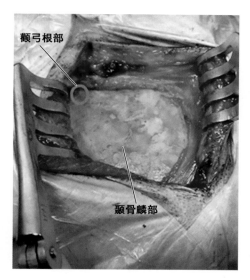

颞弓根部

颞骨鳞部

图 9-4-3　分离皮下组织和肌肉

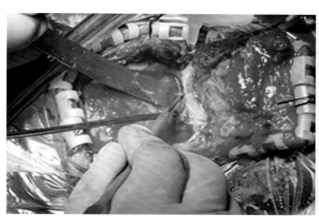

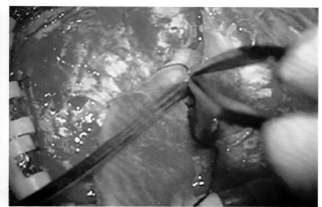

图 9-4-4　磨除骨窗的内侧缘

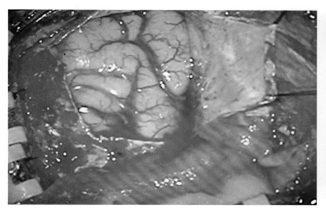

图 9-4-5　打开硬膜

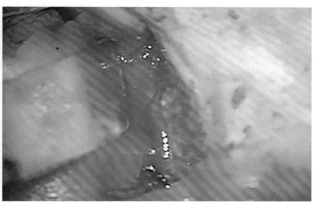

图 9-4-6　抬起颞叶，释放脑脊液

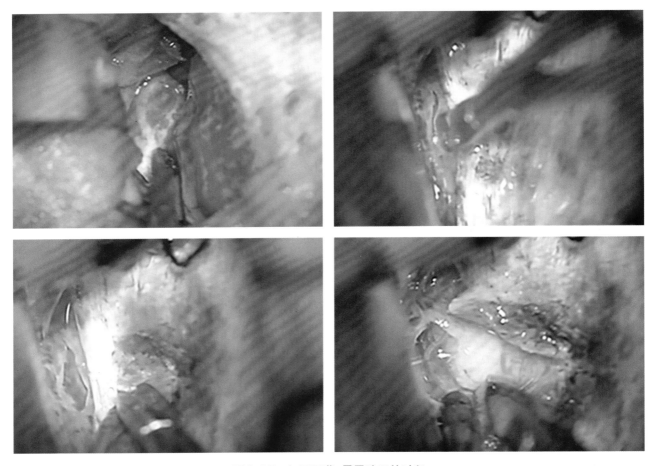

图 9-4-7　打开天幕，暴露脑干的过程

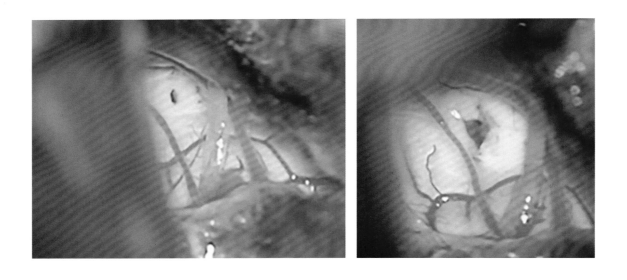

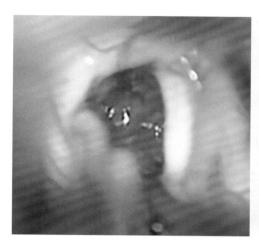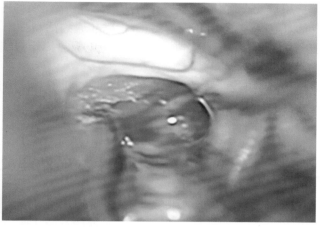

图 9-4-8　寻找血肿、确定血肿位置

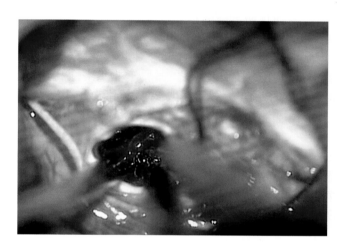

图 9-4-9　清除血肿

视频 1　颞下入路
脑干血肿清除术

【手术技巧与注意事项】

1. 开颅阶段

（1）切开时应特别注意耳前颞区的浅表神经血管，如颞浅动脉，耳颞神经，面神经颞支。

（2）切忌创伤性分离和拉开颞肌造成术后咀嚼问题和颞肌萎缩。

（3）铣刀游离骨瓣，注意避免损伤骨窗后缘的乙状窦和横窦。骨瓣成型后，注意用骨蜡密封颞骨岩部气房。

（4）移除骨瓣后打磨骨缘内侧对于硬膜内的观察和操作非常重要，打磨时助手应用脑压板垫在硬膜上方，防止磨钻打滑造成脑组织损伤。

（5）使用骨蜡完全封闭颞骨和乳突气房，以免发生脑脊液漏。

2. 颅内操作阶段

（1）硬膜外止血彻底，以免渗血流入颅内。

（2）一定要充分释放脑脊液后，缓慢用脑压板逐步抬起颞叶，这可避免造成颞叶的挫伤；此外，适当的体位，最小的硬脑膜切口和仔细的手术分离也是避免颞叶挫伤的重要因素。

（3）切开小脑幕时注意保护滑车神经。

3. 血肿清除阶段

（1）选择血肿破出脑干或者脑干下方发蓝的位置作为进入点；如果血肿位于脑干内，应选择对意识、运动重要的神经核团损伤最少的部位切开组织，切开应以纵行切开，应以小号吸引器吸出血肿，应尽可能在血肿腔内进行，不要超过血肿腔边缘而损伤周围组织，结合用水冲洗使其血块松动。

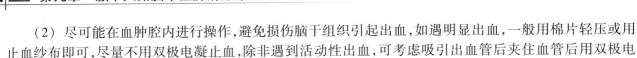

（2）尽可能在血肿腔内进行操作,避免损伤脑干组织引起出血,如遇明显出血,一般用棉片轻压或用止血纱布即可,尽量不用双极电凝止血,除非遇到活动性出血,可考虑吸引出血管后夹住血管后用双极电凝止血。双极电凝一般调至功率为5,避免电极热传导,并避开脑干组织。

4. 关颅阶段

（1）硬膜关闭要严密,特别是如果术中打开了乳突小房,可能造成脑脊液鼻漏。可以使用颞肌或人造植入材料进行水密性缝合硬脑膜。

（2）不充分的软组织止血可能导致术后颅内或软组织血肿。

第五节　术后处理及并发症防治

1. 肺部感染　昏迷患者术后排痰不畅,肺部感染发生率高。早期行气管切开,有利于排痰。同时降低呼吸道阻力,减少了通气死腔,增加了肺泡的有效气体交换,改善脑供氧;血氧饱和度低或呼吸功能不全时早期呼吸机辅助呼吸;出现肺部感染后应根据药敏试验结果选择合适的抗生素。

2. 上消化道应激性溃疡出血　术后可使用抑酸剂预防和减轻应激状态所导致的急性胃黏膜病变。24小时不能进食的患者给予插胃管,鼻饲流质饮食,保护胃黏膜。对消化道出血的患者用冰盐水加凝血酶或0.02%的去甲肾上腺素胃内注入,可有效止血。

3. 中枢性高热　脑干出血引起的中枢性高热是严重脑损伤表现之一,属于非感染性高热,体温常达40℃左右,持续超高热加重脑损害,常导致患者在短期内死亡。术后使用冰毯、冰帽行物理降温,可有效降低脑耗氧量和代谢率,减轻脑水肿,降低颅内压,减轻神经细胞损伤,促进其功能恢复。药物降温易诱发应激性溃疡,应尽量减少使用。

4. 术后再出血　术后再出血的主要原因是血压升高,所以术后应平稳降压,维持血压在140/90mmHg水平,或者根据患者基线血压水平进行调整,适当采用镇静镇痛有助于维持血压平稳。

5. 水、电解质紊乱　定期监测患者血电解质和肾功能等,维持水、电解质代谢平衡,如果患者神志恢复应早期进行神经康复和高压氧等措施以提高生存质量。

第六节　优缺点及经验教训

颞下入路是从侧方暴露脑干有效而直接的入路,通过抬起颞叶切开天幕,暴露脑桥侧方,可以快速到达血肿,此处为脑干相对安全区,对脑干的副损伤轻微,手术显微镜为直视光线,便于操作,此外打开天幕可以有效缓解天幕对肿胀脑干的卡压。打开环池,可以有效释放血性脑脊液,也可减轻对脑干的刺激。血肿部位常呈现局部的隆起或者色泽的改变,如果血肿破溃,环池局部有血肿,不难辨认。术中于局部隆起处纵向切开脑桥一侧的脑干组织,在显微镜下应用显微吸引器头清除血肿,具有微创、准确和易操作性,并且出血较少。若乳突气房开放,必须以骨蜡妥善封闭。显露过程中避免损伤labby's静脉,术中尽可能保护引流静脉,以免术后脑干水肿加重脑干神经组织受压,导致神经功能损伤。颞下入路操作空间有限,有限暴露及狭小空间极易造成手术操作的困难,不适当的脑组织牵拉又会造成更严重的脑损伤,应引起注意。最行之有效的方法是打开脑池释放出脑脊液,使脑组织自行回缩。术前脑室外引流置管,术中放出脑脊液,降低颅内压。脑干血肿切忌为追求影像学上的完美而损伤周围的脑干组织,达到减压目的,一些粘连严重的血块切忌强行吸除,这点和幕上出血不同。

第七节　术式评估与展望

颞下入路是从侧方暴露脑干血肿短平快的入路,易于掌握学习曲线短,同时能够打开天幕可以有效缓解小脑幕切迹对脑干的切割。打开环池,可以有效释放血性脑脊液,也可减轻对脑干的刺激。随着显微手术经验的积累、显微技术的提高、显微器械的改进以及神经影像学技术的进步,颞下入路清除脑干出血有望成为改善患者生存率和生存质量的有效办法。

第八节　典型病例

【简要病史及影像学资料】

1. 患者，男性，52岁，突发意识障碍6小时入院。既往高血压病史5年未正规服用降压药物。吸烟史23年，每日1包，饮酒每日1斤。

2. 查体　血压220/90mmHg，呼吸19次/min，心率102次/min，体温39℃。深度昏迷状态，GCS：5分。双瞳变小等大，形圆，直径约1mm，光反射迟钝，有上下眼震。双侧肢体刺激后有轻微屈曲动作，双侧锥体束征（+）。

3. 辅助检查　头颅CT示：脑桥背外侧高密度团块影，考虑为脑干血肿，最大直径3.5cm，第四脑室受压，双侧脑室轻度扩张（图9-8-1）。

4. 入院诊断　自发性脑干（脑桥上部背外侧）出血（出血量约为14mL）；高血压病3级（极高危组）；糖尿病；陈旧性脑梗死。

【手术过程及要点】

全麻后，取左侧卧位，常规消毒、铺巾。取右颞下颧弓上直切口约4cm，切开头皮、肌肉，翻向前方，在颧弓根部、骨窗上缘颞鳞缝处钻孔各一枚，铣刀形成约3cm×2cm骨瓣，弧形切开硬脑膜并翻向中颅窝底部，抬起颞叶，打开环池缓慢释放脑脊液，脑压下降满意后进一步牵开颞叶，暴露天幕，可见环池内的滑车

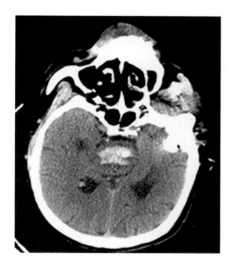

图9-8-1　术前头颅CT扫描

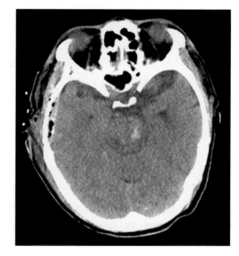

图9-8-2　术后头颅CT扫描

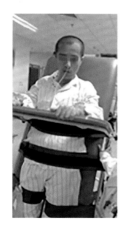
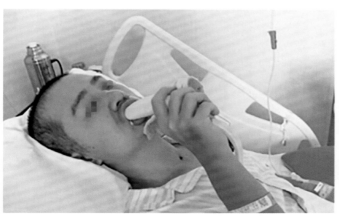
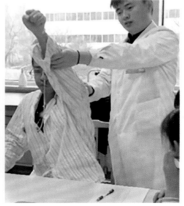

图9-8-3　患者康复的情况

神经,在滑车神经后方切开天幕显露脑桥,在脑干中部血肿离脑干最近的位置切开约3mm,暴露血肿,用1~1.5mm直径的吸引器,轻柔缓慢清除血肿,残腔止血满意,硬脑膜严密缝合,骨瓣复位,分层缝合头皮各层,无菌敷料覆盖(详见手术视频)。

【术后影像学及恢复情况】

术后1天复查,血肿清除基本满意(图9-8-2),患者刺痛反应较术前好转。术后3周患者神志清醒,能对答并正确,左侧中枢性面瘫,左侧肢体肌力Ⅱ级,右下肢肌力Ⅲ级左右,右上肢肌力Ⅲ级。术后6周患者可自行用手进食,术后10周复查,患者可自主坐立,不需要他人搀扶缓慢行走(图9-8-3)。

（张洪钿　陶海泉）

参　考　文　献

［1］HONG-TIAN ZHANG,LI-HUA CHEN,MIAO-CHUN BAI,et al. Anterior subtemporal approach for severe upper pontine hematomas:A report of 28 surgically treated cases［J］. Journal of Clinical Neuroscience,2018,54:20-24.

［2］李浩,李国平,游潮,等. 高血压脑干出血显微手术治疗21例临床分析［J］. 中华神经外科杂志,2007,23:944.

［3］BROWN AP,THOMPSON BG,SPETZLER RF. The two-point method evaluating brain stem lesions［J］. BNI Quarterly,1996,12:20.

［4］陈立华,徐如祥. 高血压脑干出血的微创治疗［J］. 中华神经创伤外科电子杂志,2016,2(4):252-254.

［5］郝进敏,薛振生. 枕下乙状窦后入路手术治疗重症高血压脑干出血初步探讨［J］. 中国医师进修杂志,2011,34(35):46-48.

［6］周毅,敖祥生,黄星,等. 显微外科治疗重症脑干出血［J］. 中国临床神经外科杂志,2010,15(12):721-722.

［7］CAVALCANTI DD,PREUL MC,KALANI MYS,et al. Microsurgical anatomy of safe entry zones to the brainstem. Journal of Neurosurgery,2015:1-18.

［8］施辉,周辉,王富元,等. 经膜髓帆入路手术治疗脑桥高血压相关性脑出血［J］. 临床神经外科杂志,2017,14(1):49-51.

［9］刘辛,李浩,胡鑫,等. 自发性脑干出血治疗探讨［J］. 临床神经外科杂志,2013,10:287.

［10］游潮,刘鸣,李浩. 脑出血诊治中值得探讨的问题［J］. 中华神经外科杂志,2013,29:328.

［11］陈立华,魏群,徐如祥,等. 原发性高血压脑干出血的微创手术治疗［J］. 临床神经外科杂志,2015,12(5):349-353.

［12］张玉富,贺世明,吕文海,等. 显微手术治疗高血压脑干出血疗效观察［J］. 中国临床神经外科杂志,2014,19(4):200-202.

［13］陈邱明,袁邦清,吴贤群,等. 显微手术治疗极重型脑干出血疗效观察［J］. 立体定向和功能性神经外科杂志,2015,28(3):173-175.

［14］李健,郑晶. 高血压性脑干出血的显微外科治疗体会［J］. 中华神经外科杂志,2017,33(2):184-185.

［15］梁建广,董军,屈鸣麒,等. 神经内镜辅助手术治疗脑干出血破入第四脑室［J］. 中华神经医学杂志,2013,12:197.

第十章

乙状窦后入路脑干血肿清除术

第一节 概 述

枕下乙状窦后入路是处理桥小脑角区域病变经典的外科手术入路。脑桥是最常见的脑干出血部位，采用乙状窦后入路能够快速到达脑桥侧方，纵行切开脑桥侧方较为安全。因此该入路对于脑桥出血向侧方接近或破出脑干表面的脑干出血最适合。

第二节 手术适应证与禁忌证

【适应证】

脑干出血的手术指征尚无统一的标准，一般认为如下情况可考虑选择手术治疗：

1. 血肿主体部分位于脑桥，且偏向一侧、相对集中，同时血肿靠近脑干表面或突破脑干表面。

2. 血肿量大于 5mL。

3. 出血最大截面积占同层脑干截面积>50%。

4. 患者浅至中昏迷，GCS<8 分，伴或不伴有严重的生命体征紊乱。

5. 患者家属有强烈的手术愿望，家庭经济情况可以支持长期的后期治疗。

【禁忌证】

1. 脑干出血量少（≤3mL），无明显脑室系统受阻或无意识障碍的患者。

2. 对于出血量过大严重损害脑干生命中枢，已经出现双侧瞳孔散大、生命体征极度不稳定者（无自主呼吸超过 2 小时，出现过心搏骤停或血压低，需要升压药维持），一般不宜手术。

3. 弥散型脑干出血，各种手术入路选择均难以充分减压者。

4. 有其他手术禁忌，如严重凝血功能障碍、心肺功能不能承受麻醉等。

第三节 术前准备与手术器械

术前应反复多次与患者多方家属积极沟通，患者家属在完全预知手术风险、可能的预后、预后的长期性以及治疗费用的昂贵性后仍有强烈手术意愿的情况下再确定手术。

【术前准备】

充分的术前准备是提高脑干出血手术疗效的重要措施。保持气道通畅，早期气管插管，积极控制血压，如有明显脑积水的患者先行脑室置管外引流。如病情及时间允许，影像学导航、术中神经电生理监测和显微外科手术相结合，可大大提高手术的效率和安全性。现在各种影像工作站可以模拟手术入路，可以大大提高手术疗效及安全性。

【手术器械】

手术设备要求有专用电动手术床、神经外科手术显微镜、导航系统、术中神经电生理监测仪、头架及自动牵开器、电动开颅钻、精细双极电凝,单极电刀,精细显微手术器械等。

第四节　手术方法及注意事项与技巧

【手术方法】

1. 体位和头位　常规是侧卧位或者侧俯卧位,患侧向上,头尽量前屈,头位在侧位的基础上向对侧前旋20°～30°,使乳突平面置于术野最高处,头部采用钉式头架固定(图10-4-1)。

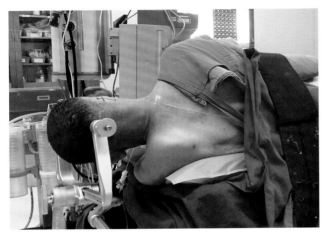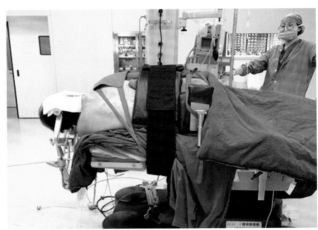

图 10-4-1　手术体位
显示手术切口,3/4侧俯卧位及头架安放位置。

2. 切口和骨窗　初步定出横窦、乙状窦的体表投影,从乳突根部后方约1.5～2cm处向下做长约6cm的直切口,上端始于枕外隆凸与乳突根部的交界线上方1cm。依次切开皮肤和皮下组织,电刀切开深层肌肉,注意枕动脉在斜方肌起点与胸锁乳突肌止点间穿出至皮下,探查后予彻底电凝后切断。骨膜剥离器行骨膜下分离,乳突撑开器向两侧撑开,显露局部骨性标志。于横窦、乙状窦交界处钻骨孔一个,将硬膜剥离后用铣刀向内侧及下方呈圆弧形铣开,形成约3cm直径的骨窗,上方至横窦下缘水平,外侧至乙状窦后缘。如有乳突气房打开,以骨蜡封闭。必要时,可磨除骨窗周边颅骨内板,以扩大手术视野(图10-4-2)。

3. 硬膜切开　瓣状剪开硬膜,释放脑脊液,基底位于乙状窦侧,显微镜下将小脑下外侧向内侧牵开,逐步深入,打开小脑延髓外侧池,释放脑脊液降低颅内压,将小脑半球轻柔地牵向内侧,逐步显露小脑延髓池的蛛网膜并分离,再将小脑半球进一步向内牵开以增加桥小脑角区的显露空间(图10-4-3)。

4. 显微镜下清除血肿和术区止血　脑压下降后,小脑半球进一步向内牵开,显露后组脑神经,以后组脑神经为参照,向上逐步显露面听神经、小脑前下动脉、岩上静脉、三叉神经。面听神经为参照,向内侧逐步向脑桥侧方,可见破入到蛛网膜下腔的血块,通过三叉神经与面神经之间间隙分块清除脑干血肿。血肿床尽可能减少使用电凝止血,创面铺垫止血纱、明胶海绵并覆盖合适大小的棉片或者棉球,吸引器辅助压迫吸引,一般均可良好止血(图10-4-4)。

5. 关颅　观察血肿腔无活动性出血,术区止血满意后,硬脑膜或人工硬膜行不漏水缝合,骨瓣复位并用连接片固定。肌肉间断多层缝合,腱膜层严密高张力缝合,建议针距5mm,常规缝合头皮(图10-4-5,视频2)。

视频 2　CPA 入路脑干血肿清除术

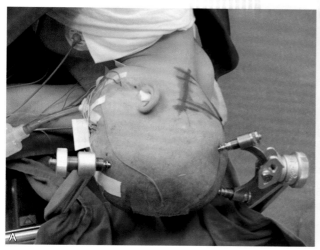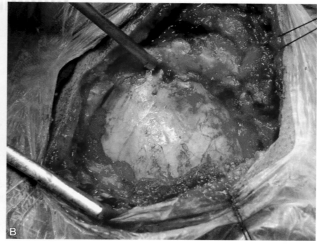

图 10-4-2　切口及骨窗
A.图示手术切口位置;B.骨窗暴露到横窦和乙状窦交角处。

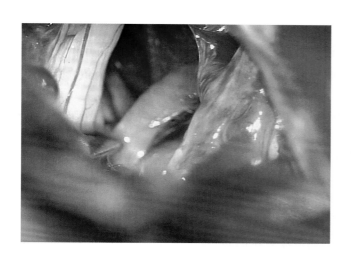

图 10-4-3　进入并暴露小脑延髓池
瓣状剪开硬膜并悬吊,打开小脑延髓外侧池,释放脑脊液降低颅内压。

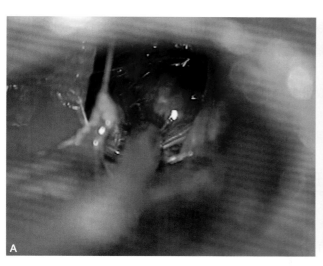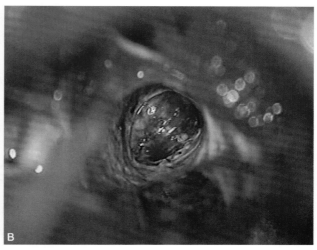

图 10-4-4　清除脑干血肿
A.牵开小脑岩骨面,术中显露脑干外侧(三叉神经与面神经之间),可见血肿已突破脑干皮质,沿脑干皮质的突破口吸出血肿并清除,吸引器下面黑色的是血肿;B.残腔止血满意。

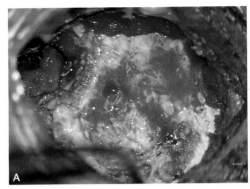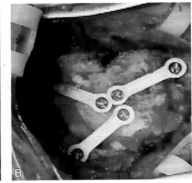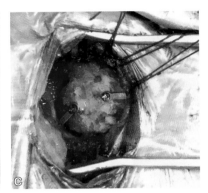

图 10-4-5 关颅

A.严密缝合硬膜;B 和 C.骨瓣复位并用颅骨连接片固定。

【手术技巧与注意事项】

1. 手术时机选择要得当,高血压性脑干出血 6 小时左右血肿周围开始出现水肿和坏死,出血早期行手术治疗的效果好于出血 24 小时后的手术效果。

2. 术前放置腰大池引流管,先临时夹闭,待骨瓣成型后开放引流管,引流脑脊液 30~50mL,可以减少小脑的牵拉。

3. 开颅时避免损伤静脉窦,尤其是乙状窦。预计硬膜表面与颅骨内面粘连严重的患者可用磨钻磨出直径约 2cm 的骨窗,避免铣刀开颅时铣破静脉窦。乙状窦上方的骨质可用磨钻仔细打磨,剩下蛋壳样骨质可用咬骨钳咬除。

4. 剪开硬脑膜后,牵开小脑的岩骨面,释放小脑延髓池脑脊液,待脑压明显降低后分离桥小脑脚区的蛛网膜,即可暴露出中小脑脚和脑桥外侧。

5. 术中首选通过血肿破溃处进入脑干,次选通过脑干安全区进入,术中可以借助导航系统明确血肿的位置和脑干皮质造瘘点。

6. 清除血肿过程中,诱发电位的变化对脑干功能活动提供准确、敏感的电生理指标,客观反映脑干的功能活动情况,避免血肿壁周围脑干损伤。

7. 手术操作尽可能在血肿腔内进行吸引,结合用水冲洗使血块松动,大块的血肿破碎后分块吸除,不要突破血肿壁,以免增加脑干损伤。

8. 显微镜在深部照明有衰减和盲区,神经内镜联合使用可使深部照明清楚,无手术盲区,抵近观察,提高了血肿清除率,减少脑干副损伤。同时也利于彻底止血,减少术后再出血概率。

9. 尽可能充分清除血肿,解除梗阻性脑积水。

10. 注意掌握止血技巧,活动性出血可用精细的双极电凝低功率电凝。对于创面渗血,可用蘸水的明胶海绵或止血纱覆盖创面,棉片轻压止血。

11. 尽可能保护引流静脉,以免术后脑干水肿加重脑干神经组织受压,导致神经功能废损。

第五节 术后处理及并发症防治

1. 术后再出血　术后再出血的主要原因是血压升高,所以术后应平稳降压,维持血压在 130~140/70~90mmHg 水平,根据患者情况适当采用镇静镇痛有助于维持血压平稳。

2. 肺部感染　昏迷患者术后排痰不畅,肺部感染发生率高。早期行气管切开,有利于排痰。同时降低呼吸道阻力,减少了通气死腔,增加了肺泡的有效气体交换,改善脑供氧;血氧饱和度低或呼吸功能不全时早期呼吸机辅助呼吸;出现肺部感染后应根据药敏试验结果选择合适的抗生素。

3. 上消化道应激性溃疡出血　术后可使用抑酸剂预防和减轻应激状态所导致的急性胃黏膜病变。24 小时不能进食的患者给予插胃管,鼻饲流质饮食,保护胃黏膜。对消化道出血的患者用冰盐水加凝血酶或 0.02% 的去甲肾上腺素胃内注入,可有效止血。

4. 中枢性高热　脑干出血引起的中枢性高热是严重脑损伤表现之一,属于非感染性高热,体温常达 40℃ 左右,持续超高热加重脑损害,常导致患者在短期内死亡。术后使用冰毯、冰帽行物理降温,可有效降低脑耗氧量和代谢率,减轻脑水肿,降低颅内压,减轻神经细胞损伤,促进其功能恢复。药物降温易诱发应激性溃疡,应尽量减少使用。

5. 内环境监测及康复　定期监测患者血电解质和肝肾功能等,维持水、电解质代谢平衡、营养支持治疗。如果患者神志恢复,应早期进行神经康复和高压氧等措施以提高生存质量。

第六节　优缺点及经验教训

枕下乙状窦后入路是处理桥小脑角区域病变经典的外科手术入路。脑桥位于桥小脑角区域,是最常见的脑干出血部位,采用枕下乙状窦后入路能够快速到达脑桥侧方。血肿部位常呈现局部的隆起或者色泽的改变,如果血肿破溃,环池局部有血肿,不难辨认。术中于局部隆起处纵向切开脑桥一侧的脑干组织,在显微镜下应用显微吸引器头清除血肿,具有微创、准确和易操作性,并且出血较少。开颅过程中注意避免损伤横窦、乙状窦,若乳突气房开放,必须以骨蜡妥善封闭。显露过程中避免损伤岩静脉,术中尽可能保护引流静脉,以免术后脑干水肿加重脑干神经组织受压,导致神经功能损伤。乙状窦后入路操作空间有限,有限暴露及狭小空间极易造成手术操作的困难,不适当的脑组织牵拉又会造成更严重的脑损伤,应引起注意。最行之有效的方法是打开脑池释放出脑脊液,使脑组织自行回缩。对一些颅内压较高的患者,如脱水剂效果不佳,还可先穿刺脑室释放脑脊液。亦可术前腰椎穿刺蛛网膜下腔置管,术中放出脑脊液,降低颅内压。

第七节　术式评估与展望

枕下乙状窦后入路治疗高血压性脑干出血,术野暴露清晰,手术时间较短,是一种积极稳妥、操作简便、效果较好的手术方法,尤其适合位于脑桥外侧出血、偏一侧的病例。随着显微手术经验的积累、显微技术的提高、显微器械的改进以及神经影像学技术的进步,枕下乙状窦后入路早期清除脑干血肿,可大大提高重症高血压性脑干出血患者的生存率和生存质量。

第八节　典型病例

【简要病史及影像学资料】

1. 患者,男性,38 岁,突发意识障碍 3 小时入院。既往高血压病史 5 年,正规服用降压药物。

2. 查体　血压 151/78mmHg,呼吸弱,呼吸 16 次/min,心率 102 次/min,体温 39℃。神志浅昏迷,GCS 6 分,双侧瞳孔等大等圆,直径约 2.0mm,对光反射灵敏,左侧肢体刺痛无反应,右侧肢体刺痛定位,双侧巴氏征阳性。

3. 辅助检查　头颅 CT:脑桥出血,量约 8mL(图 10-8-1)。

4. 入院诊断　脑干出血(脑桥前外侧);高血压病 3 级(极高危组)。

【手术过程及要点】

全麻后,取右侧卧位,常规消毒、铺巾。取左侧乳突后直切口约 6mm,切开头皮、肌肉,暴露二腹肌沟顶

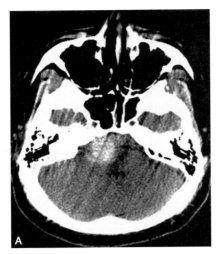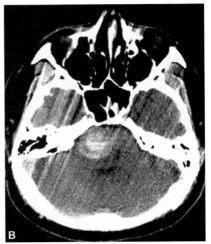

图 10-8-1 患者脑桥出血急诊 CT
急性期 CT 明确脑桥血肿,量约 8mL。

点,磨钻形成关键孔,铣刀形成直径约 3cm 骨瓣,弧形切开硬脑膜并悬吊,于小脑延髓池缓慢释放脑脊液,脑压下降满意后牵开小脑半球,在面听神经与三叉神经出入脑干部位之间见血肿突破脑干表面,沿血肿破溃处用 1~1.5mm 直径的吸引器,轻柔缓慢清除血肿,残腔止血满意,硬脑膜严密缝合,骨瓣复位,分层缝合头皮各层,无菌敷料覆盖。

【术后影像学及恢复情况】

1. 术后第 1 天患者神志浅昏迷,双侧瞳孔等大等圆,直径 1.5mm,对光反射灵敏,左侧肢体刺痛定位,右侧肢体刺痛无反应(图 10-8-2)。

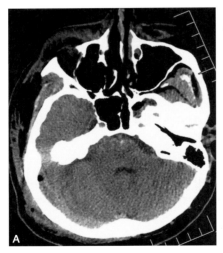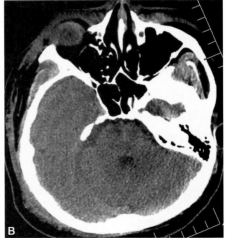

图 10-8-2 术后 1 天头颅 CT
术后第一天颅脑 CT 提示颅内血肿已完全清除。

2. 术后 3 个月复查颅脑 CT 提示脑桥小软化灶,无脑积水(图 10-8-3)。

3. 术后患者神经系统查体情况 术后 3 个月,患者神志清楚,双侧瞳孔等大,对光反射灵敏,左下肢肌力Ⅳ级左右,右上肢肌力Ⅳ-级,右侧肢体肌力Ⅴ级,双侧巴宾斯基征阴性(图 10-8-4)。

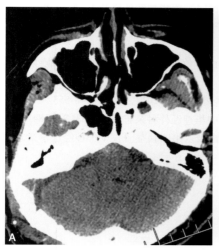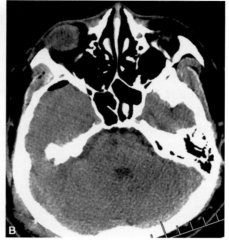

图 10-8-3 术后 3 个月头颅 CT

术后 3 个月复查颅脑 CT 提示脑桥小软化灶,脑室大小正常。

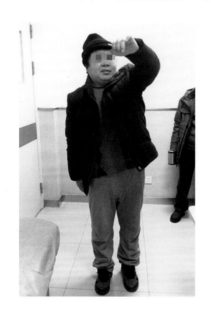

图 10-8-4 术后 3 个月患者情况

术后 3 个月患者神志清楚,双侧瞳孔等大,对光反射灵敏,左下肢肌力Ⅳ级左右,右上肢肌力Ⅳ-级,右侧肢体肌力Ⅴ级。

（陈刚 屈延 周全 孙超 盛敏峰）

参 考 文 献

[1] 陈立华,魏群,徐如祥,等.原发性高血压性脑干出血的微创手术治疗[J].临床神经外科杂志,2015,12(5):349-353.

[2] 李浩,李国平,游潮,等.高血压性脑干出血显微手术治疗 21 例临床分析[J].中华神经外科杂志,2007,23:944.

[3] BROWN AP,THOMPSON BG,SPETZLER RF. The two-point method evaluating brain stem lesions[J]. BNI Quarterly,1996,12:20.

[4] 陈立华,徐如祥.高血压性脑干出血的微创治疗[J].中华神经创伤外科电子杂志,2016,2(4):252-254.

[5] 郝进敏,薛振生.枕下乙状窦后入路手术治疗重症高血压性脑干出血初步探讨[J].中国医师进修杂志,2011,34(35):46-48.

[6] 周毅,敖祥生,黄星,等.显微外科治疗重症脑干出血[J].中国临床神经外科杂志,2010,15(12):721-722.

[7] CAVALCANTI DD,PREUL MC,KALANI MYS,et al. Microsurgical anatomy of safe entry zones to the brainstem[J]. Journal of Neurosurgery,2015:1-18.

[8] 施辉,周辉,王富元,等.经膜髓帆入路手术治疗脑桥高血压相关性脑出血[J].临床神经外科杂志,2017,14(1):49-51.

[9] 刘辛,李浩,胡鑫,等.自发性脑干出血治疗探讨[J].临床神经外科杂志,2013,10:287.

[10] 游潮,刘鸣,李浩.脑出血诊治中值得探讨的问题[J].中华神经外科杂志,2013,29:328.

［11］李浩,刘文科,林森,等.高血压相关性脑干出血的治疗探讨［J］.中华神经外科杂志,2013,29(4):339-341.

［12］张玉富,贺世明,吕文海,等.显微手术治疗高血压性脑干出血疗效观察［J］.中国临床神经外科杂志,2014,19(4):200-202.

［13］陈邱明,袁邦清,吴贤群,等.显微手术治疗极重型脑干出血疗效观察［J］.立体定向和功能性神经外科杂志,2015,28(3):173-175.

［14］兰青.神经外科锁孔显微手术中国专家共识［J］.中华神经外科杂志,2017,33(6):548-553.

［15］李健,郑晶.高血压性脑干出血的显微外科治疗体会［J］.中华神经外科杂志,2017,33(2):184-185.

［16］梁建广,董军,屈鸣麒,等.神经内镜辅助手术治疗脑干出血破入第四脑室［J］.中华神经医学杂志,2013,12:197.

第十一章

后正中入路脑干血肿清除术

第一节　概　　述

后正中入路清除脑干血肿术式中,"膜帆入路"和"经小脑蚓部入路"是最为常用的两种入路方式。而"经小脑蚓部入路"需要切开蚓部结构才可以到达第四脑室中线部位,这一弊端经常导致眼球震颤、构音障碍、步态不稳、躯干共济失调、平衡紊乱等。而"膜帆入路"采取了经自然间隙进入到第四脑室,不存在上述入路常伴随的神经功能损害的风险。因此,越来越多神经外科医生更加倾向于选择"膜帆入路"作为显露第四脑室底部的常用入路。本章主要探讨该入路的相关技术要点。

第二节　手术适应证与禁忌证

【适应证】

1. 血肿最大层面超过脑干最大层面的50%,脑干受压移位,或具有明显的占位效应、部位位于脑桥中下部和延髓背侧,距第四脑室底部较近者。

2. GCS<8分,神经功能严重障碍或呈进行性加重,预期手术治疗会获得比保守治疗更好的效果。

3. 脑干出血>5mL,出血破入脑室或出现梗阻性脑积水者。

4. 血肿位于延髓背外侧以及脑桥中下部有突破四脑室底或者距离四脑室底较近有突破倾向者。

5. 患者家属抢救意愿强烈,知晓预后不良时仍积极要求手术。

【禁忌证】

1. 经保守治疗后血肿无增加,脑干水肿可控。

2. 血肿量小于5mL或最大层面不超过脑干最大层面的50%,无明显占位效应。

3. GCS≥8分,意识状态良好,无明显神经功能缺损。

4. 深度昏迷、已经出现不可逆性脑干功能障碍,脑疝形成,双侧瞳孔散大固定、无自主呼吸、循环衰竭、生命体征极不平稳,GCS评分为5分以下的患者,预期术后会有很高的死亡率和重残率,是手术的相对禁忌证。

5. 存在其他手术禁忌,如严重凝血功能障碍,心肺功能不能耐受全麻手术等。

6. 弥漫性出血,手术难以充分清除达到减压效果。

7. 患者家属拒绝行手术治疗。

第三节　术前准备与手术器械

【术前准备】

1. 术前CT检查需要了解轴位以及矢状位上血肿空间位置,以及寰枕区、颈椎骨关节情况。

2. 完善生化检查以及循环功能评估,排除常规手术禁忌。

3. 枕部备皮、术中激素类药物、配血等准备。

4. 与家属充分沟通手术风险以及不良预后,取得家属理解。

【手术器械】

显微镜、头架、脑压板、术中电生理检测仪及神经外科显微器械。神经内镜作为观察镜,可以为手术提供更多视角和更清晰的影像。

第四节　手术方法及注意事项与技巧

【手术方法】

手术的基本原则是在最大程度保护脑干功能的基础上,尽可能清除血肿,减轻占位效应及血肿对脑细胞的刺激。可采用术中电生理监测及神经导航等辅助设备,以期实现安全、微创、快速的手术理念。

1. 体位　“公园长椅位”和“俯卧位”配合 Mayfield 头架是较为常用的两种手术体位(图 11-4-1)。

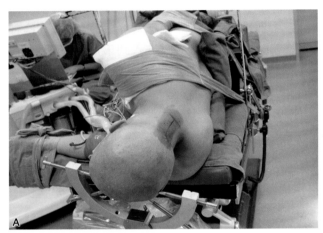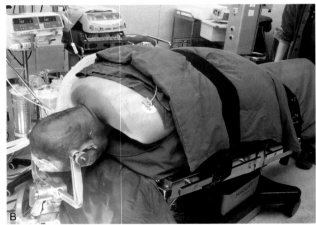

图 11-4-1　体位

A. 公园长椅位,患者的头部转向倾斜向下 45° 并用头架固定。B. 俯卧位头部高于心脏,以利于静脉回流,降低颅压。

(1) 公园长椅位(又称“侧俯卧位”)

1) 优点:体位摆放方便易行;术者可以采取坐姿操作;“切口面”大致平行于地面,便于术区血液-脑脊液引流;患者术中的生命体征监测干扰较小。

2) 缺点:在该体位时显微镜的手柄和患者背部组织常常出现碰触,而使得显微镜镜头光线有时不能够达到导水管开口位置,进而也就无法更好地显露第四脑室底嘴部方向的结构;颈肩部肌肉韧带容易拉伤,椎动脉扭曲受损概率较大;同时该体位使得术者在操作时双臂始终处于前伸紧张状态,容易造成术者疲劳。

(2) 俯卧位

1) 优点:体位摆放简单,容易辨识中线位置;术者的“头顶方位”和“头侧方位”显微操作位置更加舒适,不易疲劳;显微镜观察自由度高,可以从容显露第四脑室底以及导水管开口。

2) 缺点:术者常常需要采取“站姿”操作;气管插管容易扭曲,加上胸腔受压,增加气道压力,术中生命体征监测易受到干扰;如果在没有头架的情况下,眼部、鼻部容易受压引发损伤。

上述前两种体位摆放时,患者的头部都应高于心脏水平,以减轻头部静脉淤滞,降低颅压。

2. 头皮、软组织、颅骨的处理　后正中切口上起自枕外隆凸上方 2.0cm,下至 C3～C4 水平,切开头皮后沿着中间白线在电刀辅助下切开脂肪结缔组织,暴露枕外隆凸、寰椎后结节、枢椎棘突,剥离枕下肌肉(此间可以保留大片骨膜以备修补硬脑膜使用)显露枕骨、枕骨大孔、寰椎椎板;在枕大孔和寰椎之间缺乏骨性结构,电刀的使用应降低电流,以免损伤硬膜和椎动脉,寰椎椎板区域的钝性分离是值得推荐的。

枕骨粗隆下方中线两侧分别钻一孔,然后铣刀辅助游离枕骨骨瓣是大多数医生的做法。笔者倾向在枕骨粗隆下方中线上直接钻一孔,孔内枕内嵴用磨钻离断,铣刀从该骨孔向外下方游离,枕大孔边缘骨质采用开颅动力钻小心磨除,而后撬开骨瓣,再继续采用磨钻修整枕大孔断端骨质,最终形成一约4cm×4cm大小的骨瓣。寰椎椎板的切开是为了达到显微镜对第四脑室嘴部方向的光通路无阻挡之目的。

3. 硬脑膜和蛛网膜的处理　"Y"形切开硬脑膜是一种天然合理的选择,这种设计可以将硬膜以最少的切开距离达到最大的"目标术区"的暴露。切开的枕窦通过缝扎并将其所在的硬膜瓣翻转固定在皮肤上的方法处理,避免采取电凝的方法进行硬膜止血,以保障最后的不透水缝合步骤得以顺利进行。枕大池蛛网膜中线切开并用缝线悬挂在硬膜下,暴露小脑扁桃体、二腹叶内侧、蚓垂、蚓锥、延颈髓交界部、中央孔和小脑后下动脉(PICA)。

4. 第四脑室的显露　用脑压板将扁桃体向外、上的方向进行牵拉,从而显露小脑延髓间隙的下部。在获得更好的蚓垂显露后,脑压板将蚓垂体向内、上方牵拉,继而显露脉络膜、下髓帆结构。电凝脉络膜和下髓帆上的微血管,将上述两个膜性结构用显微剪剪开,可以彻底显露第四脑室底、导水管开口和同侧的外侧隐窝。分离上述各个结构期间,对于PICA各个分支要尽量妥善保留(图11-4-2)。

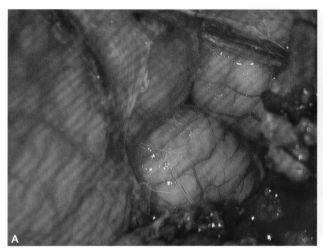
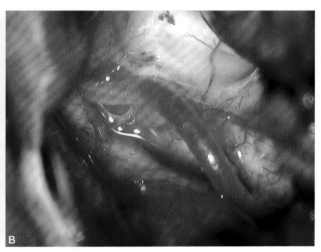

图 11-4-2　开颅显示第四脑室
去除枕骨下方骨质显露硬脑膜窦。A. 小脑表面解剖结构图;B. 牵开扁桃体后,显露出下髓帆和脉络膜,即第四脑室。

5. 清除血肿和术区止血　脑干出血破入第四脑室的血肿先行清除,继而显露第四脑室底,通过破溃的脑干表面可以准确定位血肿位置。如果血肿完全居于脑干内部,则可以在位于髓纹上方的脑桥背侧,通过观察脑干表面呈灰蓝色、略微膨隆的区域判断血肿藏匿位置,此处切开脑干5~10mm 范围,进入血肿腔进行操作。切开脑干前,浅表细小血管尽量使用低流量电凝灼烧,尽量降低双极电凝对脑干的损伤,显微镊闭合状态进入造瘘口处,再钝性扩大切口范围。尽量使用直径小于 2.0mm 的吸引器,调整吸引器负压,联合显微取瘤镊在血肿的中心部进行轻柔操作,将血肿"碎吸"取出,尽量避免干扰血肿腔的正常脑干界面。血肿床避免频繁使用电凝止血,创面铺垫止血海绵并覆盖合适大小的棉片或者棉球,吸引器辅助压迫吸引,一般均可良好止血(图11-4-3)。

6. 关颅　血肿腔止血完毕后,显微镜需进一步探查导水管开口,以防血肿封堵导致术后严重的梗阻性脑积水,保障导水管开口的通畅。取颈部筋膜或人工硬膜行水密缝合硬脑膜,骨瓣还纳,并用连接片固定,连接片材质以不影响磁共振检查为最佳。中线部的颈后肌肉轻柔缝合即可,过大张力的缝合肌肉可能导致术后的肌肉坏死和颈部疼痛,而腱膜层则需要严密高张力缝合(图11-4-4,视频3)。

视频 3　后正中入路脑干血肿清除术

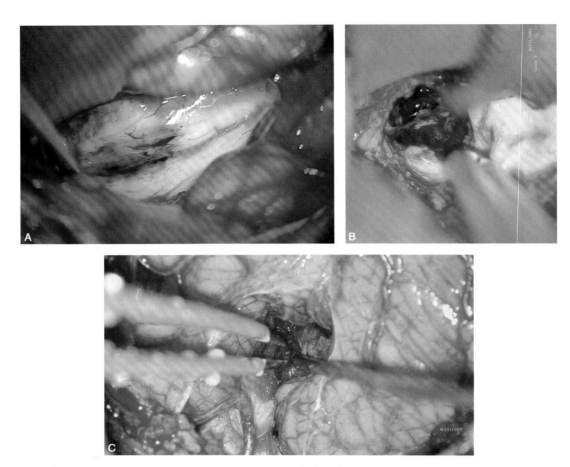

图 11-4-3 清除血肿

牵开扁桃体后,显露分离下髓帆和脉络膜,血肿突破脑干表面的位置可以准确定位并清除血肿,术区止血满意。

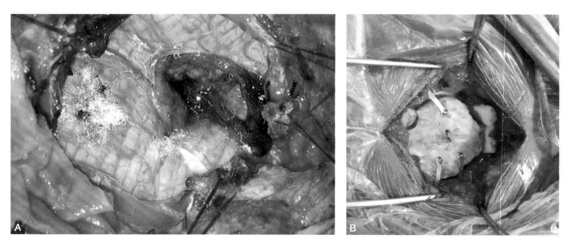

图 11-4-4 关颅

取颈部筋膜或人工硬膜行水密缝合硬脑膜,骨瓣复位固定。

第五节　术后处理及并发症防治

脑干血肿对于核团的损害可导致患者长期昏迷,还可诱发肌阵挛、呼吸衰竭、声嘶、呛咳、消化道溃疡、坠积性肺炎、下肢深静脉血栓等一系列并发症。术后需要严格控制血压平稳,止血、制酸、抗炎等药物应用,防压疮、防下肢血栓护理等举措。预期长时间昏迷患者应尽早行气管切开,以便气道护理;短期内予以糖皮质激素药物应用,可以减轻脑水肿及继发性脑干损伤;尼莫地平的使用可以改善局部循环、预防脑血管痉挛等脑缺血相关继发性损害。部分患者术后可见枕部皮下深部积液、脑脊液皮漏等,除了前文已经强调的"硬脑膜水密缝合"加以预防,可以采取"腰大池外引流"的方法应对上述并发症。

第六节　优缺点及经验教训

1. 该术式利用自然解剖间隙到达血肿区域,不需要切开小脑蚓部,可以达到以极小的副损伤清除脑干血肿的目的,神经系统并发症的概率较小。同时可以一并清除四脑室和导水管开口处的血肿,使脑脊液循环通路再次通畅,解决患者梗阻性脑积水的问题。

2. 手术中需要重点对 PICA 及其分支进行保护,有时 PICA 分支阻挡在下髓帆处,采取灼烧离断之后,部分病例出现了术后小脑的明显水肿,当然这也可能和术中对于脑部牵拉引发的脑挫伤,血管的牵扯引发的血管痉挛相关。因此,轻柔的操作,尽少地离断血管,是减少术后脑水肿的关键所在。若术前合并梗阻性脑积水,则可以在术中优先进行脑室外引流术,以降低后颅窝压力,减少脑压板牵拉引发的副损伤,也更加有利于四脑室深部结构的暴露。

3. 合并小脑出血者,则可依据脑内出血量和出血位置来酌情判断骨瓣开放大小。部分病例因术中对小脑牵拉、小脑脑叶血肿以及术前缺血缺氧等因素,引发了术后后颅窝压力增高,环池消失,脑干继续受压引起循环衰竭;上述病例在清除脑干血肿的同时,建议同时进行后路窝内和/或外减压。

第七节　术式评估与展望

膜髓帆入路利用四脑室周围自然解剖间隙,在不损伤小脑蚓部的前提下,显露四脑室各个方位,提供了解决邻近四脑室底部的脑桥血肿清除的最佳手术路径。随着该入路技术的逐步推广,和各级医院神经外科医师显微操作训练的日臻进步,这一副损伤极小的手术方式必然会予以符合手术适应证的患者以更多地获益。

但在采取该入路清除脑干血肿的过程中,枕骨骨瓣游离的范围是否可以进一步缩小,寰椎后弓的切除是否必须,和当下出现的"立体定向-经小脑穿刺-脑干血肿抽吸术"相比较,何种手术方式更加微创,抑或更加值得推广等这些问题则是我们值得进一步探讨的。

近年来,随着神经内镜技术应用的推广,更多脑部血肿的外科清除工作在全内镜下实施开展,选择合适的内镜鞘筒(endoport),抑或使用神经内镜作为观察工具,将会给"膜帆入路"提供更加独特的手术视野,切口和肌肉、骨瓣的设计或许会因此而变得更加微创。

第八节　典　型　病　例

(一)典型病例一

【简要病史及影像学资料】

患者男性,46 岁,以"突发昏迷 2 小时"为代主诉入院。查体:心率 101 次/min,呼吸 26 次/min,血压185/110mmHg。神志浅昏迷,舌后坠,瞳孔等大正圆,直径约 2.5mm,对光反射消失,四肢肢体刺痛屈曲,双侧巴宾斯基征阳性;头颅 CT 平扫显示:脑桥血肿,量约 5mL(图 11-8-1)。入院诊断:脑干出血(脑桥前外

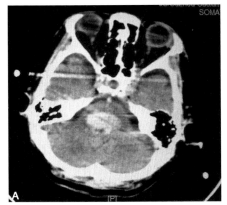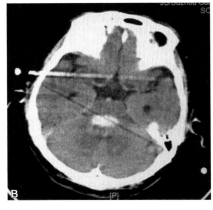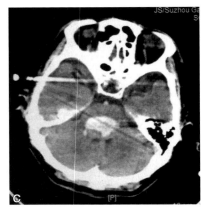

图 11-8-1　典型病例一术前 CT

术前 CT:血肿位于脑桥,接近第四脑室底。

侧);高血压病 3 级(极高危组)。

【手术过程及要点】

患者采取俯卧位,后正中标记切口位置,沿中线切开项韧带脂肪层,将枕后、枕下肌群分至两侧,显露枕骨、下项线、枕骨大孔、寰椎椎板等。颅钻在枕外隆凸下方 0.5~1.0cm 处钻孔,残留枕内嵴用磨钻磨除干净。铣刀由此孔向下、向外弧形铣开枕骨直达两侧枕大孔缘,增厚的枕大孔缘采用直径 3mm 磨钻继续磨除骨质,直到保留菲薄的"枕大孔缘内板",利用骨膜剥离子掀开骨瓣,可见到枕骨大孔处的枕骨内板和寰枕筋膜之间存在紧密粘连,此时可以采用 11 号刀片锐性游离寰枕筋膜-枕骨之间的附着,也可用单极电凝在上述粘连处进行分离操作。游离骨瓣后,形成大约直径为 4~6cm 的类圆形骨窗。

"Y"形剪开硬膜,注意保护硬膜下脑皮质组织。同时注意保护枕窦,离断的枕窦采用缝扎方式止血,一并将硬膜悬吊,暴露两侧小脑扁桃体、蚓垂,以及小脑后下动脉的"皮层段"(此例左侧小脑扁桃体向对侧偏移)。牵开双侧小脑扁桃体,充分显露小脑谷,此时可以看到第四脑室底壁的下部分,以及闩部、最后区、中央管开口。

脑压板辅助向上、向右牵拉蚓垂,向外侧牵拉左侧小脑扁桃体,此时显露的是"脉络膜"结构,对其烧灼后剪开。剪开脉络膜后,继续向外侧隐窝方向显露,即可见到灰白略厚的"下髓帆"结构,剪开"下髓帆"即可以获得更加广阔的四脑室底空间,因为血肿呈黑褐色,因此在菲薄的白质的覆盖下,在四脑室底部可以见到"灰蓝色"显影,此处就是造瘘区。在此区域进行造瘘,即可以看到暗黑色血肿,应用显微取瘤镊和吸引器联合将血凝块小心翻转取出,如遇桥接血管,采用电凝烧灼后离断。吸除所有血块后,血肿腔采用低电流双极电凝进行止血,为保护更多脑干组织,减少电凝副损伤,可以在双极和脑干之间铺垫薄层明胶海绵,进行热量的"温和"传递。血肿腔的缓慢渗血,可以通过止血纱布、止血棉等贴敷压迫处理,大都可以良好止血。建议进行此步骤时,通过"冲水-吸引"的联合操作,对血肿腔进行五分钟以上时间的观察,这样可以做到更为妥善的彻底止血(图 11-8-2,图 11-8-3)。

【术前术后影响对比】(图 11-8-4)。

(二) 典型病例二

【简要病史及影像学资料】

患者,男性,36 岁,以"突发意识不清伴呕吐 10 小时"为主诉入院。入院查体:心率 95 次/min,呼吸 29 次/min,血压 195/110mmHg,深昏迷,GCS 4 分(E1V1M2),双瞳孔等大,呈不规则圆形,直径约 4mm,对光反射消失;刺痛肢体呈去大脑样过伸,双侧病

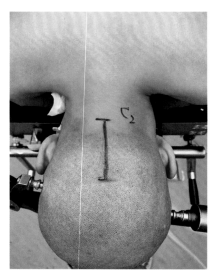

图 11-8-2　后正中切口

后正中直切口,游离骨瓣,显露硬膜。

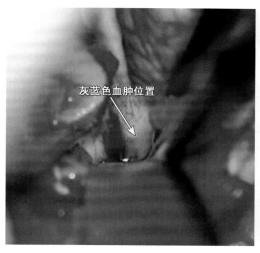
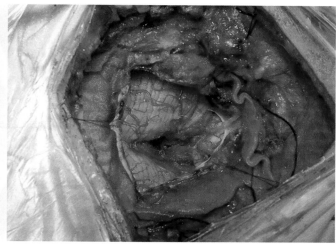

图 11-8-3　清除血肿过程

分离并牵开双侧小脑扁桃体,向上观察可见四脑室底表面的灰蓝色区域,即为血肿所在的位置。在灰蓝色区处行脑干造瘘,即可以看到血肿,仔细轻柔分块清除血肿腔的缓慢渗血,通过止血纱布、止血棉等贴敷压迫,大都可以良好止血。尽可能减少电凝引起的副损伤。

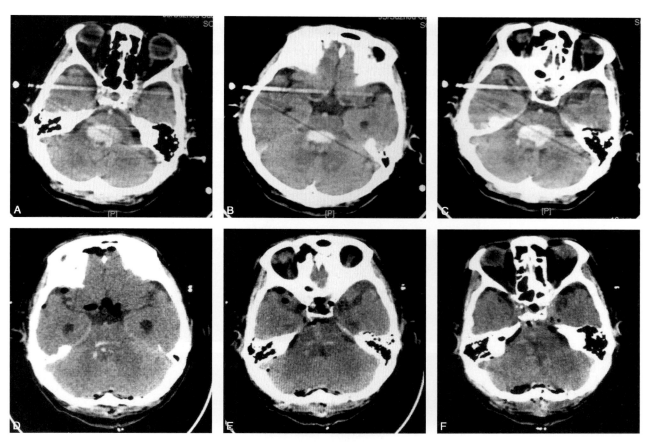

图 11-8-4　术前、术后 CT

A~C. 术前 CT;D~F. 术后 CT 显示:血肿清除满意。

理征阳性;头颅 CT 示:脑桥内血肿,量约 8mL(图 11-8-5);入院诊断:脑干出血(脑桥前外侧);高血压病 3 级(极高危组)。

【手术过程】

取俯卧位,自枕外隆凸上 1.5cm 至颈 2 椎体水平切开头皮,严格沿项韧带用电刀切开。枕外隆凸处需

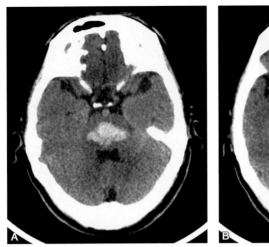
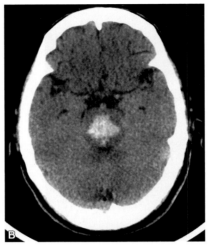

图 11-8-5 术前头颅 CT

术前头颅 CT 示：脑桥内血肿，量约 8mL。

留取一菱形肌肉。于枕外隆凸钻孔，铣下枕骨，上到枕外隆凸，下至枕骨大孔，铣开枕大孔，呈骨窗 5cm×4cm 大小。

在神经导航指引及神经电生理监测下，切开小脑蚓部下 1/3 进入第四脑室。显露四脑室底部，确定血肿位置后，吸引器用低到中等强度负压在高倍镜直视下缓慢分块吸除第四脑室内少量血肿。沿脑桥内出血的破口进入血肿腔，吸除全部血肿。检查无活动性出血后，打通导水管下口、正中孔、侧孔，确认脑脊液循环途径通畅后，留置术腔引流管一枚。严密减张缝合硬脑膜，还纳固定枕骨，逐层缝合枕肌及头皮（图 11-8-6）。

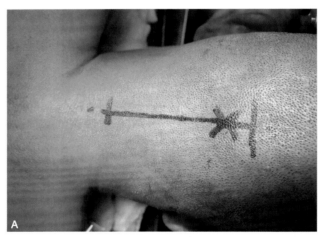

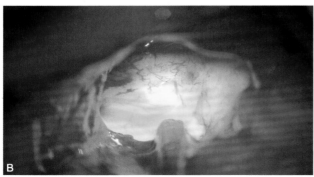
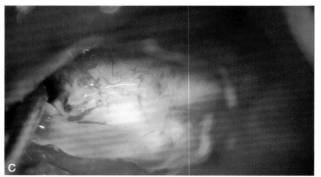

图 11-8-6 手术过程

A. 显示切口位置；B. 显露第四脑室底部及下髓帆，确定血肿位置；C. 显露血肿腔的破口。

【术前术后影像对比】（图 11-8-7）

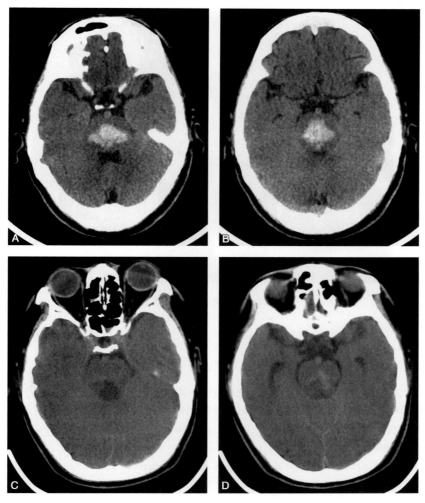

图 11-8-7　术前、术后 CT
A、B. 术前 CT；C、D. 术后 CT。

【手术要点】

1. 正确识别脑干切开部位，从隆起突出的水肿带纵行切开。

2. 如果血肿破入脑室，则应该通过原有通道进入血肿腔。

3. 应用神经导航及电生理监测可以减少术后并发症，保护重要功能区。

4. 术中应注意保护引流静脉，避免术后脑肿胀。

5. 多使用压迫止血，尽量不用或少用电凝止血，如必须使用，应小功率快速、确切止血。

6. 必须确保脑脊液循环途径通畅，尽量完整清除脑室内血肿。

7. 术前如判断出血较多，脑压较高，可先行脑室外引流术，以便于术中分离保护脑干。

8. 术后可留置腰大池引流管，促进脑脊液循环更新。

9. 笔者经验，术前脑干出血破入脑室的患者预后要优于血肿未破入脑室者，对于此类患者，即便术前 GCS 评分较低，条件允许的情况下亦可积极手术治疗。

【术后患者情况】（图 11-8-8）

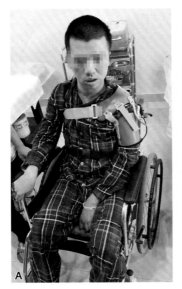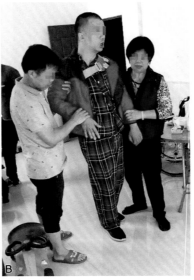

图 11-8-8 患者出院时情况

（陈刚　穆林森　霍峻峰　高辛　岱宗）

参 考 文 献

［1］ 施辉,周辉,王富元,等.经膜髓帆入路手术治疗桥脑高血压相关性脑出血［J］.临床神经外科杂志,2017,14(1):49-51.

［2］ 陈立华,魏群,徐如祥,等.原发性高血压性脑干出血的微创手术治疗［J］.临床神经外科杂志,2015(5):349-353.

［3］ GUDRUNARDOTTIRT,SEHESTED A,JUHLER M,et al. Cerebellar mutism:review of the literature［J］. Childs Nervous System,2011,27(6):867-868.

［4］ TANRIOVER N,ULM A J,RHOTON A L,et al. Comparison of the transvermian and telovelar approaches to the fourth ventricle［J］. Journal of Neurosurgery,2004,101(3):484-498.

［5］ TOMASELLOF,CONTI A,CARDALI S,et al. Telovelar Approach to Fourth Ventricle Tumors:Highlights and Limitations［J］. World Neurosurgery,2015,83(6):1141-1147.

［6］ 周辉,王富元,孙维晔,等.经膜髓帆入路切除脑桥背侧海绵状血管畸形 12 例报道［J］.中华神经医学杂志,2016(15):1059.

［7］ 刘永,邹元杰,刘宏毅,等.经膜髓帆入路显微切除第四脑室肿瘤［J］.中华神经外科杂志,2017(33):1147.

［8］ 陈立华,徐如祥.高血压性脑干出血的微创治疗［J］.中华神经创伤外科电子杂志,2016,2(04):252-254.

［9］ 刘辛,李浩,胡鑫.等.自发性脑干出血治疗探讨［J］.临床神经外科杂志,2013,10(5):287-288.

［10］ 格林伯格(美).神经外科手册.赵继宗,译.8 版.南京:凤凰科学技术出版社,2017.8:1811-1820.

［11］ ICHIMURA S,BERTALANFFY H,NAKAYA M,et al. Surgical Treatment for Primary Brainstem Hemorrhage to Improve Postoperative Functional Outcomes［J］. World Neurosurgery,2018,120:1289-1294.

［12］ 罗顿.RHOTON 颅脑解剖与手术入路［M］.刘庆良,译.北京:中国科学技术出版社,2010:439-459.

［13］ WINKLER E A,BIRK H,SAFAEE M,et al. Erratum to:Surgical resection of fourth ventricular ependymomas:case series and technical nuances［J］. Journal of Neuro-Oncology,2017,131(2):423-423.

［14］ MATSUSHIMA K,YAGMURLU K,KOHNO M,et al. Anatomy and approaches along the cerebellar-brainstem fissures［J］. Journal of Neurosurgery,2015:1-16.

［15］ 刘庆良.神经外科手术入路解剖与临床.北京:中国科学技术出版社,2007:79-84.

［16］ MUSSI A C M,RHOTON A L. Telovelar approach to the fourth ventricle:microsurgical anatomy［J］. Journal of Neurosurgery,2000,92(5):812-823.

第十二章

高血压性脑干出血显微及
内镜联合手术治疗

第一节　概　述

既往观点认为脑干是手术禁区,手术风险极高,高血压性脑干出血的临床疗效非常不好。2013年国内文献报道,出血量2~5mL的死亡率为36%,出血量5~10mL的死亡率为85.7%,出血量>10mL的死亡率为100%。但近5年来随着显微神经外科技术的提高和微侵袭理念的运用,以及术中神经导航和神经电生理监测的采用,神经内镜的联合使用,术后重症监护室对并发症的有效控制,大大提高了脑干出血的救治效果,显著降低了死亡率。目前对于高血压性脑干出血手术治疗的关注日益增多,本章主要阐述神经内镜联合显微镜治疗原发性高血压性脑干出血。

第二节　手术适应证与禁忌证

目前关于高血压性脑干出血还没有指南上统一标准的手术适应证和禁忌证,参考文献总结如下:

【适应证】

1. 占位效应明显,血肿最大出血平面超过脑干1/2,神经功能障碍严重或进行性加重。

2. 出血量≥5mL。

3. 血肿相对集中,接近脑皮质表面或破入第四脑室及蛛网膜下腔。

4. 保守治疗效果不佳,病情逐渐恶化。

5. GCS评分3~8分。

6. 家属有强烈的意愿。

【禁忌证】

1. 深昏迷合并双侧瞳孔散大固定,对光反射消失。

2. 无自主呼吸超过2小时。

3. 生命体征不平稳,出现过心搏骤停或血压低,需要升压药维持。

4. 弥散型脑干出血,各种手术入路选择均难以充分减压者。

5. 有其他手术禁忌,如凝血功能障碍、心肺功能不能承受麻醉等。

第三节　术前准备与手术器械

【术前准备】

1. 明确诊断　大部分患者都有明确的高血压病史,对不确定高血压病史的患者行CTA检查排除动脉瘤或动静脉畸形。

2. 维持呼吸道通畅　由于昏迷患者容易出现呕吐,导致误吸或窒息,对于呼吸困难的患者要尽快行气管插管,保持呼吸道通畅,避免颅内压增高后加重脑组织缺氧。

3. 控制血压平稳 有效控制血压可防止出现再出血,急性起病的患者血压波动大,一般都会出现血压升高,严重的可升高至 200/110mmHg,导致再出血,血肿增大。术前应使用降压药控制在 150~170/80~90mmHg 的范围内。

4. 注意凝血功能 对于发病前口服阿司匹林或其他抗凝药的患者,需要静脉输入新鲜血小板或肌注维生素 K 纠正凝血功能。

确定手术适应证。根据出血量、出血部位、出血类型及患者意识障碍、瞳孔、呼吸情况决定是否手术。

【手术设备和器械】

手术设备要求有脑科专用手术床、神经外科手术显微镜、头架及自动牵开器、电动开颅钻、专用显微手术器械、神经内镜(长 18cm,直径 4mm,角度 0°)等。如无专门的神经内镜,可以用耳鼻咽喉科的鼻内镜替代。

第四节 手术方法及注意事项与技巧

【手术方法】

1. 手术原则 遵循微创的原则,即以最小的创伤达到最佳的手术效果。

2. 手术时机选择 一般认为越早手术,疗效越好。从病理生理变化方面看,脑出血后 6 小时左右,血肿周围开始出现脑组织水肿及坏死,而且随时间延长而加重。如果出血已经超过 3 天,效果就很不好,脑干出血后造成的脑干水肿已经很明显了,这时候做手术会加重脑干水肿,手术效果也不好。因此,早期减轻血肿对脑组织的压迫,阻断出血后一系列继发性改变所致的恶性循环,可以提高生存率,改善预后。李国平认为超早期即出血后 6 小时内手术效果好,神经功能恢复优于中、晚期手术。

3. 常用的手术入路

(1) 枕下后正中经小脑延髓裂入路:适合脑桥出血向后破入第四脑室。

(2) 枕下乙状窦后入路:脑桥出血向侧方接近或破出脑干表面。

(3) 颞下经天幕入路:适合中脑、脑桥出血向侧方接近或破出脑干表面。

(4) 翼点入路:适合中脑出血。

(5) 幕下小脑上极外侧入路:适合中脑、脑桥交界区出血向侧后方接近或破出脑干表面(见视频 2)。

【注意事项】

1. 术前行头颅 CT 容积扫描,可从轴状位、冠状位、矢状位三个角度了解血肿部位及侵犯范围,准确地选择最适合的手术入路。

2. 双镜联合手术的体位要兼顾显微镜和内镜的手术需要,术中要配备足够长的显微器械以满足深部操作使用。

3. 手术时机尽可能在 24 小时以内,如超过这个时机,视患者生命体征及 GCS 评分决定是否可以手术。

视频 2 高血压性脑干出血的显微及内镜治疗

【手术技巧】

1. 通过血肿溃破处进入脑干,或者通过脑干安全区进入。先采用显微镜清除脑干破口下方较浅的血肿,再换内镜清除深部血肿,可以减少脑干破口的牵拉。

2. 应行纵行切开脑干 3~5mm,尽可能减少脑干的牵拉。

3. 在血肿腔内进行吸引,避免损伤周边正常的脑干组织,对于质地较韧的血肿可以用枪状镊或取瘤钳协助取出。

4. 处理活动性出血可用吸引器吸住小血管,双极电凝低功率电凝。电凝时注意冲水降低温度,同时防止电凝头与血管黏连。创面渗血可用薄明胶海绵或止血纱覆盖,棉片轻压止血。

5. 尽可能充分清除血肿,解除梗阻性脑积水。

6. 尽可能保护引流静脉,以免术后脑干水肿加重脑干神经组织受压,导致神经功能废损。

第五节 术后处理及并发症防治

【术后并发症防治】

1. 术后血肿腔出血增多 原因是对于出血血管处理不当,如对小动脉出血用明胶海绵压迫效果不牢固,术后躁动致血压升高时易再出血,所以还是要在内镜抵近观察下用双极电凝确切止血,才能减少术后二次出血。一旦发现再出血后血肿压迫脑干,可能需要二次手术清除。

2. 术后颅内积气 因患者采用侧卧位,术后气体常残留聚集在额颞部硬膜下腔内,如有张力性气颅可出现颅内压增高。故手术结束,缝合硬膜时要充分往硬膜下腔注入生理盐水,将空气排出。

3. 术后小脑或脑干水肿加重 手术牵拉小脑组织、脑干或损伤粗大的引流静脉可导致术后脑水肿的发生。过度或过长时间牵拉脑组织引起脑缺血性梗死是术后脑水肿的主要原因。故术中充分释放脑脊液使脑松弛,无牵拉或间断轻柔牵拉脑组织可减轻术后脑水肿的发生。

【术后处理】

1. 一旦发现再出血后要增加镇静镇痛处理,并控制血压平稳,同时继续使用止血药防止血肿扩大,如果血肿增大压迫脑干,可能需要二次手术清除。

2. 术后少量颅内积气可自行吸收,不需要特殊处理,如果积气过多,形成张力性气颅,造成脑组织受压移位,可行钻孔外引流排出气体。

3. 术后出现小脑或脑干水肿可加强脱水治疗,必要时静滴人血白蛋白提高血浆胶体渗透压,增加消除水肿效果。保守治疗后效果不佳,小脑水肿加重,压迫脑干,则需急诊行开颅去骨瓣减压或进一步内减压手术。

第六节 优缺点及经验教训

显微镜联合神经内镜手术治疗脑干出血的优点是血肿完全清除率高,术后脑干水肿轻。脑干牵拉轻微,深部血肿可以在直视下清除,周围脑干正常组织保护良好。对出血的责任血管可以电凝后确切止血,减少了术后再出血的发生概率。缺点是内镜还未能普及使用,且学习曲线较长,短期要适应手眼分离的操作比较困难。

显微镜联合神经内镜手术需要循序渐进地开展,首先要先熟悉解剖,进行解剖训练,掌握各种颅底入路的手术方法,熟练地在显微镜下清除脑干血肿。同时训练内镜下手眼分离的操作,技术成熟后可用固定臂固定内镜,双手操作,清除脑干深部的血肿。

在进行脑干出血手术的初期会遇到以下问题:

1. 血肿清除不彻底,与入路选择不正确或显微镜视野下存在盲区有关。

2. 脑干水肿加重,与内镜下操作不熟练有关,增加了正常组织的损伤。

第七节 术式评估与展望

显微镜联合神经内镜手术清除脑干出血是有效的方法,可以在直视下清除血肿,对脑干正常组织保护良好。血肿首次清除率高,内镜下无盲区和暗区,可抵近观察,处理出血的责任血管,减少术后再出血概率。待手术技术成熟后可采用完全内镜下手术清除脑干血肿,创伤更小,手术时间缩短,更有利于患者的术后恢复。

第八节　典型病例

【简要病史及影像学资料】

1. 患者,男性,64 岁,因"突发意识障碍 7 天"由外院转入。

2. 体查　自主呼吸弱,气管切开,呼吸机辅助呼吸,中昏迷,GCS 评分 5 分,双侧瞳孔等大等圆,直径 3mm,对光反射存在,刺痛双上肢可屈曲,双侧病理征阳性。

3. 头颅 CT 示脑桥出血破入第四脑室,量约 6.8mL(图 12-8-1A,B)。

4. 入院诊断　脑干出血;高血压病 3 级(极高危组)。

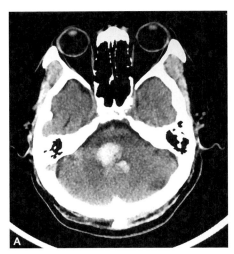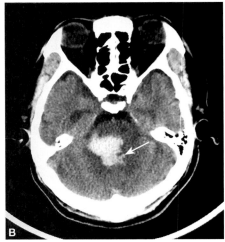

图 12-8-1　术前头颅 CT

A. 脑桥出血偏右侧后方;B. 脑桥出血向后破入第四脑室(白色箭头处)。

【手术过程及要点】

1. 体位和切口　患者通常采用 3/4 侧俯卧位(Park-bench 体位)(图 12-8-2)。头部和身体上部抬高 20°~30°,使头部高于胸部水平,有利于静脉回流。头部前屈 45°,有利于术者在小脑下表面和四脑室内进行分离操作。手术切口采用枕下后正中直切口:上自枕外隆突,下达 C$_4$ 棘突。

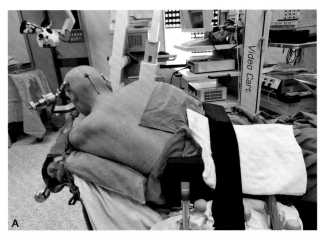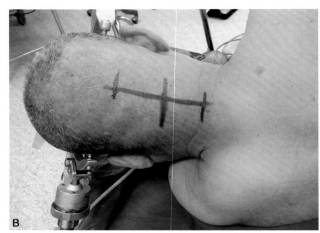

图 12-8-2　手术体位和切口

A. 患者采用左侧侧俯卧位,上身抬高 30°,三钉头架固定头部;B. 枕下后正中直切口。

2. 皮肤和肌层切开　切开皮肤及皮下组织撑开后,仔细辨认项韧带,严格于中线切开项韧带,于寰椎后弓结节上剥离头后小直肌,显露枕骨大孔和寰椎后弓。

3. 骨瓣开颅　于枕外隆凸下方钻一个骨孔,铣刀分别向两侧弧形铣开枕骨,向下至枕大孔,形成骨瓣。寰椎后弓大部分情况下不需咬除,如果颅底扁平或凹陷严重,血肿位置接近延髓,则要咬除寰椎后弓,利于显露和充分减压。

4. 硬膜切开　缝扎枕窦和寰窦后,"Y"型切开硬脑膜,牵开、固定。

5. 打开小脑延髓裂(图12-8-3,图12-8-4)　打开蛛网膜后即看见颈-延髓以及小脑下表面。牵开右侧小脑扁桃体,用显微剪刀锐性分离小脑延髓裂,在打开 Magendie 氏孔(第四脑室正中孔)和脉络膜组织后,轻轻地牵开下髓帆和小脑蚓部,即可获得宽广的第四脑室视角。于第四脑室的头端可见脑桥背侧血肿破溃流出来。

6. 显微镜下清除血肿(图12-8-5)　显微镜下从破口进入血肿腔清除血肿,适当扩大破口至5mm,使用1.5mm 直径的显微吸引器小心吸出血肿,大块较坚实的血块可以用显微枪状镊破碎后分块吸出,应尽可能在血肿腔内进行,不要超过血肿腔边缘而损伤周围组织。

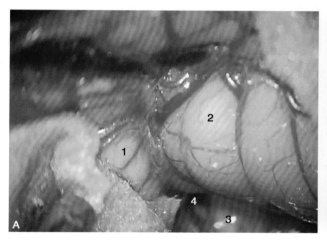
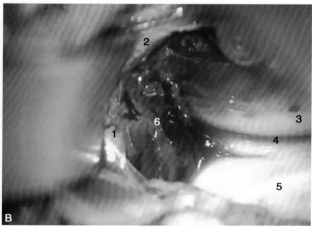

图 12-8-3　显微镜下打开小脑延髓裂

A. 显微镜下分别牵开小脑蚓部的蚓垂和右侧小脑扁桃体,显露小脑延髓裂。1. 蚓垂;2. 右侧小脑扁桃体;3. 延髓;4. 小脑延髓裂　B. 分离小脑延髓裂,显露突入四脑室内的血肿。1. 脉络丛;2. 下髓帆;3. 四脑室底;4. 正中沟;5. 髓纹;6. 血肿。

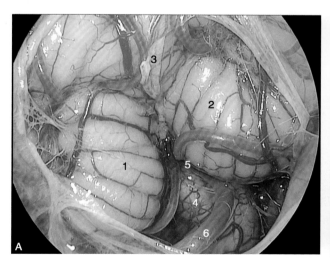
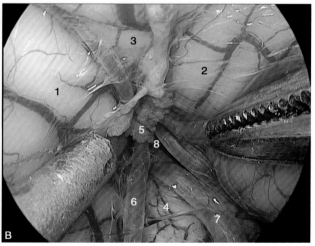

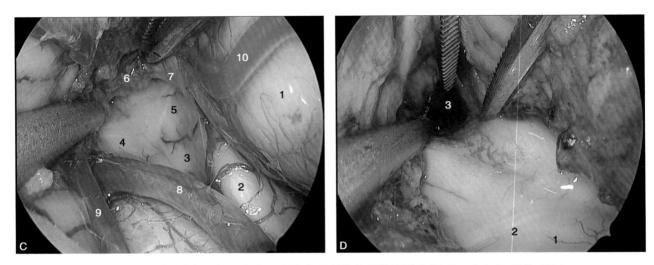

图 12-8-4 神经内镜下打开小脑延髓裂,解剖结构较显微镜更清晰(另一个患者,用作对比)

A. 神经内镜下更清晰地显示解剖结构:1. 左侧小脑扁桃体;2. 右侧小脑扁桃体;3. 蚓垂;4. 延髓;5. 小脑延髓裂;6. 左侧小脑后下动脉延髓后段;B. 锐性切开小脑延髓裂,显露脉络丛:1. 左侧小脑扁桃体;2. 右侧小脑扁桃体;3. 蚓垂;4. 延髓;5. 脉络丛;6. 左侧小脑后下动脉内侧干;7. 右侧小脑后下动脉延髓后段;8. 第四脑室正中孔;C. 显露四脑室底菱形窝:1. 右侧小脑扁桃体;2. 延髓;3. 四脑室底;4. 左侧髓纹;5. 右侧髓纹;6. 脉络丛;7. 下髓帆;8. 左侧小脑后下动脉延髓后段;9. 左侧小脑后下动脉外侧干;10. 右侧小脑后下动脉外侧干;D. 显露脑干背侧的血肿破口:1. 第四脑室底;2. 左侧髓纹;3. 突出脑干破口的血肿。

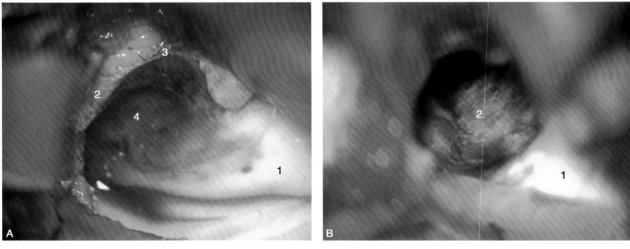

图 12-8-5 显微镜下清除脑干内部分血肿

A. 显微镜下清除脑干内浅表血肿:1. 四脑室底;2. 脉络丛;3. 下髓帆;4. 血肿;B. 显微镜下深部照明衰减,存在视野暗区和盲区:1. 四脑室底;2. 清除血肿后的创面。

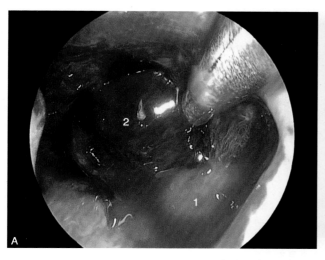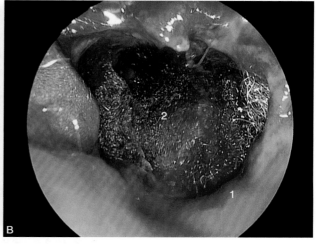

图 12-8-6　内镜下直视并清除脑干深部残留血肿,创面彻底止血

A.神经内镜下无暗区和盲区,直视下完全清除血肿:1.四脑室底;2.血肿;B.创面止血彻底:1.四脑室底;2.速即纱覆盖创面,彻底止血。

7. **神经内镜下清除血肿**　由于脑干的破口较小,显微镜深部照明衰减,而且有照明死角,故在不牵拉脑干切口的情况下显微镜很难达到完全清除血肿。而神经内镜的优势就在于不增加脑干牵拉的情况下可清楚地显示深部血肿并在直视下清除,遇到深部出血,可以采用机械臂固定内镜,双手操作精确电凝出血血管,减少术后再出血概率。内镜下还可放大视野,确认血肿完全清除,又避免了副损伤的发生。血肿腔创面覆盖止血纱彻底止血,血肿腔冲洗水色澄清。该入路保持了小脑蚓部的完整,防止术后缄默和躯干共济失调的发生。

【术前术后影像对比】（图 12-8-7）

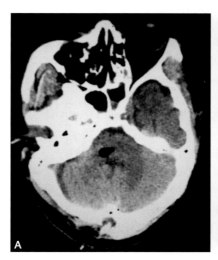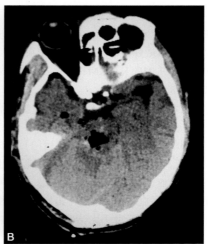

图 12-8-7　术后头颅 CT 显示血肿完全清除

【术后患者神经系统查体的影像资料及视频】

术后 2 个月患者恢复清醒（图 12-8-8）,可自行擤鼻涕,双下肢可活动,双手可握拳。

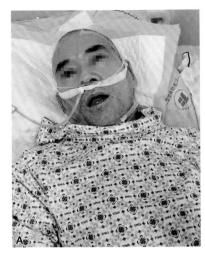
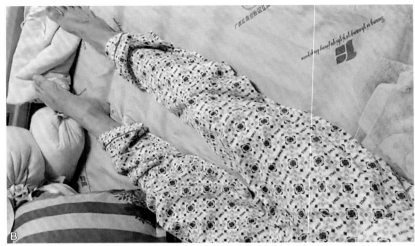

图 12-8-8　术后 2 个月患者情况
A. 患者神志恢复清醒；B. 双下肢可活动。

（周全　陈立华　简智恒）

参 考 文 献

［1］陈立华,魏群,徐如祥,等.原发性高血压性脑干出血的微创手术治疗［J］.临床神经外科杂志,2015,12（5）:349-353.

［2］李国平,李浩,游潮,等.高血压性脑干出血显微手术治疗［J］.华西医学,2010,25:107.

［3］李浩,李国平,游潮,等.高血压性脑干出血显微手术治疗 21 例临床分析［J］.中华神经外科杂志,2007,23:944.

［4］BROWN AP,THOMPSON BG,SPETZLER RF. The two-point method evaluating brainstem lesions［J］.BNI Quarterly,1996,12:20.

［5］陈立华,徐如祥.高血压性脑干出血的微创治疗［J］.中华神经创伤外科电子杂志,2016,2（4）:252-254.

［6］郝进敏,薛振生.枕下乙状窦后入路手术治疗重症高血压性脑干出血初步探讨［J］.中国医师进修杂志,2011,34（35）:46-48.

［7］朱永华.微骨窗颞下入路手术治疗高血压性脑干出血初步研究［J］.中国实用神经疾病杂志,2009,12（6）:20-22.

［8］周毅,敖祥生,黄星,等.显微外科治疗重症脑干出血［J］.中国临床神经外科杂志,2010,15（12）:721-722.

［9］CAVALCANTI DD,PREUL MC,KALANI MYS,et al. Microsurgical anatomy of safe entry zones to the brainstem. Journal of Neurosurgery. 2015:1-18.

［10］施辉,周辉,王富元,等.经膜髓帆入路手术治疗脑桥高血压相关性脑出血［J］.临床神经外科杂志,2017,14（1）:49-51.

［11］刘辛,李浩,胡鑫,等.自发性脑干出血治疗探讨［J］.临床神经外科杂志,2013,10:287.

［12］梁建广,董军,屈鸣麒,等.神经内镜辅助手术治疗脑干出血破入第四脑室［J］.中华神经医学杂志,2013,12:197.

［13］游潮,刘鸣,李浩.脑出血诊治中值得探讨的问题［J］.中华神经外科杂志,2013,29:328.

［14］李浩,刘文科,林森,等.高血压相关性脑干出血的治疗探讨［J］.中华神经外科杂志,2013,29（4）:339-341.

［15］张玉富,贺世明,吕文海,等.显微手术治疗高血压性脑干出血疗效观察［J］.中国临床神经外科杂志,2014,19（4）:200-202.

［16］赵迪,路营营,宋剑,等.影响脑干出血预后多因素的综合分析［J］.河北医药,2015,37（22）:3449-3452.

［17］陈邱明,袁邦清,吴贤群,等.显微手术治疗极重型脑干出血疗效观察［J］.立体定向和功能性神经外科杂志,2015,28（3）:173-175.

第十三章

锁孔手术治疗高血压性脑干出血

第一节 概　　述

　　锁孔手术（keyhole surgery）的概念由 Wilson 于 1971 年首先提出，1991 年 Fukushima 首次采用直径 3cm 的骨窗经纵裂锁孔入路夹闭前交通动脉瘤。1999 年德国美因兹大学 Perneczky 出版了有关锁孔神经外科手术概念的专著标志着该项技术已走向成熟。2000 年，国内兰青教授跟随 Perneczky 教授学习锁孔手术技术，回国后致力于锁孔手术技术的研究和推广。2017 年《神经外科锁孔显微手术中国专家共识》的制定，体现了锁孔微创技术在国内的推广并趋于规范化。2019 年《国际微创神经外科学会锁孔显微手术国际专家共识》的发表，向世界同行展示了中国在微创锁孔手术方面所做的努力与业绩。

　　锁孔神经外科是现代显微手术技术、神经影像技术、神经内镜技术等与现代微创手术理念相结合的产物，是显微神经外科迈向微创神经外科的代表技术之一。锁孔入路不只是手术切口大小的问题，更是一种外科理念，微创、精准、个体化是锁孔手术的精髓。锁孔显微手术的宗旨在于根据病灶部位和性质设计手术入路，充分利用有限的空间去除不必要的结构暴露或破坏，使手术路径尽可能最短并准确到达病变，术中利用脑组织正常解剖间隙减少对脑的牵拉，充分切除病变，以最小的创伤取得最好的手术疗效。

　　神经外科锁孔显微手术是以精湛的显微神经外科技术为基础，根据局部解剖及病灶特点，借助"锁孔"效应，通过精准设计，在理想显露和处理病灶的过程中合理地缩小开颅骨窗，减少不必要的颅内结构显露或操作的一项微创显微手术新技术。锁孔入路（keyholeapproach）切口及骨窗的大小是按需所取，符合"处理病灶足够大、开颅创伤尽量小"的原则。脑干出血的位置深在，但部位相对固定，通过"锁孔"的放大效应，显微镜下经过一个小骨窗亦可获得很大的视野，利于手术操作，因此采用锁孔入路行脑干血肿清除术，技术上完全可行。

　　锁孔神经外科技术成型至今已 20 余年，纵观 20 多年来的发展，锁孔显微手术可满足绝大多数神经外科手术的基本要求。在现有的技术条件下，对大数多深部病灶而言，3cm 直径以下的骨窗已能满足显微手术的操作要求，通常可采用 4cm 长的头皮切口。锁孔显微手术的小范围显露和微创操作在保证手术质量及疗效的前提下，可减少手术损伤及术后感染等并发症；简捷的入路不仅减少了开颅时间，而且使术者将时间和精力更多地集中于病灶的处理上，可进一步提高手术质量；能够缩短患者的康复周期，减轻护理工作的负担，节省治疗费用。

第二节　开展锁孔手术的基本条件

　　必须认识到锁孔入路手术是显微手术技术的发展，也是优良设备和娴熟技术相结合的自然结果。锁孔手术需要建立在显微解剖、娴熟技巧、丰富经验及精细器械的基础上，临床应用中也是逐步适应、提高的过程，不应在条件不具备的情况下勉强追求，造成适得其反的结果。对初涉锁孔手术者，具备如下条件，循序渐进、量力而行是保障手术安全的可靠方法。

一、对个体疾病和解剖的深刻认识和理解

　　锁孔入路下难以在术中改变手术入路，因此精准的术前设计及个体化的手术处理是锁孔显微手术成

功的前提,术前必须对个体疾病和解剖有深刻认识。开展锁孔手术需要进行一定的培训,锁孔入路的应用解剖训练可提高术者对锁孔入路下器械操作的适应性,熟悉颅内解剖结构及各锁孔入路下的暴露范围,才能增加术者对锁孔手术的信心(图13-2-1)。

二、丰富而全面的影像学及其他辅助检查

影像技术的发展是推动现代神经外科进步的重要基石,也是实现精准、微创神经外科手术的重要保障。丰富而全面的影像学检查对术前定位、手术计划制定、术中定位都发挥着重要的作用。神经导航可以术前规划最便捷、最安全的手术入路,术中实时显示病灶和手术部位的三维空间。近来随着各种3D影像工作站,导航软件及手机辅助软件的开发,对于脑干出血这类急危重症患者术前行薄层CT扫描即可实现术中神

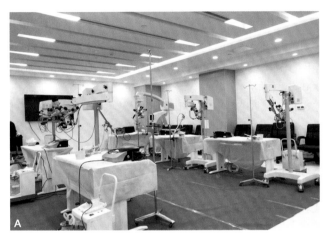

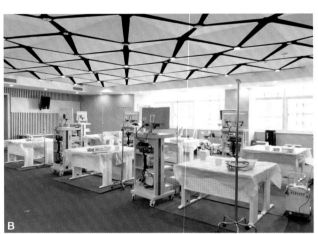

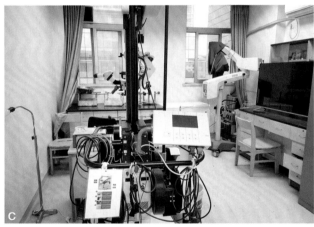

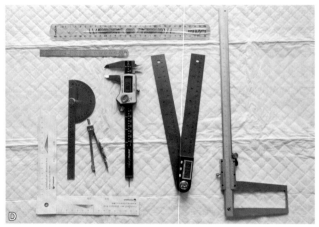

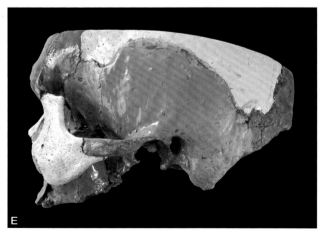

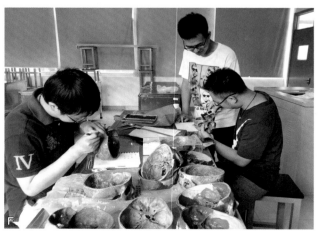

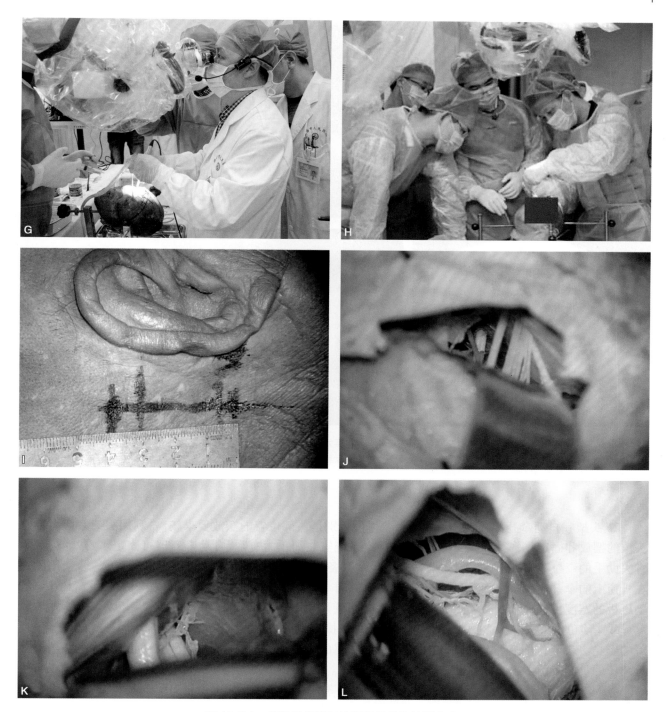

图 13-2-1　颅脑显微解剖培训的条件和培训内容
A. 显微操作培训；B. 内镜操作培训；C. 解剖实验室布置；D. 尸头解剖测量工具；E. 干性颅骨标准侧位片；F. 解剖学数据的测量；G、H. 笔者带教锁孔入路应用解剖学习班；I. 右侧乳突后锁孔入路切口长约 4cm；J. 剪开硬膜，牵开小脑半球后，向尾侧暴露后组脑神经；K. 显露三叉神经和面听神经；L. 显露脑干侧方。

经导航，增加了手术的安全性。另外移动 CT 的应用对保障手术安全性和提高急危重症患者的救治有重要意义，移动 CT 可以评估术中血肿清除情况，有无残留，及时评估有无脑积水都有很大帮助（图 13-2-2）。

三、精巧的手术器械和设备

1. 神经外科手术显微镜　显微镜是锁孔显微手术的基本要求，景深大的显微镜对深部结构的显示更清楚。因为手术骨窗狭小，需不断调节显微镜的视角，具有电磁锁调节功能的手术显微镜可较好地满足

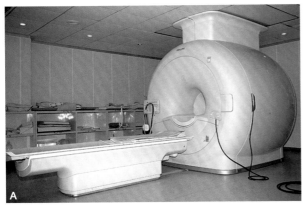
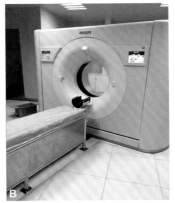
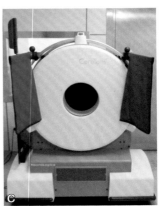
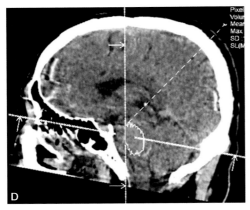
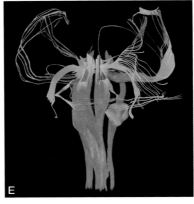
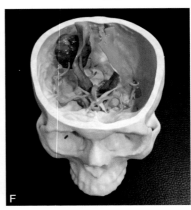

图 13-2-2　开展锁孔手术必需的影像设备支持

A. 3. 0T MR；B. 64 排螺旋 CT；C. 床旁移动 CT；D. CT 扫描后利用成像软件显示血肿位置；E. 纤维束成像；F. 三维重建后 3D 打印制作血肿模型。

要求。

2. 头架和自动牵开器　锁孔手术对患者体位特别是头部位置的摆放要求较高,利用头架系统有助于头位的摆放和固定,最常用的 Mayfield 头架固定系统安装简单,快速。自动牵开器可固定术野暴露范围,省去助手的牵拉显露,不影响操作视野,也是手术必备的器械之一。锁孔手术骨窗较小,不适合使用固定在骨窗上的牵开器底座,床旁固定的牵开器方便操作,蛇形牵开臂调控方便,一般低于手术骨窗约 15cm,脑压板的宽度可选择 0. 3~1. 0cm,深部操作时也可使用 0. 1~0. 3cm 的杆状脑压板。

3. 精细的显微器械　枪式杆状器械可有效增加操作的可视空间,避免术者或器械本身对显微镜下视野的影响。在锁孔显微手术时,尽量采用杆状或窄翼的显微剪刀、剥离子或动脉瘤夹持器等;吸引器选择可调压的负压吸引器,头端直径 1~3mm 的最为常用。

4. 动力系统　手术时可用磨钻先磨出一个直径 3mm 大小的颅孔,再用铣刀形成小骨瓣,磨除骨窗缘的内板,以扩大视野。

5. 导航系统　神经导航可以精确地进行病灶定位和选择手术入路,脑干血肿位置深在,锁孔手术过程中实施导航增加了手术安全性,其定位定向和实时引导功能为微创手术提供了可靠保障。神经导航主要优点如下:①定位准确;②手术入路最优;③实时跟踪指导手术。导航系统能随时将术中信息反馈给术者,使医生能更好地理解解剖结构与病变的关系,对于类似脑干血肿这种脑深部功能区的病变可更安全、迅速、精确地找到病变位置,因此可以有效地减少术中副损伤,缩短手术时间,提高手术质量。

6. 神经内镜　神经内镜的发展和完善为锁孔显微手术提供了有利条件,可在视野效果不佳的情况下引入神经内镜辅助手术。直径为 2~4mm 的神经内镜可为深部病灶提供一个明亮、详尽的图像,且越接近病灶,图像放大效果越好、越清晰。成角内镜还可使显微镜下难以发现的视觉盲点得以显露,可减少对正常组织的牵拉和损伤,并提高手术疗效(图 13-2-3)。

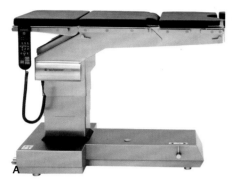

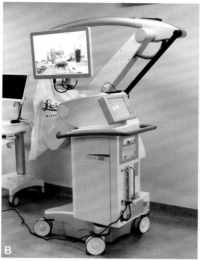

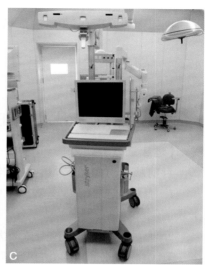

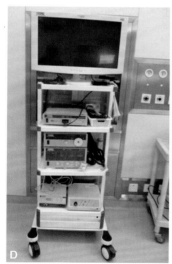

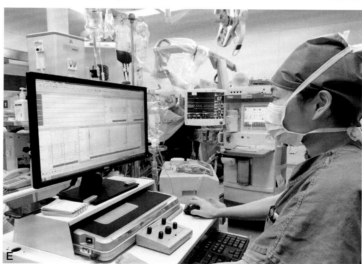

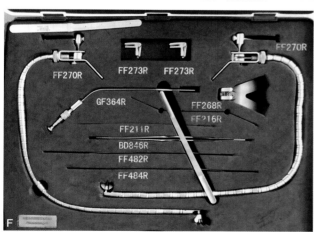

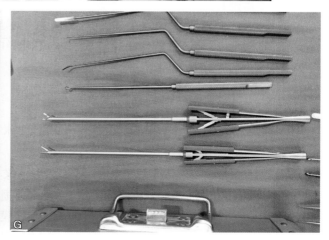

图13-2-3 开展锁孔手术必需的手术设备和器械支持

A.全自动手术床可以方便地进行术中调整;B.Leica 高清显微镜;C.导航设备;D.神经内镜;E.神经电生理设备;F.自动拉钩及吸引器;G.显微手术器械。

7. 术中神经生理监测　术中神经电生理监测已经成为神经外科手术中监测神经功能完整性,减少损伤,提高手术质量一个不可缺少的重要构成部分。术中可早期发现和辨明由于手术造成的神经损伤,并迅速纠正损害的原因,避免永久性的神经损伤。

第三节　颞下锁孔入路脑干血肿清除术

一、手术适应证与禁忌证

【适应证】

目前脑干出血无统一手术标准,一般认为以下情况可以选择手术治疗。

1. 血肿位于脑桥中上部以及中脑下部,尤其是偏向一侧、相对集中,同时血肿靠近脑干表面或突破脑干表面。

2. 血肿量>5mL 或者出血最大横截面占同层脑干面积>50%。

3. GCS<8 分,神经功能严重障碍或呈进行性加重。

4. 充分告知手术风险和后期可能的经济和家庭负担后,患者家属手术意愿强烈。

【禁忌证】

1. 出血量<5mL。

2. 无明显意识障碍者。

3. 循环不稳定,基本生命体征不能维持者。

4. 严重凝血功能障碍或者多脏器功能衰竭者。

5. 家属拒绝手术者。

二、术前准备与手术器械

【术前准备】

保持气道通畅,气道梗阻、气道不畅的患者早期气管插管,控制血压,完善生化检查以及凝血功能,排除常规手术禁忌。术前腰穿行腰大池置管,临时夹闭引流管。如有明显脑积水的患者先行脑室置管外引流。

【手术器械】

手术设备要求有专用电动手术床、神经外科手术显微镜、头架及自动牵开器、电动开颅钻、精细双极电凝,精细显微手术器械,推荐使用导航系统、术中神经电生理监测仪等。

三、手术方法及注意事项与技巧

【手术方法】

1. 体位和头位　一般侧卧位即可,使颧弓处于水平位,后仰15°,向对侧侧屈15°以补偿中颅窝底向上的倾斜度。

2. 切口　皮肤切口位于耳屏前约1cm,颧弓下缘上约4cm直切口(图13-3-1)。

3. 开颅　切开皮肤后,分离皮下组织,注意避免损伤面神经额支和颞浅动脉。牵开皮肤,"Y"形切开颞肌筋膜,切口下方的筋膜瓣向颧弓方向翻转。其余筋膜同皮肤一起向两侧牵拉。垂直切开颞肌,并向两边牵拉,暴露颞骨鳞部。在颧弓根部钻孔,铣刀骨瓣成型,大小约 25mm×20mm,骨窗下缘应紧贴颧弓及其根部,为获得良好的暴露,应磨去颧弓根部的上内侧缘(图13-3-2)。

4. 切开硬膜及天幕内侧缘　开放腰大池引流管,释放脑脊液约30mL,夹闭引流管。镜下瓣状剪开硬膜并悬吊。在显微镜下轻抬颞底,逐步释放脑脊液,降低颅压,逐渐深入,暴露天幕缘,可见其下方与之平行的滑车神经,注意避免损伤。滑车神经进入天幕点的后方约 1~1.5cm 处,切开天幕游离缘及天幕内侧约 1cm 并悬吊,显露脑桥中上部、中脑下部的外侧(图 13-3-3)。

5. 清除血肿　显微镜下选脑干皮质颜色异常部位或小脑上动脉的上下方,用显微剥离子分离脑干皮质,由浅入深逐步到达血肿腔,小号吸引器在血肿腔内操作,缓慢进行,动作轻柔,整个手术操作在血肿腔内操作,不要越过血肿周围水肿带。血肿腔内的附壁小血块粘连紧密者,不必强行吸除。对于少量渗血,采用速即纱压迫止血即可。对于动脉性出血,找准出血动脉,双极电量调低,轻轻电凝止血即可(图 13-3-4)。

6. 关颅　术区止血满意后,严密缝合硬膜,骨瓣复位固定,依层缝合颞肌及其筋膜、皮下各层(图 13-3-5,视频 4)。

【手术技巧】

1. 锁孔骨瓣较小,限制了对颞叶的牵拉程度,术前可放置腰大池引流管,待骨瓣成型后开放引流管,引流脑脊液 30~50mL,可以减少对颞叶的牵拉。

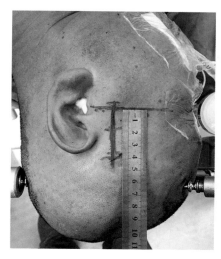

图 13-3-1　颞下锁孔入路的切口位于耳前,起自颧弓下缘长约 4cm

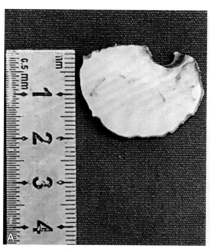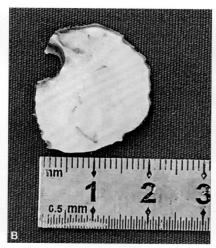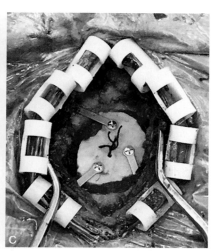

图 13-3-2　开颅
A、B. 骨窗直径约 2cm;C. 小骨瓣用钛连接片固定。

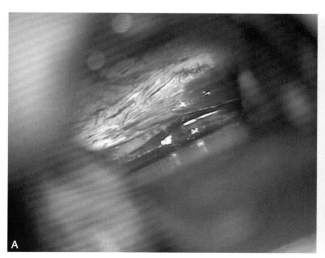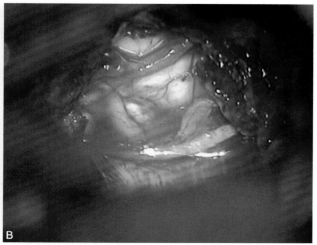

图 13-3-3　切开硬膜及天幕内侧缘
A. 切开天幕游离缘及天幕内侧;B. 显露脑桥中上部、中脑下部的外侧。

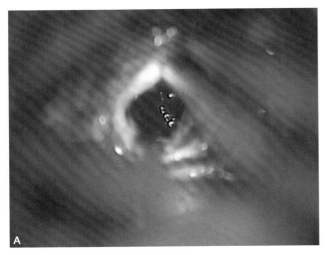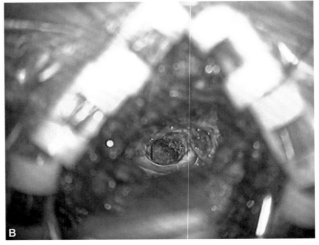

图 13-3-4　清除血肿

A. 吸引器缓慢轻柔吸除血肿；B. 血肿清除后，术区止血满意。

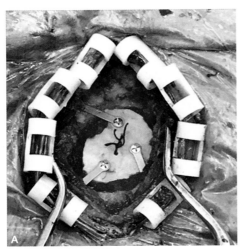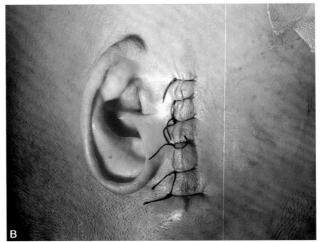

图 13-3-5　关颅

A. 骨瓣复位固定；B. 依层缝合头皮各层。

2. 锁孔理念的原理在于门镜效应，故皮瓣及骨窗尽量边缘光滑，并磨除中颅窝侧壁骨性隆起，保证颅内靶视野呈放射状扩大。打磨时若打开乳突气房，需用骨蜡妥善封堵，关颅时再次检查，以免发生脑脊液漏。

3. 滑车神经走行于天幕缘的下方，切开天幕游离缘时一定要在滑车神经进入天幕的后方切开。

4. 术中首选通过血肿破溃处进入脑干，或者脑干皮质颜色异常部位或小脑上动脉的上下方进入脑干。清除血肿过程中，诱发电位的变化对脑干功能活动提供准确、敏感的电生理指标，客观反映脑干的功能活动情况，避免血肿壁周围脑干损伤。

5. 操作尽可能在血肿腔内进行吸引，大块的血肿破碎后分块吸除，不要突破血肿壁，以免增加脑干损伤。

6. 注意掌握止血技巧，活动性出血可用双极电凝低功率电凝。对于创面渗血，可用蘸水的明胶海绵或止血纱覆盖创面，棉片轻压止血。

视频 4　颞下锁孔入路脑干血肿清除术

四、术后处理及并发症防治

1. 术后再出血 术后血肿腔再出血的主要原因是血压升高,所以术后应平稳降压,维持血压在 140/90mmHg 水平,根据患者情况适当采用镇静镇痛有助于维持血压平稳。术中持续牵拉颞叶或者损伤颞底回流静脉,特别是下吻合静脉(Labbé)静脉,可能导致颞叶挫伤、迟发性血肿及水肿,术中应尽力避免。若术后脑肿胀明显,必要时要去骨瓣减压。

2. 肺部感染 预期长时间昏迷患者应尽早行气管切开,以便气道护理。

3. 上消化道应激性溃疡出血 术后可使用抑酸剂预防和减轻应激状态所导致的急性胃黏膜病变。

4. 中枢性高热 脑干出血引起的中枢性高热是严重脑损伤表现之一,属于非感染性高热,体温常达 40℃ 左右,持续超高热加重脑损害,常导致患者在短期内死亡,术后使用冰毯、冰帽行物理降温。

5. 定期监测患者血电解质和肾功能等,维持水、电解质代谢平衡,如果患者神志恢复应早期进行神经康复和高压氧等措施以提高生存质量。

五、优缺点及经验教训

【优点】

1. 颞下锁孔入路手术所造成的损伤更小,节省了手术时间,并减少术中出血,使并发症的发生率得以下降。

2. 颞下锁孔入路的切口起自耳前 1cm,仅需纵形分离颞肌并向两侧牵开少许即可暴露术野,因颞肌分离局限,对颞肌的供血动脉和支配神经几乎无损伤,减少了出现颞肌萎缩的可能。

3. 相对于传统颞下手术入路,因骨窗的限制避免了对颞叶的过度牵拉以及对 Labbé 静脉的损伤。

【缺点】

该入路对手术器械有诸多要求,而且手术者需要有深厚的显微解剖知识、熟练的显微操作技术和丰富的临床手术经验。深部操作时需要良好的照明和更为精细先进的手术器械,如操作不慎,易损伤周围重要结构等。

六、术式评估与展望

颞下锁孔入路开颅、关颅时间短、创伤小、术后愈合快,并非传统颞下入路的"小型化",而是在手术操作的每一个细节充分运用微创理念。所以对术者的解剖知识、显微操作技术以及判断应变有着相当高的要求,如操作不慎,易损伤周围重要结构等。在临床上必须依据血肿的部位决定,否则影响手术质量。

七、典型病例简介

【简要病史及影像学资料】

患者,男性,36 岁,以"突发意识不清伴呕吐 10 小时"为主诉入院;入院查体:心率 95 次/min,呼吸 29 次/min,血压 195/110mmHg,神志中昏迷,GCS5 分,双瞳孔等大,呈不规则圆形,直径约 4mm,对光反射消失;刺痛肢体呈去大脑样过伸,双侧病理征阳性;头颅 CT 示:脑干出血,量约 8mL;入院诊断:脑干出血(脑桥前外侧);高血压病 3 级(极高危组)(图 13-3-6)。

【手术过程及要点】

麻醉后,腰穿行腰大池置管,夹闭引流管。取右侧卧位,使颧弓处于水平位,后仰 15°,向对侧侧屈 15° 以补偿中颅窝底向上的倾斜度。耳屏前约 1cm、颧弓下缘上约 4cm 直切口,依层切开皮肤各层,"Y"形切开颞肌筋膜,纵向切开颞肌,并向两边牵拉,暴露颞骨鳞部。在颧弓根部钻孔,铣刀骨瓣成型,大小约 25mm×20mm。骨窗下缘应紧贴颧弓,为获得良好的暴露,应磨去颧弓根部的上内侧缘。

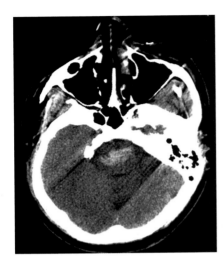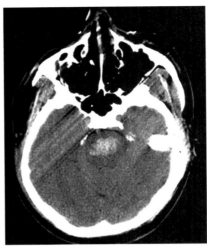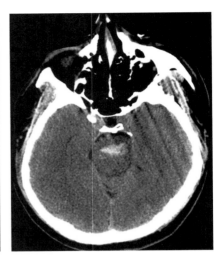

图 13-3-6   患者术前头颅 CT

开放腰大池引流管,释放脑脊液约 30mL,夹闭引流管。瓣状剪开硬膜,在显微镜下轻抬颞底,逐步释放脑脊液,降低颅压,暴露天幕裂孔缘,在滑车神经进入天幕点的后方约 1~1.5cm 处,切开天幕游离缘及天幕约 1cm 并悬吊,选脑干皮质颜色异常部位或小脑上动脉的上下方,用显微剥离子分离脑干皮质,由浅入深逐步到达血肿腔,小号吸引器在血肿腔内操作,分块清除血肿,术区止血满意后,严密缝合硬膜,骨瓣复位固定,分层缝合颞肌及头皮各层,伤口无菌包扎(图 13-3-7)。

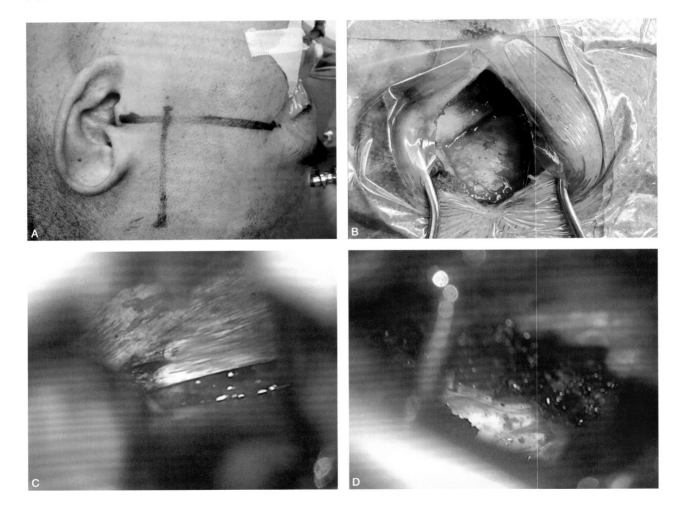

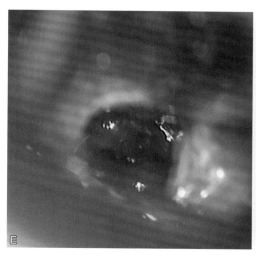
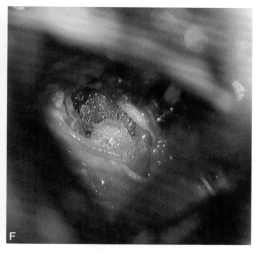

图 13-3-7　术中过程

A. 左侧耳前直切口,起自颧弓下缘长约 4cm;B. 乳突撑开器向两侧撑开皮瓣及颞肌,颧弓根钻孔,铣刀铣下大小约 25mm×20mm 骨瓣;C. 暴露天幕缘,在滑车神经进入天幕点的后方约 1～1.5cm 处切开天幕;D. 选脑干皮质颜色异常部位分离脑干皮质;E. 由浅入深逐步到达血肿腔,分块清除血肿;F. 血肿清除满意,小的渗血可用明胶海绵压迫止血。

【术前术后影像对比】(图 13-3-8)。

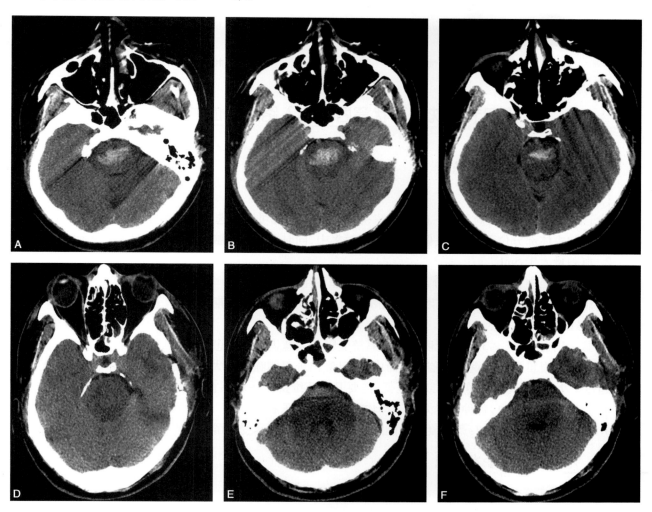

图 13-3-8　术前术后 CT 对比

A～C. 术前 CT;D～F. 术后 1 个月头颅 CT。

【术后患者神经系统查体的影像资料】

1. 术后 1 周　患者神志模糊,双侧瞳孔等大等圆,直径 1.5mm,对光反射灵敏,左侧肢体Ⅲ级,右侧肢体刺痛Ⅰ级(图 13-3-9)。

2. 术后 1 个月　患者神志清楚,双侧瞳孔等大,对光反射灵敏,左侧肢体肌力Ⅳ-级,右侧肢体肌力Ⅱ级,双侧巴宾斯基征阳性(图 13-3-10)。

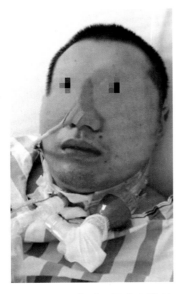

图 13-3-9　术后 1 周患者情况

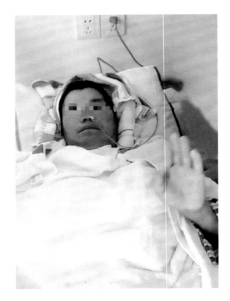

图 13-3-10　术后 1 个月患者情况

第四节　枕下乙状窦后锁孔入路脑干血肿清除术

一、手术适应证与禁忌证

【适应证】

脑干出血的手术指征尚无统一的标准,一般认为如下情况可考虑选择手术治疗。

1. 血肿主体部分位于脑桥,且偏向一侧、相对集中,同时血肿靠近脑干表面或突破脑干表面。

2. 血肿量大于 5mL。

3. 患者浅至中昏迷,GCS<8 分,伴或不伴有严重的生命体征紊乱。

4. 患者家属有强烈的手术愿望,家庭经济情况可以支持长期的后期治疗。

【禁忌证】

1. 脑干出血量少(≤3mL),无明显脑室系统受阻或无意识障碍的患者。

2. 对于出血量过大严重损害脑干生命中枢,已经出现双侧瞳孔散大、生命体征极度不稳定者(无自主呼吸超过 2 小时,出现过心搏骤停或血压低,需要升压药维持),一般不宜手术。

3. 弥散型脑干出血,各种手术入路选择均难以充分减压者。

4. 有其他手术禁忌,如:严重凝血功能障碍、心肺功能不能承受麻醉等。

二、术前准备与手术器械

【术前准备】

充分的术前准备是提高脑干出血手术疗效的重要措施。保持气道通畅,早期气管插管,积极控制血压。术前常规腰穿行腰大池置管,临时夹闭引流管。如有明显脑积水的患者先行脑室置管外引流。如病情及时间允许,影像学导航和显微手术结合,可大大提高手术的效率和安全性。现在各种影像工作站可以模拟手术入路,可以大大提高手术疗效及安全性。

【手术器械】

手术设备要求有专用电动手术床、神经外科手术显微镜、头架及自动牵开器、电动开颅钻、双极电凝、单极电刀,显微手术器械等。推荐使用导航系统、术中神经电生理监测仪等。

三、手术方法及注意事项与技巧

【手术方法】

1. 体位和头位　常规是侧卧位或者侧俯卧位,患侧向上,头位在侧位的基础上向对侧前旋15°~30°,使乳突平面置于术野最高处。头部采用三钉式头架固定。有条件的医院,建议术中神经电生理监测(图13-4-1)。

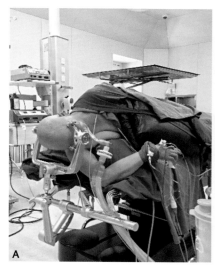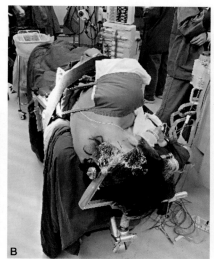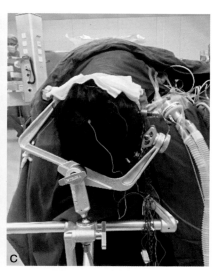

图13-4-1　体位和头位

A.体位采取侧卧位或侧俯卧位,头部头架固定;B.头部在侧屈的基础上向对侧前旋15°~30°,使乳突平面置于术野最高处;C.电生理监护可增加手术的安全性。

2. 切口和骨窗　用笔者原创的"一点两线两距离"的改良枕下乙状窦后锁孔入路开颅方法:标记乳突尖、二腹肌沟最后点,初步定出横窦下缘的体表投影,从二腹肌沟最后点后约1.5cm处做长约4cm的直切口,依次切开皮肤和皮下组织,电刀切开深层肌肉,注意枕动脉在斜方肌起点与胸锁乳突肌止点间穿出至皮下,探查后予彻底电凝后切断。骨膜剥离器行骨膜下分离,乳突撑开器向两侧撑开,显露二腹肌沟最后点等局部骨性标志。用"一点两线两距离"的开颅方法定位关键孔,磨钻形成直径6mm的关键孔,铣刀形成约2cm×2.5cm骨瓣。根据个体的差异,决定是否需要磨除乙状窦后缘的骨质。上方至横窦下缘水平,外侧至乙状窦后缘。如有乳突气房打开,以骨蜡封闭。如果需要,可以进一步磨除骨窗周边颅骨内板,以扩大手术视野(图13-4-2)。

3. 硬膜切开　开放腰大池引流管,释放脑脊液约30mL,夹闭引流管。瓣状剪开硬膜并悬吊,显微镜下将小脑下外侧向内侧牵开,逐步深入,打开小脑延髓池,释放脑脊液降低颅内压,再将小脑半球进一步向内牵开以增加显露空间(图13-4-3)。

4. 清除血肿　脑压下降后,小脑半球进一步向内牵开,显微镜下显露岩上静脉、三叉神经、面听神经及通过脑桥侧方破入到蛛网膜下腔的血块,通过三叉神经周区的脑干安全进入点或血肿突破脑干皮质的位置清除脑桥的血肿,术区止血(图13-4-4)。

5. 关颅　观察血肿腔无活动性出血,术区止血满意后,硬脑膜不漏水缝合,骨瓣复位固定。肌肉间断

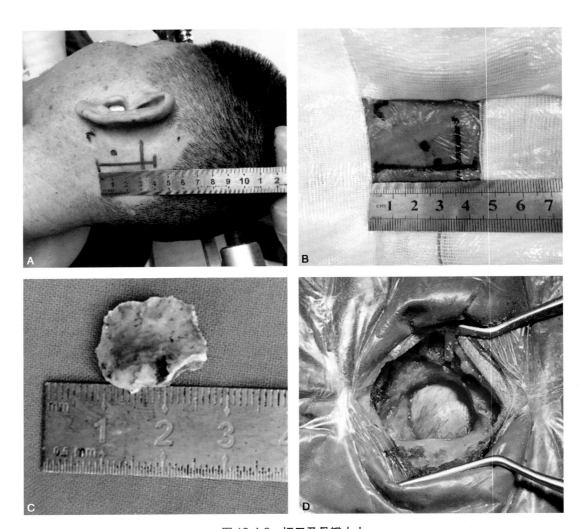

图 13-4-2　切口及骨瓣大小

A. 标记乳突尖、二腹肌沟最后点,定出横窦下缘的体表投影横线,从二腹肌沟最后点后方约 1.5cm 处做长约 4cm 的直切口;B. 剔除耳后局部头发,切口四周用无菌纱布覆盖并用贴膜固定,切口长度约 4cm;C. 骨瓣大小直径约 1.5cm;D. 取下骨瓣后,暴露骨窗。

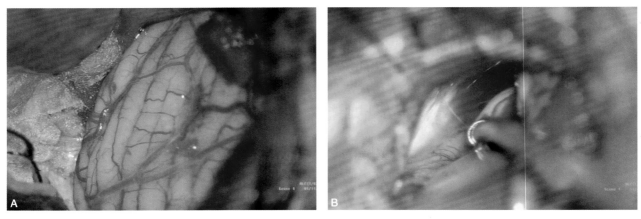

图 13-4-3　硬膜切开

A. 瓣状剪开硬膜后暴露小脑;B. 逐步打开小脑延髓池,释放脑脊液降低颅内压。

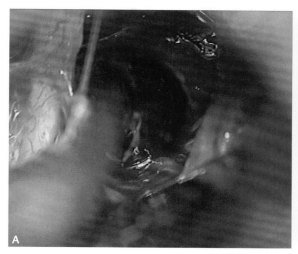
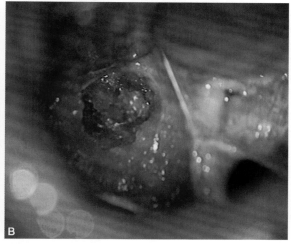

图 13-4-4　清除血肿

A. 沿脑干皮质的突破口吸出血肿并清除,吸引器下面黑色的是血肿;B.血肿已清除满意,残腔用湿润的明胶海绵或者速即纱填塞止血。

多层缝合,腱膜层严密高张力缝合,建议针距 5mm,常规缝合皮下及皮肤(图 13-4-5,视频 5)。

【手术技巧与注意事项】

视频 5　枕下乙状窦后锁孔入路脑干血肿清除术

1. 用笔者原创的"一点两线两距离"的改良枕下乙状窦后锁孔入路开颅方法,标记乳突尖、二腹肌沟最后点,初步定出横窦下缘的体表投影,从二腹肌沟最后点后方约 1.5cm 处做长约 4cm 的直切口。用我们原创的"一点两线两距离"的开颅方法定位关键孔,磨钻形成直径 6mm 的关键孔,铣刀形成约 2cm×2.5cm 骨瓣。

2. 因锁孔骨窗小,术前放置腰大池引流管,先临时夹闭,待骨瓣成型后开放引流管,缓慢引流脑脊液 30~50mL,可以减少小脑的牵拉。

3. 开颅时避免损伤静脉窦,尤其是乙状窦。预计硬膜表面与颅骨内面粘连严重的患者,可用磨钻磨出直径约 2cm 的骨孔,避免铣刀开颅时铣破静脉窦。乙状窦上方的骨质可用磨钻仔细打磨,剩下蛋壳样骨质可用咬骨钳咬除。

4. 剪开硬脑膜后,牵开小脑的岩骨面,进一步释放小脑延髓池脑脊液,待脑压明显降低后,分离桥小脑脚区的蛛网膜,即可暴露出小脑中脚和脑桥外侧。操作过程中特别注意保护岩静脉,避免术后小脑肿胀。

5. 术中首选通过血肿破溃处进入脑干,次选通过脑干安全区进入。清除血肿过程中,诱发电位的变化对脑干功能活动提供准确、敏感的电生理指标,客观反映脑干的功能活动情况,避免血肿壁周围脑干损伤。

6. 操作尽可能在血肿腔内进行吸引,结合用水冲洗使血块松动,大块的血肿破碎后分块吸除,不要突破血肿壁,以免增加脑干损伤。

7. 显微镜在深部照明有衰减和盲区,神经内镜联合使用可使深部照明清楚,无手术盲区,抵近观察,提高了血肿清除率,减少脑干副损伤。同时也利于彻底止血,减少术后再出血概率。

8. 注意掌握止血技巧,活动性出血可用双极电凝低功率电凝。对于创面渗血,可用蘸水的明胶海绵或止血纱覆盖创面,棉片轻压止血。

9. 尽可能保护引流静脉,以免术后脑干水肿加重脑干神经组织受压,导致神经功能废损。

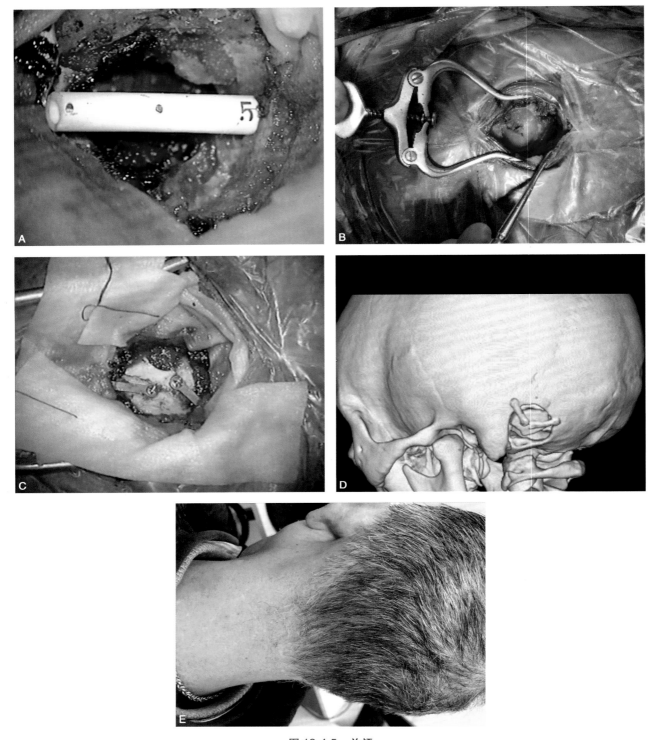

图 13-4-5 关颅

A.骨窗直径小于 2cm；B.严密缝合硬膜；C.骨瓣复位固定；D.CT 三维重建图像可见骨窗大小；E.患者出院时乳突后未见手术切口。

四、术后处理及并发症防治

1. **术后再出血** 术后再出血的主要原因是血压升高,所以术后应平稳降压,维持血压在 140/90mmHg 水平,根据患者情况适当采用镇静镇痛有助于维持血压平稳。

2. **肺部感染** 昏迷患者术后排痰不畅,肺部感染发生率高。早期行气管切开,有利于排痰。同时降低呼吸道阻力,减少了通气死腔,增加了肺泡的有效气体交换,改善脑供氧;血氧饱和度低或呼吸功能不全时早期呼吸机辅助呼吸;出现肺部感染后应根据药敏试验结果选择合适的抗生素。

3. 上消化道应激性溃疡出血 术后可使用抑酸剂预防和减轻应激状态所导致的急性胃黏膜病变。24 小时不能进食的患者给予插胃管,鼻饲流质饮食,保护胃黏膜。对消化道出血的患者用冰盐水加凝血酶或 0.02% 的去甲肾上腺素胃内注入,可有效止血。

4. 中枢性高热 脑干出血引起的中枢性高热是严重脑损伤表现之一,属于非感染性高热,体温常达 40℃左右,持续超高热加重脑损害,常导致患者在短期内死亡。术后使用冰毯、冰帽行物理降温,可有效降低脑耗氧量和代谢率,减轻脑水肿,降低颅内压,减轻神经细胞损伤,促进其功能恢复。药物降温易诱发应激性溃疡,应尽量减少使用。

5. 定期监测患者血电解质和肾功能等,维持水、电解质代谢平衡,如果患者神志恢复应早期进行神经康复和高压氧等措施以提高生存质量。

五、优缺点及经验教训

1. 笔者原创的"一点两线两距离"的改良枕下乙状窦后锁孔入路开颅方法,具有安全、准确、简单、微创的特点,值得临床推广。

2. 采用乙状窦后锁孔入路能够快速到达脑桥侧方。血肿部位常呈现局部的隆起或者色泽的改变,如果血肿破溃,环池局部有血肿,不难辨认。术中于局部隆起处纵向切开脑桥一侧的脑干皮质,在显微镜下应用显微吸引器头清除血肿,具有微创、准确和易操作性,并且出血较少。

3. 乳突后锁孔入路操作空间有限,有限暴露及狭小空间极易造成手术操作的困难,不适当的脑组织牵拉又会造成更严重的脑损伤,应引起注意。最行之有效的方法是打开脑池释放出脑脊液,使脑组织自行回缩。对一些颅内压较高的患者,如脱水剂效果不佳,还可先穿刺脑室释放脑脊液。亦可术前腰椎穿刺蛛网膜下腔置管,术中放出脑脊液,降低颅内压。

六、术式评估与展望

乙状窦后入路能够快速到达脑桥侧方,纵行切开脑桥侧方较为安全。乙状窦后锁孔入路治疗重症高血压性脑干出血,术野暴露清晰,手术时间较短,是一种操作简便、效果较好的手术方法。笔者原创的"一点两线两距离"的改良枕下乙状窦后锁孔入路开颅方法,具有定位准确,操作安全、简单、微创的特点,值得临床推广。随着显微手术经验的积累、显微技术的提高、显微器械的改进以及神经影像学技术的进步,应用改良的乳突后锁孔入路早期清除脑干血肿,可大大提高重症高血压性脑干出血患者的生存率和生存质量。

七、典型病例

【简要病史及影像学资料】

患者,男性,56 岁,因"突发意识不清 2 小时余"入院。查体:血压 151/78mmHg,呼吸弱,神志中昏迷,GCS5 分,双侧瞳孔等大等圆,直径约 2.0mm,对光反射灵敏,左侧肢体刺痛屈曲,右侧肢体刺痛无反应,双侧巴氏征阳性。辅助检查:头颅 CT 示脑干出血,量约 9mL。入院诊断:脑干出血,高血压病(极危重型)(图 13-4-6)。

【手术过程及要点】

全麻后,取右侧侧卧位,术前腰穿行腰大池置管,临时夹闭引流管。取左侧乳突后直切口约 4mm,常规消毒、铺巾,切开头皮、肌肉,暴露二腹肌沟顶点,以笔者原创的"一点两线两距离"法定位关键孔,磨钻形成直径 6mm 的关键孔,铣刀形成约 2cm×2cm 骨瓣。

开放腰大池引流管,释放脑脊液约 30mL,夹闭引流管。弧形切开硬脑膜并悬吊,观察脑组织压力明显降低,牵开小脑的岩骨面,进一步释放小脑延髓池脑脊液,脑压下降满意后牵开小脑半球,在

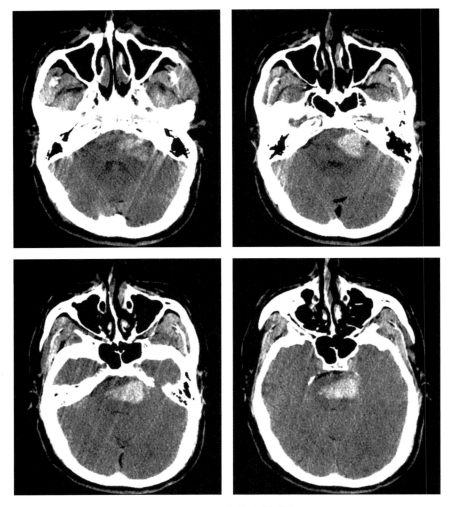

图 13-4-6　术前头颅 CT

面听神经与三叉神经出入脑干部位之间见血肿突破脑干表面，沿血肿破溃处用 1~1.5mm 直径的吸引器，轻柔缓慢分块清除血肿，残腔止血满意，硬脑膜严密缝合，骨瓣复位，分层缝合头皮各层，无菌敷料覆盖（图 13-4-7）。

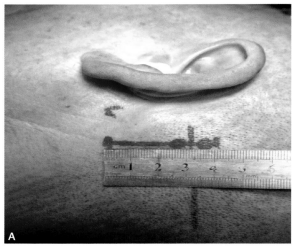

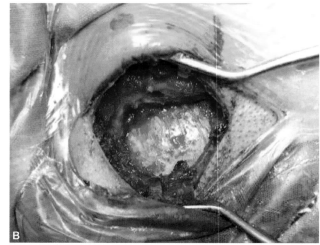

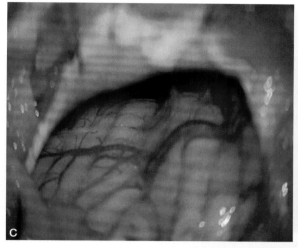
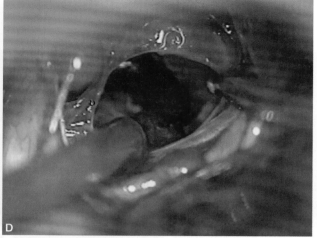
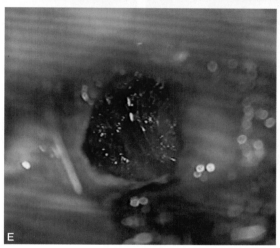

图 13-4-7　手术过程

A.标记乳突后直切口;B.撑开枕后肌群,铣下骨瓣,显露骨窗大小;C.瓣状剪开硬膜翻向乙状窦侧,释放脑脊液,可见小脑塌陷满意,几乎不用对小脑过多牵拉;D.沿着脑干表面血肿破溃的地方进入血肿腔清除血肿;E.血肿清除后,妥善止血。

【术前术后影像对比】

1. 术后第 1 天　患者神志浅昏迷,双侧瞳孔等大等圆,直径 1.5mm,对光反射灵敏,左侧肢体刺痛定位,右侧肢体刺痛无反应(图 13-4-8)。

2. 术后第 5 天　患者神志模糊,双侧瞳孔不等,左侧瞳孔直径 2.5mm,右侧瞳孔直径 3.0mm,对光反射灵敏,左侧肢体肌力Ⅲ级,右侧肢体肌力Ⅱ级,双侧巴宾斯基征阳性(图 13-4-9)。

3. 术后第 5 周　患者神志模糊,双侧瞳孔不等,左侧瞳孔直径 2.5mm,右侧瞳孔直径 3.0mm,对光反射灵敏,左侧肢体肌力Ⅳ级,右下肢肌力Ⅲ级左右,右上肢肌力Ⅱ级,双侧巴宾斯基征阳性(图 13-4-10,图 13-4-11)。

4. 术后第 5 个月　患者神志清楚,双侧瞳孔等大,直径 2.5mm,对光反射灵敏,左侧肢体肌力Ⅴ级,右下肢肌力Ⅲ~Ⅳ级,右上肢肌力Ⅱ级(图 13-4-12,图 13-4-13)。

5. 术后第 12 个月　患者神志清楚,认知功能明显好转,双侧瞳孔等大,直径 2.5mm,对光反射灵敏,右上肢肌力Ⅲ级,余肌力基本正常,生活能力基本能自理(图 13-4-14,图 13-4-15)。

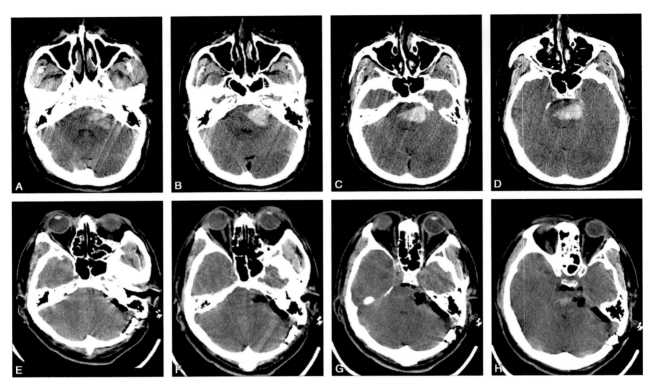

图 13-4-8 术前术后第 1 天头颅 CT 对比
A~D. 术前头颅 CT；E~H. 术后第 1 天复查头颅 CT。

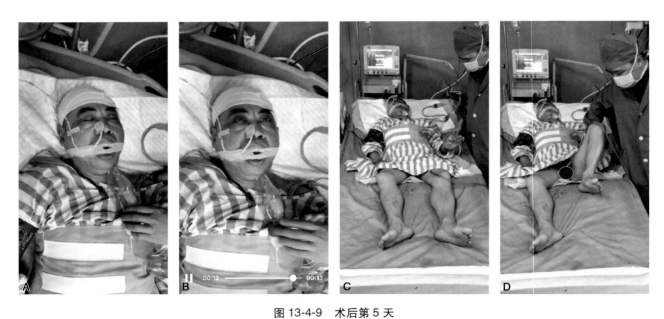

图 13-4-9 术后第 5 天
A、B. 术后第 5 天患者神志朦胧，虽保留口咽通气道，但可以遵嘱闭眼、睁眼；C、D. 左侧肢体肌力Ⅲ级，右侧肢体肌力Ⅱ级。

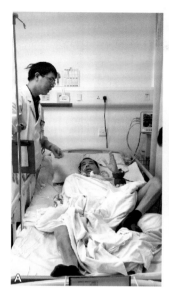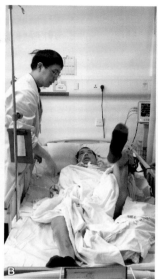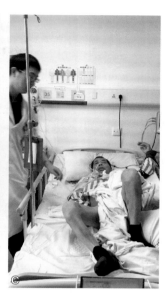

图 13-4-10 术后第 5 周

A. 术后第 5 周患者神志朦胧,能对答并正确;B. 左侧肢体肌力Ⅳ级,C. 右下肢肌力Ⅲ级左右,右上肢肌力Ⅱ级。

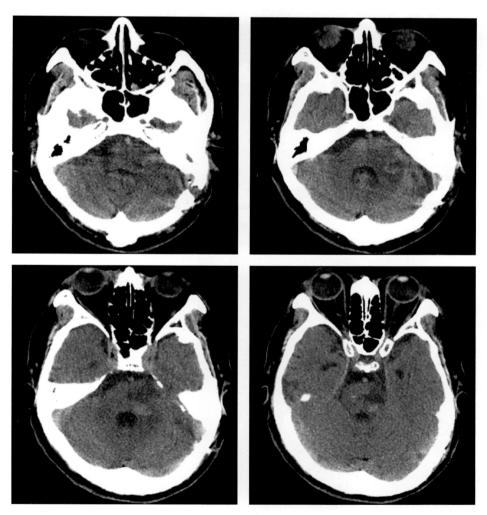

图 13-4-11 术后第 5 周头颅 CT

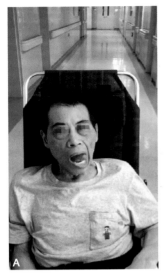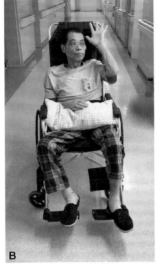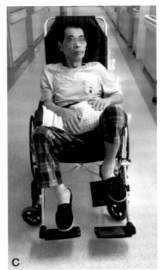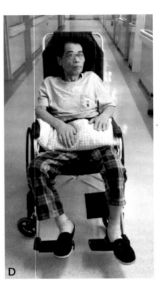

图 13-4-12 术后第 5 个月

A. 患者神志清醒，对答切题，认知能力进一步恢复；B~D. 左侧肢体肌力正常，右下肢肌力Ⅲ~Ⅳ级，右上肢肌力Ⅱ级

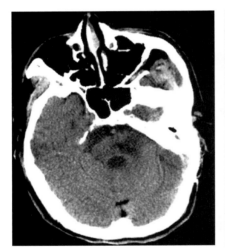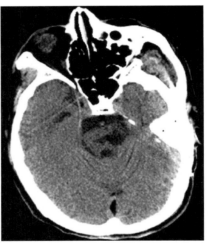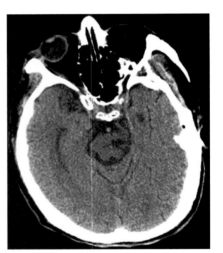

图 13-4-13 术后 5 个月头颅 CT

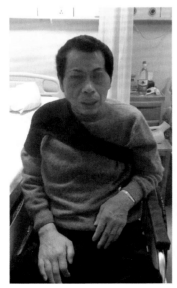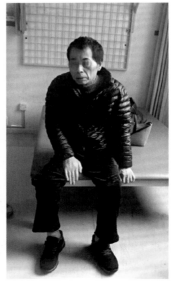

图 13-4-14 术后 12 个月

患者认知能力进一步恢复，右上肢肌力Ⅲ级，余肌力基本正常，生活能力基本能自理。

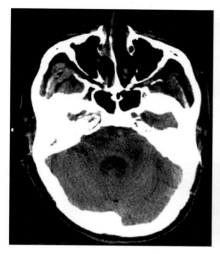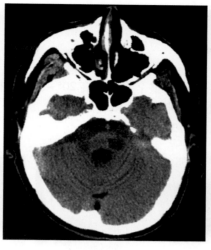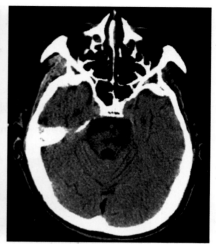

图 13-4-15　术后 12 个月头颅 CT

第五节　后正中锁孔入路脑干血肿清除术

一、手术适应证与禁忌证

【适应证】

脑干出血无统一手术标准,一般认为以下情况可以选择手术治疗:

1. 血肿位于延髓背外侧以及脑桥中下部有突破四脑室底或者距离四脑室底较近有突破倾向者。

2. 血肿量>5mL。

3. GCS<8 分,神经功能严重障碍或呈进行性加重。

4. 充分告知手术风险和后期可能的经济和家庭负担后,患者家属手术意愿强烈。

【禁忌证】

1. 出血量<5mL。

2. 无明显意识障碍者。

3. 循环不稳定,基本生命体征不能维持者。

4. 严重凝血功能障碍或者多脏器功能衰竭者。

5. 家属拒绝手术者。

二、术前准备与手术器械

【术前准备】

1. 保持气道通畅,气道梗阻、气道不畅的患者早期气管插管,控制血压,如有明显脑积水的患者先行脑室置管外引流。

2. 完善生化检查以及凝血功能,排除常规手术禁忌。

【手术器械】

手术设备要求有专用电动手术床、神经外科手术显微镜、头架及自动牵开器、电动开颅钻、精细双极电凝,最好配备导航系统、术中神经电生理监测仪等。

三、手术方法及注意事项与技巧

【手术方法】

1. 体位和切口

（1）体位:俯卧位,Mayfield 头架固定,整个身体抬高20°~30°,这样可以使头部高于胸部,有利于静脉引流。头前屈约30°,使颅颈交界处充分伸展(图13-5-1A)。

（2）取正中切口,长约6~8cm(图13-5-1B)。

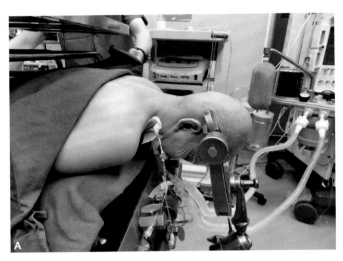
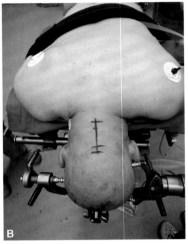

图13-5-1 体位及切口

A.患者取俯卧位,Mayfield 头架固定;B.后正中手术切口。

2. 开颅

（1）切开头皮,沿中线锐性分离,乳突撑开器撑开,再沿白线切开至颅骨,沿骨面向两侧剥离附着于下项线及其下枕骨的肌肉,连同皮瓣用乳突撑开器撑开显露枕骨、枕骨大孔、寰椎椎板(图13-5-2A)。

（2）在中线上钻一骨孔,然后铣刀辅助游离小骨瓣,也可以由枕骨大孔后缘向上,磨除直径约2.5~3cm 的骨窗(图13-5-2)。

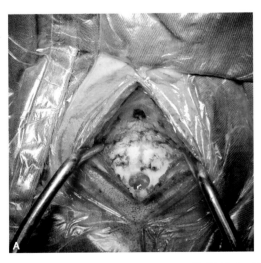
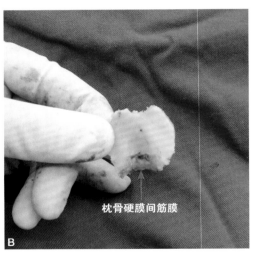

枕骨硬膜间筋膜

图13-5-2 钻孔,铣下骨瓣

A.切开头皮,乳突撑开器撑开手术切口,中线上钻一骨孔;B.经骨孔铣下骨瓣。

3. 切开硬膜 "Y"形切开硬脑膜,在枕窦两侧用尖刀挑开硬膜,组织剪向双侧外上方剪开,枕窦烧闭或丝线缝扎,剪断枕窦并向双侧外下方继续剪开硬膜,形成四片硬膜瓣,硬膜悬吊于骨窗周围(图13-5-3)。

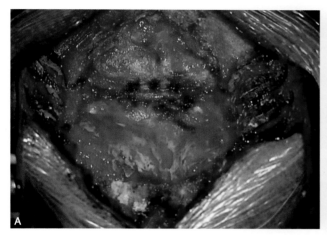
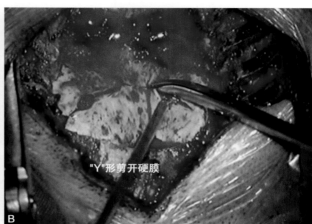

图 13-5-3 显露和切开硬膜
A. 显露硬膜;B. "Y"形切开硬脑膜。

4. 硬膜下操作

(1) 打开枕大池,可见小脑扁桃体、二腹叶、蚓垂,以及小脑延髓裂和小脑后下动脉(图13-5-4A)。

(2) 双侧脑扁桃体分别向两侧牵开,可见小脑延髓裂的底,其内侧即四脑室的顶,由髓帆和脉络膜组成,外侧是脑干的后方,双侧脉络膜汇合形成正中孔,小脑后下动脉第三、四段走行在小脑延髓裂内。用脑压板将扁桃体向外、上的方向进行牵拉,从而显露小脑延髓间隙的下部(图13-5-4B)。

(3) 在获得更好的蚓垂显露后,脑压板将蚓垂体向内、上方牵拉,继而显露脉络膜、下髓帆结构。继续打开下髓帆则可进一步显露四脑室上部,如上髓帆、导水管开口、内侧隆起及小脑上脚等结构。双侧脉络膜下髓帆打开时,上抬小脑蚓部可以观察到四脑室底的全景(图13-5-4C)。

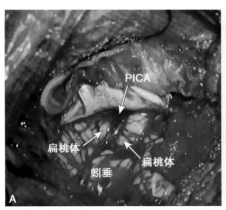
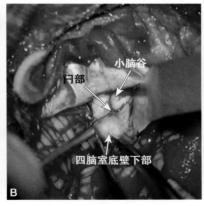
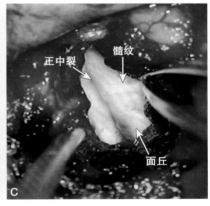

图 13-5-4 显露第四脑室底
A. 打开枕大池,显露小脑扁桃体、蚓垂和PICA;B. 牵开小脑扁桃体,显露第四脑室下部;C. 进一步显露第四脑室上部。
PICA. 小脑后下动脉。

5. 清除血肿 脑干出血破入第四脑室的血肿先行清除,继而显露第四脑室底,通过破溃的脑干表面可以准确定位血肿位置。如果血肿完全居于脑干内部,则可以在位于髓纹上方,通过观察脑干表面呈灰蓝色、略微膨隆的区域判断血肿藏匿位置,此处切开脑干5~10mm范围,进入血肿腔进行操作(图13-5-5)。

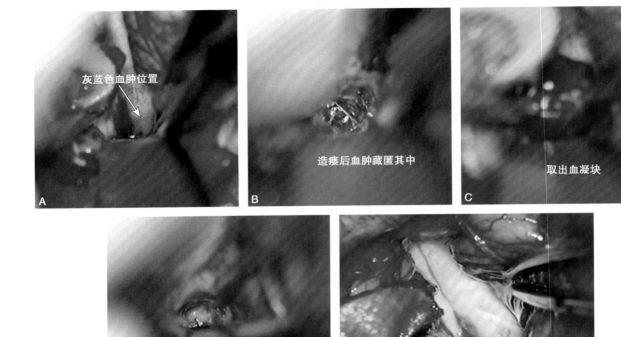

图 13-5-5　清除血肿

A. 见第四脑室底灰蓝色微膨隆的血肿位置；B. 经灰蓝色区造瘘见血肿藏匿其中；C. 清除
血凝块；D. 清除血肿后电凝血肿腔内壁；E. 血肿腔内铺垫止血棉。

6. 关颅　生理盐水蛛网膜下腔冲洗，显微镜探查导水管开口，保障导水管开口的通畅。间断水密
缝合硬脑膜，如硬脑膜张力较高，可取一小块肌肉进行修补，此外还可使用人
工硬脑膜修补（硬膜外放置凝胶海绵）。骨瓣复位固定，依层缝合枕后肌群、皮
下组织、皮肤（图 13-5-6，视频 6）。

【手术注意事项及相关操作技巧】

1. 严格掌握手术适应证及熟练手术步骤、相关解剖知识。

2. 严格无菌操作，防颅内感染。

3. 游离骨瓣时，因枕骨大孔处的枕骨内板和寰枕筋膜之间存在紧密粘连，为
保证硬膜的完整，可以采用 11 号刀片锐性游离寰枕筋膜-枕骨之间的附着，也可
用单极电凝在上述粘连处进行分离操作。

4. 部分患者合并梗阻性脑积水，预期脑压较高造成操作困难，可以在开颅前
行侧脑室枕角穿刺外引流，以降低颅压。

5. 蛛网膜、下髓帆膜都采取锐性剪开的方法，避免过度牵拉引发血管、脑组
织的副损伤。

6. 分离显露下髓帆的过程中，所遇到的 PICA 各个分支要尽量妥善保留，否
则可能引发蚓部缺血损伤和小脑梗死水肿，继而失去了该入路的意义。

7. 为减少副损伤，血肿腔低电流双极电凝进行止血，还可以在双极和脑干之间铺垫薄层明胶海绵，进
行热量的"温和"传递。

视频 6　后正中锁
孔入路脑干血肿清
除术

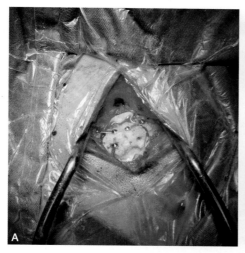
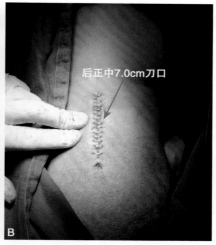

图 13-5-6 关颅
A. 复位骨瓣,用颅骨链接片固定骨瓣;B. 缝合切口。

8. 硬膜不漏水缝合,骨瓣复位固定,以防枕部皮下积液、脑脊液漏、切口愈合不良。

四、术后处理及并发症防治

1. 相较其他类型的脑干出血,采取此入路手术的脑干血肿常突破四脑室底或者距离四脑室底较近,更易引起脑积水,因此术中务必探查导水管开口,保障导水管开口的通畅。

2. 相较其他入路,枕下正中入路可能会遇到枕部皮下积液、脑脊液漏、切口愈合不良等情况,术中应做到硬膜水密缝合,若术后出现皮下积液、脑脊液漏的情况,术后可以采取持续腰大池引流促进伤口愈合。

五、优缺点及经验教训

1. 切口较传统的枕下正中入路显著缩小,节省了手术时间,并减少术中出血,切口避开了枕外隆凸,可以避免术后伤口愈合不良,减少了脑脊液漏的发生。

2. 骨窗不超过下项线,无须磨除寰椎后弓,对枕部肌群的破坏较小,减少了对颅颈稳定性的影响。

3. 锁孔入路骨窗小,避免了不必要的脑组织暴露,同时限制了脑牵拉的幅度,可减少脑牵拉造成的损伤。

4. 应用神经导航及电生理监测可以减少术后并发症,保护重要功能区。

六、术式评估与展望

枕下正中锁孔入路与传统入路具有相似的解剖结构线路范围,因脑干出血位置深在,部位相对局限,枕下正中锁孔入路能充分利用"锁孔效应"暴露解剖结构,打开枕大池充分释放脑脊液后,可以获取足够的手术操作空间。切口及骨窗较传统入路小,既缩短手术时间,快速到达血肿,又减少了不必要的暴露和损伤。

七、典型病例

(一)典型病例一

【简要病史及影像学资料】

患者,男性,55 岁,因"突发意识不清 2 小时余"入院。查体:血压 151/78mmHg,呼吸弱,神志浅昏迷,GCS 5 分,双侧瞳孔等大等圆,直径约 2.0mm,对光反射灵敏,双侧肢体刺痛屈曲双侧巴宾斯基征阳性。辅助检查:头颅 CT:脑干出血,量约 8mL(图 13-5-7)。入院诊断:脑干出血;②高血压病(极危重型)。

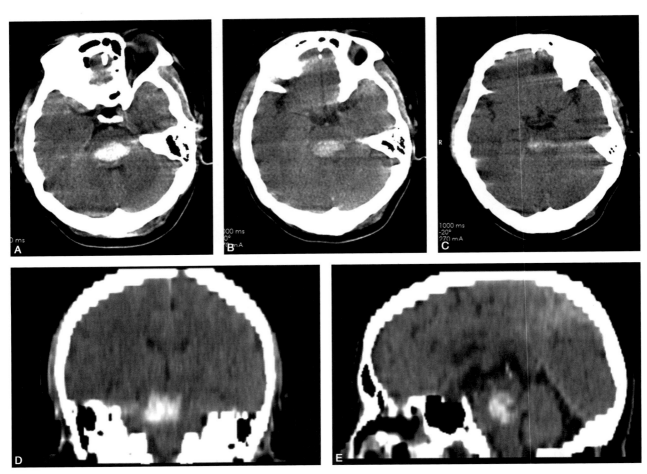

图 13-5-7　术前 CT：血肿位于脑桥，接近第四脑室底

A～C.急性期颅脑 CT 轴位片显示高密度的血肿位于脑桥背盖，血肿靠近第四脑室底；D、E.分别为急性期颅脑 CT 冠状位和矢状位片，显示高密度的血肿完全位于脑桥内，且靠近第四脑室底。

【手术过程及要点】

1. 取俯卧位，取正中切口，长约 6～8cm。沿项韧带依层切开头皮及肌层（图 13-5-8A、B）。

2. 枕外隆凸中线两侧分别钻一骨孔，铣刀游离小骨瓣，"Y"形切开硬膜。用脑压板将扁桃体向外、上

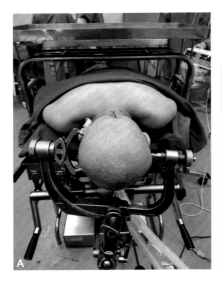

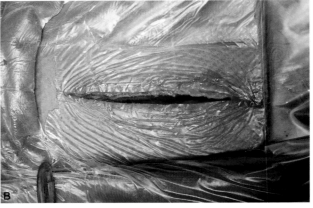

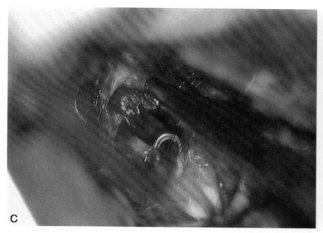
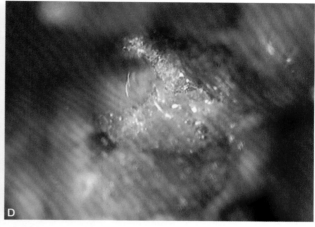

图 13-5-8　手术过程

A. 患者取俯卧位,三点钉头架固定头部;B. 后正中切口;C. 进入血肿腔,清除血凝块;D. 彻底清除血肿,残腔止血满意后覆盖止血纱。

方牵拉,打开双侧脉络膜下髓帆,上抬小脑蚓部,显露四脑室底部。在神经导航及神经电生理监测下,确定血肿位置后,吸引器用低到中等强度负压在高倍镜直视下缓慢分块吸除血肿。残腔止血满意后,严密减张缝合硬脑膜,骨瓣复位固定,依层缝合枕肌及头皮(图 13-5-8C、D)。

【术后影像】

术后复查颅脑 CT 显示血肿完全清除,少量颅内积气,骨窗很小(图 13-5-9)。

【术后及出院时患者表现对比】

患者术后早期气管切开,鼻饲营养,出院时患者在家属搀扶下能行走(图 13-5-10)。

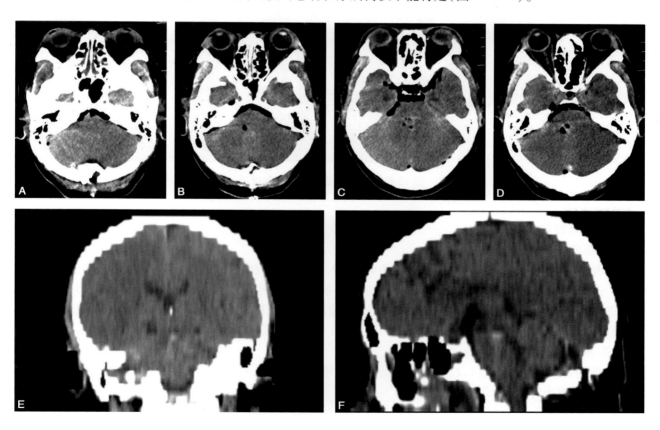

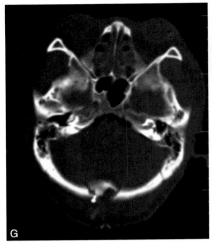
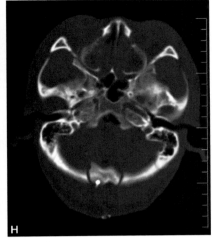
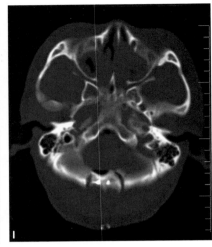

图 13-5-9　术后复查颅脑 CT

　　A~D. 术后复查颅脑 CT 轴位片显示脑桥血肿清除满意,残留少量颅内积气;E、F. 分别为冠状位和矢状位 CT 显示脑桥血肿完全清除;G~I. 骨窗显示小骨窗。

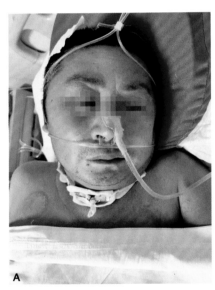
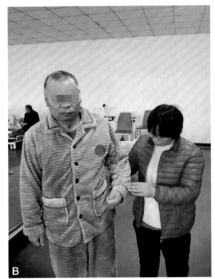
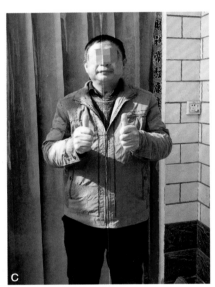

图 13-5-10　术后及出院时患者情况

　　A. 术后早期鼻饲及气管切开;B、C. 出院时,患者在家属搀扶下能行走,双手能竖起大拇指。

(二) 典型病例二

【简要病史及影像学资料】

　　患者,男性,50 岁,因"突发意识不清 4 小时余"入院。查体:血压 163/90mmHg,呼吸弱,神志中昏迷,GCS 5 分,双侧瞳孔等大等圆,直径约 2.0mm,对光反射灵敏,左侧肢体刺痛无反应,右侧肢体刺痛屈曲,双侧巴宾斯基征阳性。辅助检查:头颅 CT:脑干出血,量约 10mL(图 13-5-11)。入院诊断:脑干出血;高血压病(极危重型)。

【手术过程及要点】

　　1. 取俯卧位,取正中切口,长约 6~8cm。沿项韧带依层切开头皮及肌层,枕外粗隆中线两侧分别钻一骨孔,铣刀游离小骨瓣,"Y"形切开硬膜。

　　2. 用脑压板将扁桃体向外、上方牵拉,打开双侧脉络膜下髓帆,上抬小脑蚓部,显露四脑室底部。在神经导航及神经电生理监测下,确定血肿位置后,吸引器用低到中等强度负压在高倍镜直视下缓慢分块吸除血肿。残腔止血满意后,严密减张缝合硬脑膜,骨瓣复位固定,依层缝合枕肌及头皮(图 13-5-12)。

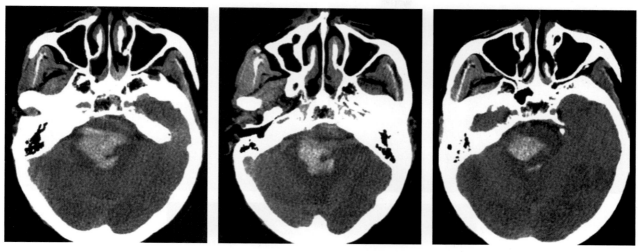

图 13-5-11　术前 CT

急性期查颅脑 CT 轴位片显示:血肿位于脑桥,突破脑干进入第四脑室。

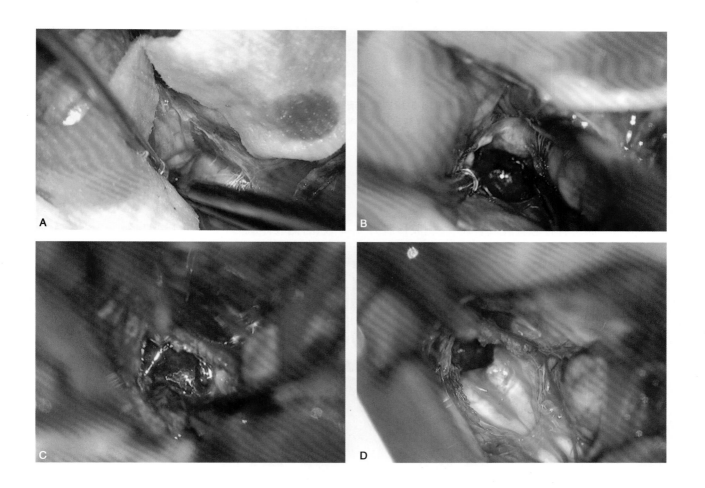

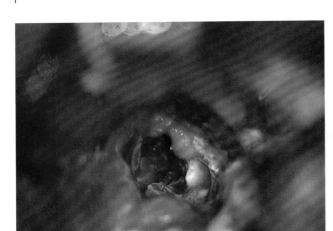
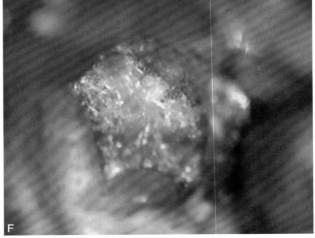

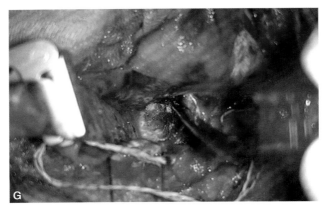

图 13-5-12 术中清除血肿，残腔止血

A. 将扁桃体牵向外侧，显露第四脑室；B. 第四脑室底造瘘进入血肿腔；C、D. 清除血肿腔
内血凝块；E. 清除血肿显露出血肿腔；F、G. 残腔止血彻底后覆盖止血棉。

【术前术后影像对比】

术前术后颅脑 CT 对比显示手术后脑桥内血肿完全清除（图 13-5-13）。

【术后患者神经系统查体表现】

术后 3 周患者神志朦胧浅昏迷，左侧肢体肌力 1~2 级，右侧肢体肌力 3 级（图 13-5-14）。

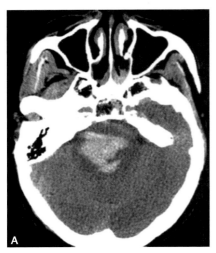
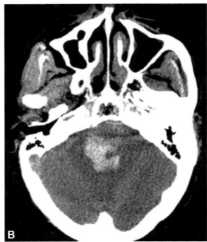
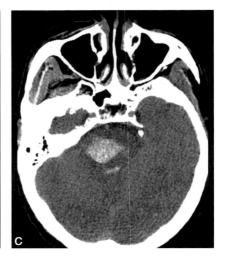

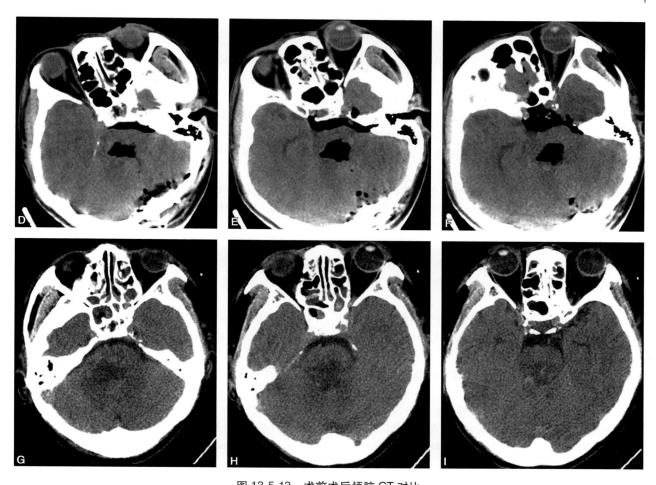

图 13-5-13　术前术后颅脑 CT 对比

A~C. 为术前颅脑 CT 轴位片,显示血肿位于脑桥;D~F. 为术后 6 小时复查颅脑 CT 的轴位片,显示脑桥内血肿已完全清除;G~I. 为术后 3 周复查颅脑 CT 提示脑桥内软化灶。

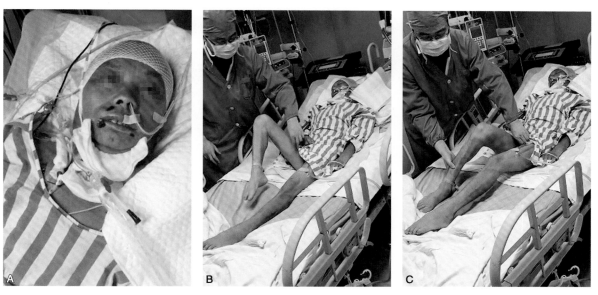

图 13-5-14　术后 3 周患者查体情况

术后 3 周查体显示患者右下肢肌力 3 级。

(陈刚　孙超　霍俊峰)

参 考 文 献

[1] 兰青. 积极开展神经外科锁孔微创手术[J]. 中国微侵袭神经外科杂志,2005,10(3):97-99.

[2] 秦杰,秦尚振,徐国政,等. 颞下锁孔入路的显微解剖学研究[J]. 中国临床神经外科杂志,2010(04):33-36.

[3] 董家军,兰青. 颞下锁孔入路的研究[J]. 临床神经外科杂志,2005,2(2):93-95.

[4] 兰青. 神经外科锁孔显微手术中国专家共识[J]. 中华神经外科杂. 2017,33(6):548-553.

[5] 钱志远,兰青,黄强. 显微锁孔手术治疗脑干及其周围病变[J]. 中国微侵袭神经外科杂志,2003(04):15-17.

[6] 李则群,兰青. 枕下正中经小脑延髓裂锁孔入路的显微外科解剖学和量化评价[J]. 中华医学杂志,2009,89(39):2754-2758.

[7] 陈立华,魏群,徐如祥,等. 原发性高血压脑干出血的微创手术治疗[J]. 临床神经外科杂志. 2015,12(5):349-353.

[8] 李浩,李国平,游潮,等. 高血压脑干出血显微手术治疗21例临床分析[J]. 中华神经外科杂志,2007,23:944.

[9] BROWN AP,THOMPSON BG,SPETZLER RF. The two-point method evaluating brain stem lesions[J]. BNI Quarterly,1996,12:20.

[10] 陈立华,徐如祥. 高血压脑干出血的微创治疗[J]. 中华神经创伤外科电子杂志,2016,2(4):252-254.

[11] 郝进敏,薛振生. 枕下乙状窦后入路手术治疗重症高血压脑干出血初步探讨[J]. 中国医师进修杂志,2011,34(35):46-48.

[12] 周毅,敖祥生,黄星,等. 显微外科治疗重症脑干出血[J]. 中国临床神经外科杂志,2010,15(12):721-722.

[13] CAVALCANTI DD,PREUL MC,KALANI MYS,et al. Microsurgical anatomy of safe entry zones to the brainstem[J]. Journal of Neurosurgery,2015:1-18.

[14] 施辉,周辉,王富元,等. 经膜髓帆入路手术治疗脑桥高血压相关性脑出血[J]. 临床神经外科杂志,2017,14(1):49-51.

[15] 刘辛,李浩,胡鑫,等. 自发性脑干出血治疗探讨[J]. 临床神经外科杂志,2013,10:287.

[16] 游潮,刘鸣,李浩. 脑出血诊治中值得探讨的问题[J]. 中华神经外科杂志,2013,29:328.

[17] WINKLER E A,BIRK H,SAFAEE M,et al. Erratum to:Surgical resection of fourth ventricular ependymomas:case series and technical nuances[J]. Journal of Neuro-Oncology,2017,131(2):423-423.

[18] MATSUSHIMA K,YAGMURLU K,KOHNO M,et al. Anatomy and approaches along the cerebellar-brainstem fissures[J]. Journal of Neurosurgery,2015:1-16.

[19] 李浩,刘文科,林森,等. 高血压相关性脑干出血的治疗探讨[J]. 中华神经外科杂志,2013,29(4):339-341.

[20] 李健,郑晶. 高血压性脑干出血的显微外科治疗体会[J]. 中华神经外科杂志,2017,33(2):184-185.

第十四章

有框架立体定向（导航）脑干
血肿穿刺抽吸术

第一节　概　述

一、外科治疗的目的与意义

原发性脑干出血是一种好发于脑桥的神经重症，因预后不良且难有作为，不易引起研究者的兴趣。2017年《自发性大容积脑出血监测与治疗中国专家共识》将脑桥血肿5mL以上视为"大容积血肿"，预后不良。

入院时GCS评分与血肿体积被认为与30天病死率相关：GCS 7分以下、血肿量5mL以上的患者，30天病死率至少在42.7%以上，而GCS 3~4分，血肿量>10mL者，则高达100%。尽管重症医学不断进步，使保守患者的生存时间得以延长，但未改善预后，却消耗了更多的医疗资源，费效比成为医疗决策时不得不考虑的因素之一。

脑干出血的原发性损伤严重而广泛，血肿始发部位、扩展方向与范围在患者间的个体差异极大，手术路径的设计必须坚持个性化原则。但一个不够精准的穿刺或未经优化设计的精准操作，均可能误伤血肿周边密集而复杂的重要传导束、神经核团、血管、脑神经等。此种医源性损伤，极易让业已受损殆尽的神经功能遭受二次伤害，从而抵消手术的相关获益，甚至导致更差的预后。

手术方式的选择应仔细衡量医源性损伤/获益比，需慎之又慎。尽管不断有手术获益的病例报告，但在选择病例、手术方式、技术水平、围手术期管理水平等方面，影响预后的因素众多，与其他部位的自发性出血相似，保守与手术治疗也存在许多争议。

立体定向（导航）引导穿刺并实施精准抽吸，可利用"手术计划（导航）系统"，制定科学、合理的手术计划，术中通过预定的"作业点""抽吸量"，按计划有序地清除血肿。

随着抽吸技术不断进步和跨学科协作深入开展，通过精准抽吸与冲洗，将血肿腔内的"血块"置换为"淡血水"，能够达到直视下手术类似的清除效果；血肿腔压力由较高的"稳态"，控制性"缓和释压"，使血肿腔壁随着残液的有序排出，实现"软着陆"，从而有效降低再出血率。该项技术在微创、安全性、有效性、便利性、适应证选择、技术门槛等诸多方面占有优势。在脑干出血外科治疗中受到越来越多关注。本章主要介绍利用框架立体定向手术治疗脑干出血。

二、分型

1. 脑桥出血占原发性脑干出血90%，在CT轴位扫描序列中，选择血肿最大截面，标记正中线和两侧脑干-小脑分界线。再标出左右两侧平分线，与中线分别命名为1,2,3线（图14-1-1）。

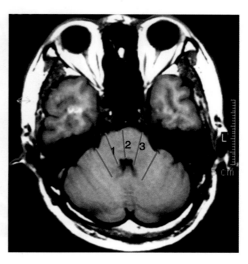

图14-1-1　设置纵向等分线

（1）血肿位于第四脑室或脑桥周围池,压迫脑干或堵塞脑脊液循环通路,为 0 型。

（2）血肿累及 1 或 3 线,未逾越 2 线,为 1 型血肿。

（3）血肿同时累及 1,2 或 2,3 线,为 2 型血肿。

（4）血肿同时累及 1,2,3 线,为 3 型血肿。

其中 2 型与 3 型血肿,将 2 线平均划为前中后三段,根据血肿累及 2 线的范围,细分为腹侧型(A),中央型(C)和背侧型(B)三个亚型(图 14-1-2)。

2. 外科手术价值

（1）0 型血肿:脑干未受血肿直接破坏,参照脑疝处理原则,紧急处理常有良好预后。

（2）1 型血肿:脑干原发性损伤相对小,清除血肿获益较大。

（3）2 型血肿:一侧脑干受损相对轻,清除血肿可能获益。

（4）3 型血肿:两侧脑干均受损,清除血肿可使部分患者获益。

三个亚型中,由于累及的脑干结构有差异,常致不同后果:

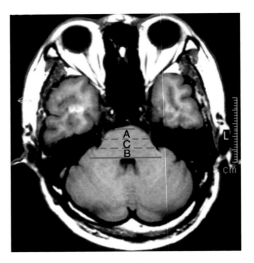

图 14-1-2　设置横向等分线

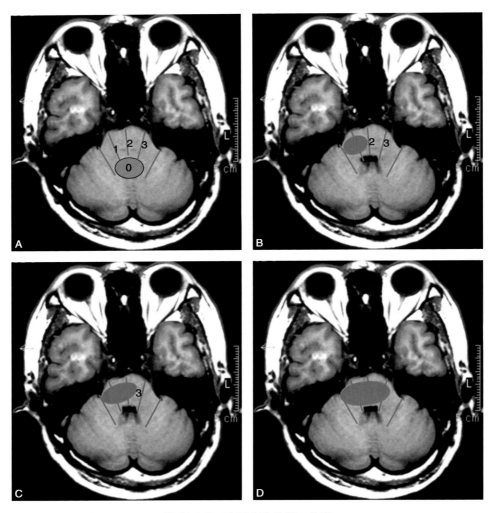

图 14-1-3　脑干血肿的浙二分型

浙江大学医学院附属第二医院神经外科分型,简称:浙二分型,其中 A:0 型,B:1 型,C:2 型,D:3 型。

1）A 型：相对远离脑干网状结构，术后苏醒概率高，但因容易累及皮质脊髓束，运动功能受损严重；清除血肿的可选方案相对多。

2）B 型：邻近脑干网状结构和背侧核团，植物生存和后组脑神经受损更多见，开颅和穿刺均需特别注意对残存功能的保护。

3）C 型：累及脑干中心区域，血肿量较小时(<5mL)对重要功能区损害轻于 B 型，清除血肿更可能获益；血肿量过大(>10mL)，无论何种方式均较难获益(图 14-1-3)。

第二节　手术适应证与禁忌证

【适应证】

1. 采用 CT 定量法测量，血肿量≥5mL。

2. GCS 评分≤8 分。

3. 生命体征稳定，且未出现循环障碍。

4. 合并急性脑积水。

5. 血肿量 3~5mL，意识障碍呈进行性加重。

6. 家属知情同意，有手术意愿。

【禁忌证】

经放射学影像诊断明确的海绵状血管畸形、破裂动脉瘤、动静脉畸形(AVM)等脑血管异常或者疑似肿瘤出血等继发性出血。除此之外，如下：

1. 任何不可逆的凝血障碍或者已知的凝血系统疾病；血小板计数<100 000、INR>1.4 者，选择手术时需慎重。

2. 血肿不稳定，即使血压、凝血功能等基础情况良好，选择手术时仍需慎重。

3. 循环功能衰竭，使用升压药仍难以维持血压或心率不稳的患者，不宜手术。

第三节　术前准备与手术器械

【术前准备】

1. 卧位法安装立体定向框架的基环。通常采用"4 钉法"固定基环。预期经侧方小脑中脚穿刺，则采用"3 钉法"固定。尽量选择一次性无伪影或低伪影头钉并框架不会影响手术操作。具体包括：

(1) 标记局麻注射点：分别于眉梢、上项线(横窦体表投影)上方 5~10mm，旁开中线 4.5~5cm。具体取值：成年女性为 4.0~4.5cm，成年男性 4.5~5.0cm。

(2) 先将框架后柱的头钉旋进到预置深度，使两钉尖的间距与标记间距一致。

(3) 将带有后钉的框架基环置于患者头颅，使钉尖对准局麻点的头皮，然后放松对患者头颅的承托，使仰卧于后枕头钉上，利用患者头颅的自身重力，完成后柱的初步固定。

(4) 微调框架的安装平面，旋紧前柱的两枚头钉，完成框架固定(图 14-3-1)。

注意点：①调整框架安装平面时，务必使基环侧框的上缘不高于耳垂的下缘，U 形前框的下缘不低于鼻尖。②预期一侧后柱可能妨碍操作，可以先"4 点法"安装，再拆除一侧后柱，改成"3 点法"固定；熟练者也可直接采用"3 点法"固定基环以确保框架不会妨碍手术操作(图 14-3-2)。

2. CT 定位扫描 FOV 须设置在 280mm 左右，调整床高，框架中轴面(即：X = 100 的矢状面，Y = 100 的冠状面)与 CT 机架的中轴面重叠，以确保定位板上的所有标记线均处于 CT 扫描的视野内。轴向的扫描范围包括自基环上缘至头皮；层厚<3mm，连续无间隔(图 14-3-3)。

数据(DICOM 格式)导入立体定向手术计划系统(导航)软件内，三维评估血肿的空间形态与体积、血肿的"浙二分型"以及长轴走向。避开天幕、静脉窦、重要功能区(尤其第四脑室底)或血管密集区，充分利用血肿扩展所形成的自然通道，制定"单靶点单通道""单靶点多通道"或"多靶点多通道"等个性化立体定

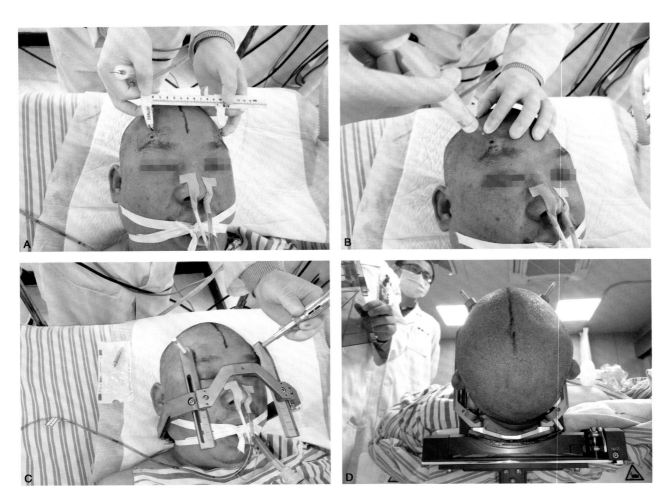

图 14-3-1　头架的安装
A.标记头钉固定点；B.局麻；C.扭力改锥固定头钉；D.完成安装。

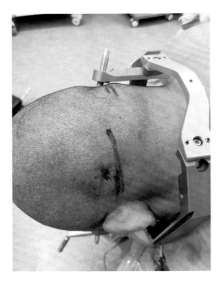

图 14-3-2　"三钉法"固定头颅

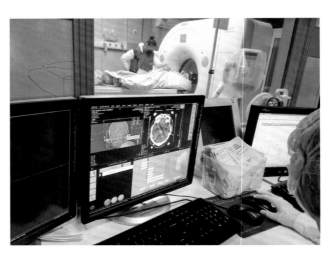

图 14-3-3　FOV 必须包含定位板的所有标记线

向方案。

通过微调立体定向参数(初选靶点的坐标值、弓架与拖板倾角),优化设计穿刺路径、靶点、抽吸作业点和相应作业点血肿最大剖面的偏转角(简称:最大偏转角),最终规划"定点、定量、定偏转角"抽吸的血肿量。

3. 根据手术路径的规划设计选择适宜的手术体位,常用体位包括俯卧位和侧卧位。有特殊需要时,也可以取半坐位。

【手术器械】

手术计划系统是开展该项目必备的条件之一,除靶点坐标计算等基础功能外,至少还需具备显示穿刺路径剖视图、穿刺路径垂面等基本的三维重建功能(图14-3-4)。

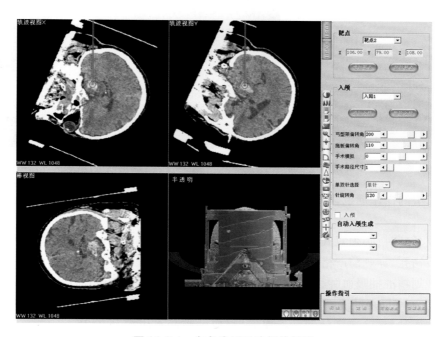

图 14-3-4　多角度显示路径的剖面

目前国产立体定向手术计划系统已实现多模态图像融合功能,可将 CTA、DTI 纤维束成像等信息融合到上述三维剖面图像中,使术前规划更具科学性与合理性,为保护重要脑结构提供有力支持。

使用立体定向仪,直径 4mm、3mm 抽吸针及侧方开口血肿碎吸针,相应适配夹的内径应大于穿刺针外径,配合间隙控制在 0.1~0.2mm 为宜,确保穿刺过程中有清晰的手感。

引流管通常选择 12F 或 10F 外径。其前端 20cm 需要有刻度标记,管道上必须带有三通接头和带有莫菲滴管结构的抗逆流装置。

第四节　手术方法及注意事项与技巧

【手术规划原则】

1. 手术路径尽可能充分利用血肿扩展形成的自然通道。

2. 血肿破入第四脑室,可选择途经第四脑室,但需注意避开脑干背侧神经核团。

3. 尽可能与血肿长轴一致。

4. 必须附加脑室外引流时,可采用单靶点多通道方案。

5. 利用三维图像设计手术体位,使穿刺路径与地面倾向于垂直。

【操作步骤】

1. 根据手术规划,摆放并固定体位。侧卧或俯卧位时,需注意胸垫的高度合适,有条件时可采用带有升降功能的胸垫。固定手术床头架时,使头颈略向手术区的对侧前屈,充分暴露手术区(图14-4-1)。

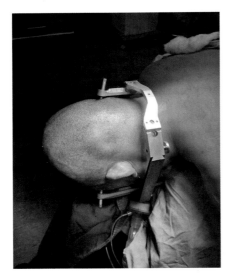

图 14-4-1　俯卧位,胸垫的高度需适当

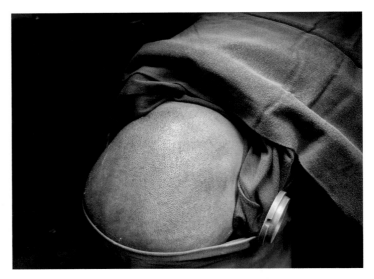

图 14-4-2　规范铺巾,术区仅保留耳环

2. 注意消毒铺巾的操作规范,术区仅暴露切口周围的头皮及定向仪耳环(图14-4-2)。

3. 设置定向仪耳环时,必须双人核对 Y 值、Z 值。

4. 推荐直视下钻孔,穿刺前严格止血,并切开软膜。

5. 根据术前规划精准抽吸血肿,达总量 90% 以上或者预估残余量<3mL 时,停止抽吸,改用生理盐水反复冲洗。

6. 置管后冲洗血肿腔,确定无活动性出血后,将血肿腔静水压控制在 25cm 水柱左右并暂时关闭,直至送入 ICU 并且血压稳定在 140/90mmHg 以下,再开放引流。

7. 血肿腔与第四脑室沟通或术前无梗阻性脑积水,可以不附加侧脑室外引流。

8. 术前 GCS 评分较高的患者,术中可使用 1% 盐酸罗哌卡因等长效麻醉剂作切口局麻,并持续使用中深度镇静以减少术后血压剧烈波动(视频 7)。

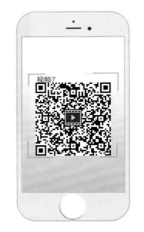

视频 7　立体定向辅助脑干血肿穿刺抽吸术

第五节　术后处理及并发症防治

1. 除非存在严重的颅内高压,在保持脑灌注压正常的前提下,血压尽量控制在正常范围内;引流管需选择带莫非氏滴管的正规产品,并设置合适的引流高度,血肿腔与脑室沟通时,按脑室引流管的规范进行术后管理。

2. 手术当日或次日复查 CT,根据血肿残余量,决定拔管时机。残余量小于 3mL,无脑积水,可于术后 24 小时内拔除引流管。

3. 相关并发症主要包括穿刺道或血肿腔再出血,应重视麻醉复苏阶段及运转 ICU 交接过程的血压管理。需严格控制血压(140/90mmHg 以下)并避免剧烈波动。

4. 每日评估意识与自主呼吸情况,加强呼吸道管理,尽早开始脱机训练,预期短期内不会苏醒或肺部感染严重,宜尽早气管切开并康复促醒治疗。

第六节　优缺点及经验教训

【优点】

1. 立体定向脑干血肿清除术定位精准,血肿清除率高,并发症少。能够可视化设计穿刺路径。同时,通过路径规划上最大偏转角的评估,能够准确清除各个方向上的不规则血肿。

2. 完全避免了电灼、剥离、牵拉等医源性损伤,实现"通过最小化手术创伤,实现最大化的血肿清除"目标。

3. 技术门槛不高,经过系统培训,易于短期内实现标准化。可预期、可重复性好。

【缺点】

1. 涉及放射科、麻醉科及重症监护科等多学科协作。部分临床中心在定位扫描标准化、数据获取,围手术期血压控制、引流管理等诊疗连续性方面存在较多困难。

2. 操作涉及较多细节问题,必须接受系统培训,否则较难顺利开展。

3. 规范未统一,技术水平良莠不齐。

【经验与教训】

1. 框架安装是重要的基础性工作。基环位置不当,极易对后续工作造成不便,影响定位扫描、麻醉插管甚至妨碍术中穿刺。

2. 规划路径需坚持合理的个性化原则,不规范的穿刺路径可能造成意外伤害。必要时可适当调整弓形架和拖板偏转角(Ring、Arc),使穿刺路径避开横窦、乙状窦、天幕及重要功能区。

3. 抽吸时用力轻柔,切不可盲目增加负压,尤其当清除率接近90%时,需准确评估针尖周边的残余血肿量,做到适可而止。

4. 术后应注意控制血压、颅内压,将脑灌注压维持在正常水平。

5. 术中尽量将四脑室冲洗通畅,降低继发梗阻性脑积水概率。

6. 术前应完善CTA检查排除动脉瘤及动静脉畸形出血可能。

第七节　术式评估与展望

有框架立体定向常常被拿来与无框架立体定向进行对比。后者(包括无框架神经导航和神经外科机器人)兴起于20世纪90年代颅底外科的蓬勃发展,有明显的后发优势。尤其近年来许多新的影像技术,被整合进相应的软件系统,使其结构—功能影像融合、人机交互友好性方面取得相当优势。但受限于注册方法,其定位精度目前仍无法超越有框架立体定向,尚不能取代传统有框架立体定向的"金标准"地位。这不仅损及用户在执行高精度操作时的信心,昂贵的设备成本也限制了其在广大基层医院的推广。

随微创外科理念的广泛应用,对术区暴露范围的要求呈现下降趋势。这种变化为传统框架立体定向的技术复兴提供了契机。

有框架立体定向技术的劣势,并非安装框架基环所伴发的有创操作(事实上,无框架技术同样需要通过有创操作固定头颅)。其术前准备的流程较复杂、框架安装不当容易妨碍手术操作;软件系统后续开发停滞,许多影像技术的发展成果得不到有效应用,是其受到"冷落"的主要原因;但这些劣势并非无法克服,建立规范化手术流程、团队协作、改进立体定向框架的机械特性,能够解决传统立体定向技术的大部分缺陷。其在微创、可靠的精细化操作、良好的疗效和安全性,以及较低的设备成本、较低的技术门槛等方面,使其比同类技术呈现了巨大的"性价比"优势。

由于脑干血肿的绝对体积相对较少,通过细致规划,可最大限度避开敏感结构,实现医源性损伤最小化的同时,血肿清除率多数可达到80%~100%,且操作时间短,并发症少,易于推广。

随着立体定向脑出血手术的逐渐普及和临床多中心随机对照研究的开展,该术式有望为脑干出血患者带来更多信心。同时,脑干出血的原发性损害严重,任何一种术式改良均难以根本改变预后较差的现实。伴随病死率的大幅降低,提高存活患者的生存质量显得尤其迫切。在精益手术技术的同时,必须加快发展神经功能重建与康复等相关技术。

第八节　典　型　病　例

一、典型病例一

【简要病史及影像学资料】

患者,男,62岁,因"突发意识不清10小时"入院。既往有高血压疾病史,服用氨氯地平片控制,血压控制情况不详。查体:BP176/107mmHg;神志昏迷,GCS:2+T+4,心率稳定,瞳孔双侧3mm,光反射迟钝,疼痛刺激肢体屈曲,左侧肢体肌力2级,右侧肢体肌力0级。术前CT所示左侧脑桥为中心出血灶,部分破入四脑室,经计算血肿量约为6.2mL(图14-8-1)。

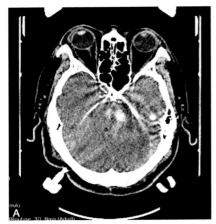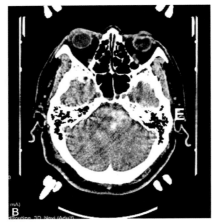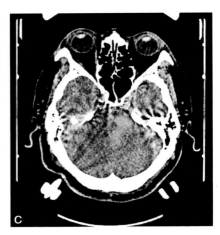

图14-8-1　术前CT

CT所示血肿较为分散,最大横截面位于桥延沟上方水平,血肿呈长条形,部分破入第四脑室。

【手术过程及要点】

1. 术前规划　该血肿属于脑干血肿分型中的I型-偏侧型。设置靶点于血肿中心,兼顾脑干与四脑室血肿,同时将弓形架偏转角角度尽量增大,以避开横窦。定位:靶点设置:X 110 Y 77 Z 128,定向:弓形架偏转角198°,拖板偏转角70°。血肿的浅深点分别位于靶上15mm及靶下5mm;术毕置管于靶上5mm(图14-8-2)。

2. 术中所见　0°针靶上5抽吸约2~3mL积血;换90°针至靶点,偏转至90°抽吸约1~2mL积血;冲洗至清;设定血肿腔压力为25cmH$_2$O(图14-8-3A、B)。

3. 术前术后影像对比术后1天CT复查可见血肿基本清除干净,引流管位置合理,术后3天CT复查可见四脑室出血基本清除,无急性脑积水(图14-8-4)。

【术后患者神经系统查体的影像资料】

1. 患者术后　送监护室治疗,收缩压保持在120~140mmHg,术后3天患者意识转清,气管切开,GCS评分4+T+5,术后6天转回普通病房,术后10天出院时GCS评分4+T+5,左侧肢体肌力3级,右侧肢体肌力0级。

2. 术后1个月　气切未封闭,GCS4+4+5=13分,能够遵嘱完成动作,左侧肢体肌力4级,右侧肢体肌力1级。GOS3级(图14-8-5)。

3. 术后3个月　GCS14分,遵嘱完成动作。左侧肢体肌力4级,右侧肢体肌力1级。GOS3级。

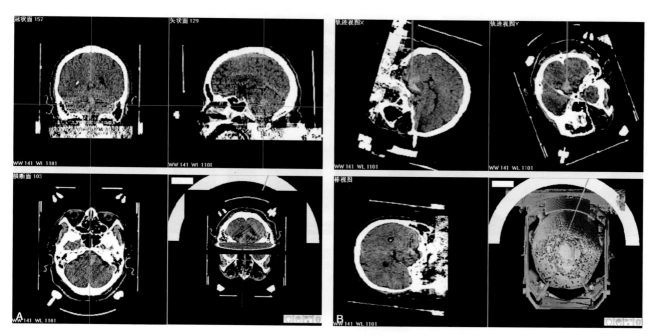

图 14-8-2　术前规划

术前规划可见穿刺路径从对侧小脑穿刺，通过整个血肿长轴。

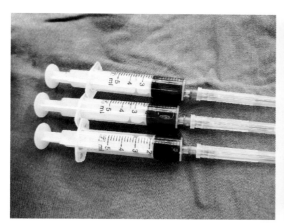
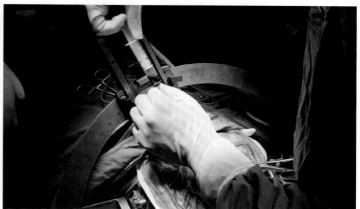

图 14-8-3　术中所抽吸的脑干血肿

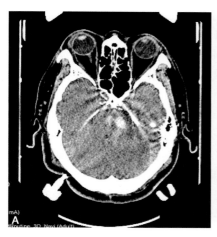
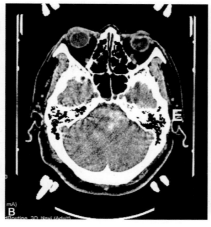
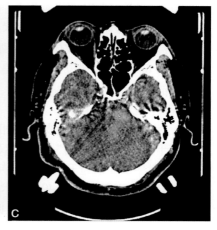

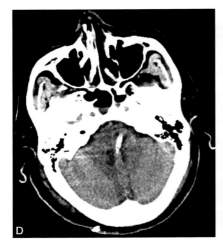
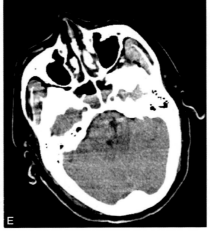
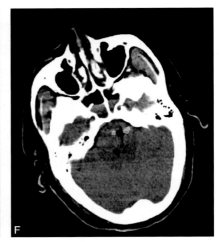

图 14-8-4 术前术后 CT 对比

A~C. 术前计算机软件建模得出血肿体积共计约 6.5mL;D. 术后 1 天复查见脑干血肿清除完全;E、F. 术后 3 天 CT 提示血肿最大层面,脑室及四脑室血肿均清除完全,软件建模后残余血肿量 0.26mL,清除率满意。

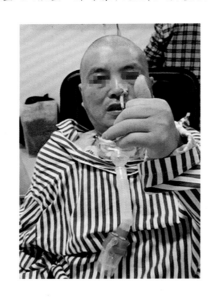

图 14-8-5 患者术后 1 个月恢复情况,遵嘱动作

二、典型病例二

【简要病史及影像学资料】

患者,男性,62 岁,因"突发头痛、呕吐随后昏迷 7 天"入院。既往有高血压病史,血压控制情况不详,入院前在当地医院已行气管切开术。查体:BP168/105mmHg;GCS=1+1+4=6 分,昏迷,双瞳孔 2.5mm,光反射迟钝;刺痛见右侧肢体略有回缩。术前 CT 所示该患者出血灶呈哑铃形,一端位于右侧丘脑,经计算血肿量约为 6mL,另一端位于脑桥,偏右侧,血肿较为分散,约 6.9mL,因离发病时间已 7 天,血肿密度稍高,边缘不清(图 14-8-6)。

【手术过程及要点】

1. 术前规划 两处血肿位置相隔较远,同时须兼顾术中无菌要求,尽量减少框架的调整,故将靶点设置于脑干血肿中心,采用"单靶点双通道"方案。定位:靶点设置:X:87 Y:71 Z:117。通道 1:穿刺丘脑血肿,入颅点尽量靠前避开运动区,穿刺路径避开侧脑室。定向:弓形架偏转角 85°,拖板偏转角 56°。血肿的轴线分别位于靶上 20~40mm,术毕置管于靶上 20mm(图 14-8-7A)。通道 2:穿刺脑干血肿,经右侧小脑,定向:弓形架偏转角 190°,拖板偏转角 56°。术毕置管于靶点(图 14-8-7B)。

2. 术中所见 全麻后取俯卧位,依据术前设置两条路径进行穿刺。

(1)经额路径:共抽吸丘脑血肿约 3mL。置管于靶上 20mm。

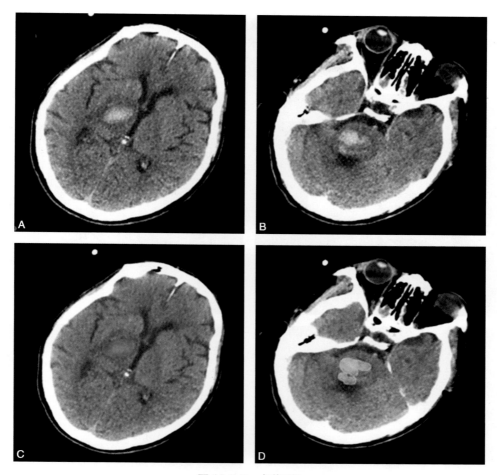

图 14-8-6 术前 CT

A、C.CT 所示丘脑血肿,脑室及内囊后肢稍压,中线结构尚居中;B、D.脑桥血肿偏右侧及背侧。

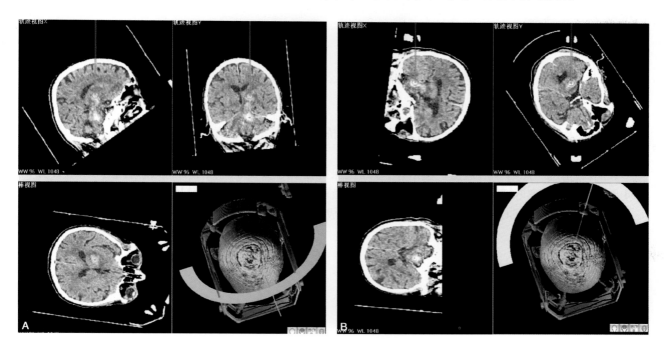

图 14-8-7 术前规划

A.避开侧脑室穿刺丘脑血肿,可见在通道中两处血肿均在穿刺路径上,但为减小对皮质脊髓束影响,故采用通道 2 进行脑干穿刺;B.通道 2 经小脑到达靶点抽吸脑干血肿。

（2）经小脑路径：共抽吸脑干血肿 7mL 后，有液体混入（丘脑冲洗的盐水），置管于靶点。双管置入后，进行对冲，直至冲洗液明显变清，双管均通畅。术毕设置血肿腔压力：平卧位设为 20~30cm 水柱（图14-8-8）。

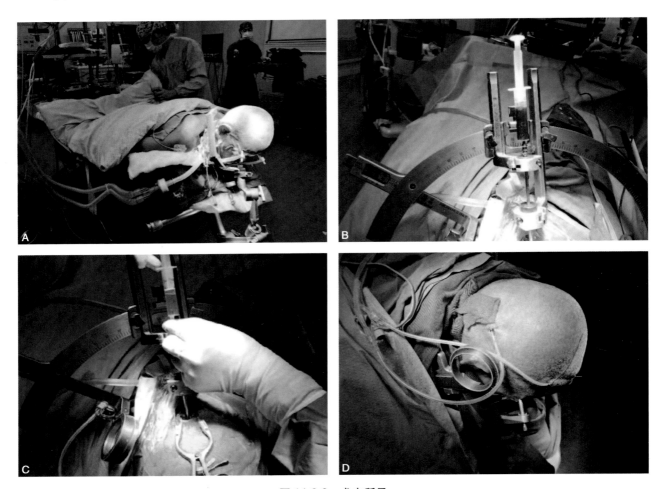

图 14-8-8 术中所见

A.取俯卧位，兼顾两条通路穿刺；B.穿刺脑干血肿；C 术中冲洗液基本清亮；D.术后置管情况。

【术前术后影像对比】

术后 1 天及 CT 复查引流管位置合理，丘脑及脑桥血肿清除率均满意（图 14-8-9）。

【术后患者神经系统查体】

1. 术后情况　患者术后送监护室治疗，收缩压保持在 120~140mmHg，术后 4 天患者意识 GCS 评分 2+T+4，气管切开，脱离呼吸机，刺痛肢体可定位，强刺激可睁眼，术后 6 天转康复医院治疗。

2. 术后 1 个月　GCS 3+T+5，能够部分遵嘱，完成简单指令性动作，右侧肢体肌力 4 级，左侧肢体肌力1~2 级。GOS3 级。

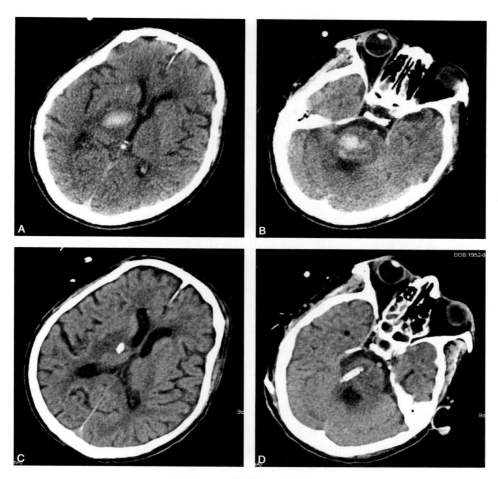

图 14-8-9　术前术后 CT 对比

A、B. 术前 CT 血肿最大层面;C、D. 术后 CT 相对应的层面可见血肿达到 90% 清除。

(刘凤强　谷驰)

参 考 文 献

［1］中华医学会神经病学分会神经重症协作组,中国医师协会神经内科医师分会神经重症专委会. 自发性大容积脑出血监测与治疗中国专家共识［J］. 中华医学杂志,2017,97(9):653-660.

［2］FADRUS P,V. SMRCKA,T. SVOBODA,K. et al. Stereotactic evacuation of spontaneous infratentorial hemorrhage with monitoring of intracerebral pressure. ［J］. Bratislavské Lekárske Listy,2004,105(5-6):235.

［3］THIEX,RUTH,VEITROHDE,et al. Frame-based and frameless stereotactic hematoma puncture and subsequent fibrinolytic therapy for the treatment of spontaneous intracerebral hemorrhage［J］. Journal of neurology,2004,251(12):1443-1450.

［4］DUN,ZHIPING,SHUGAN ZHU,et al. Benefits of a frame-based stereotactic surgical planning system for the treatment of spontaneous intracerebral haematomas［J］. Journal of International Medical Research,2013,41(5):1550-1559.

［5］KIM,MYUNG HYUN,EUN YOUNG KIM,et al. Surgical options of hypertensive intracerebral hematoma:stereotactic endoscopic removal versus stereotactic catheter drainage［J］. J Korean Med Sci,1998,13(5):533-540.

第十五章

无框架立体定向（导航）脑干血肿穿刺抽吸术

第一节　概　　述

原发性脑干出血绝大多数发生在脑桥，约占颅内出血的 5%~10%，病死率和致残率均高于其他类型脑卒中，其社会危害性最大。

起病迅猛、进展快、病情重、有效治疗手段缺乏、后期并发症多是脑干出血的治疗难点。其解剖结构与功能复杂而重要，手术与保守治疗的策略选择尚未形成广泛共识，总体认为其预后悲观，常倾向于被动保守。

近年来，穿刺引流、抽吸、内镜下清除等微创技术被越来越多地应用于自发性脑干出血。尤其基于精准理念的立体定向技术（包括有框架和无框架技术），在颅内血肿微创手术中，通过精准设计手术计划与引导穿刺，可以安全、有效地清除血肿，显示了巨大优势并得到越来越广泛的应用，逐渐成为普遍接受的共识，也是目前研究的热点。

无框架立体定向（又称:神经导航）技术是经典框架立体定向技术的一种发展形式。其优势在于术前的定位扫描无须安装框架，从而减少了搬运患者的麻烦，并避免局麻痛苦。

脑干出血 90% 发生于脑桥，多数可经小脑中脚穿刺实施有效地清除。一般采用 Mayfield 三点式头架固定，手术操作空间广阔。定位精度虽不及框架立体定向，但能满足血肿精准抽吸与清除的需要；在多靶点多通道穿刺时，更换靶点和路径的操作，比框架立体定向更方便。本章主要介绍利用无框架立体定向（神经导航）手术治疗脑干出血。

第二节　手术适应证和禁忌证

【适应证】

1. 血肿位于中脑、脑桥或破入第四脑室。

2. 血肿量>5mL，原发性脑干血肿浙二分型中的 1 型及 2 型、3 型中的 B 型 C 型（尤其是偏向脑干单侧和背侧），临床 GCS<12 分。

3. 无高血压病史、较年轻的患者需排除脑干血管畸形，海绵状血管瘤或动脉瘤性出血。

【禁忌证】

1. 脑干血肿量<3mL。

2. 临床 GCS>12 分。

3. 脑干继发性出血。

4. 双瞳孔散大、低血压等脑干功能衰竭表现的患者。

第三节　术前准备与手术器械

【术前准备】

术前常规行薄层（<2mm）头颅 CT 平扫。数据传送至 brainlab 无框架导航内，开启软件（cranialnavigation）。规划目标靶点、入颅点并根据脑干血肿浙二分型，评估手术路径、抽吸血肿范围及放置引流管的深度。1 型、2 型血肿（A、C 亚型）常选择侧方小脑中脚入路，2 型（B 亚型）与 3 型血肿，选择侧方小脑中脚或第四脑室底血肿破溃处进入血肿腔。

【手术器械】

包括普通三点式头架、无框架神经导航系统、万向固定架（VarioGuide）、夹持式轨迹球与导航探针（图 15-3-1）。

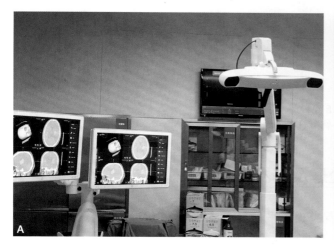 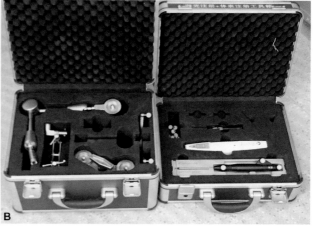

图 15-3-1
A. 摄像头与图像显示器；B. 器械附件，包括万向固定架、导航探针等。

第四节 手术方法及注意事项与技巧

【手术方法】

1. 患者麻醉后取俯卧位，三点头架固定。固定参考架，调整导航摄像头指向，用激光笔通过 Z-touch 实现非接触式表面匹配注册。

2. 常规消毒铺巾，安装万向固定支架 VarioGuide，穿刺针尾部匹配可夹持轨迹球，操作导航仪完成针尖注册。

3. 调用术前规划，定位头皮切口。直视下切开头皮，磨颅孔并切开硬膜、软膜，术区严密止血。

4. 穿刺针置于 VarioGuide 支架上，沿术前规划路径，在导航图像实时监测下实施穿刺，实现"定点""定量"抽吸血肿，并按术前规划留置引流管（图 15-4-1，视频 8）。

【注意事项及技巧】

1. 穿刺入颅点避开横窦乙状窦，穿刺路径避开重要血管、传导束及神经核团。

2. 引流管沿血肿长轴分布，与血肿接触面积大，抽吸及血肿溶解后引流效果最佳。

视频 8 神经导航系统辅助脑干血肿穿刺抽吸术

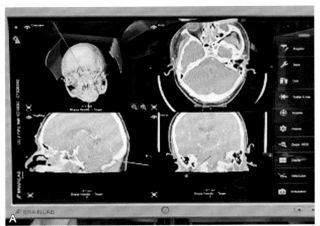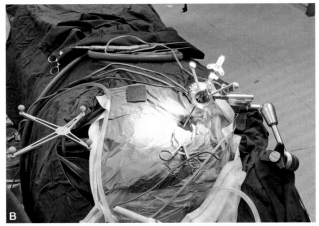

图 15-4-1

A. 图像引导术中操作；B. 导航探针引导穿刺针抵达靶点。

第五节   术后处理及并发症防治

1. 与其他微创穿刺术后的管理类似，围手术期保持血压平稳且不超过 140/90mmHg。麻醉复苏期避免剧烈呛咳、持续镇静、镇痛。引流管与脑室沟通时，按脑室引流相关原则管理。

2. 手术次日或当日复查 CT，依血肿残余情况决定是否应用尿激酶辅助引流。残余量小于 3mL，可于术后 24 小时内拔除引流管。

3. 常见手术相关并发症

（1）穿刺道或血肿腔再出血。

（2）颅内感染。

（3）梗阻性脑积水。

4. 术后应常规进入 ICU 监护治疗。围手术期应重视镇痛镇静治疗，术后病情稳定后，尽早开展促醒等康复治疗。

第六节   优缺点及经验教训

【优点】

1. 无框架导航系统术前无须安装立体定向框架。

2. 穿刺过程中图像实时引导，比有框架立体定向更方便。

3. 术中患者体位限制小，术区更开阔。

4. 实施多靶点多通道规划时，改变靶点和路径更灵活。

【缺点】

1. 导向支架的稳定性不如有框架立体定向，穿刺过程中需尽量平稳且轻柔操作。

2. 部分导航产品注册过程繁琐、定位精度及可靠性不如有框架立体定向。

3. 术前规划与术中引用，可重复性不如有框架立体定向好。

4. 专用器械缺乏。

【经验】

影响预后除了血肿量之外的其他因素如下：

1. 年龄   年龄越大病死率越高，年龄>70 岁，死亡率>70%。

2. 既往史   有吸烟、酗酒、高血压及服用阿司匹林史者，往往提示预后不良。

3. 并发症 患者术前合并有冠状动脉硬化性心脏病、糖尿病、肝肾功能损害、支气管哮喘等提示预后较差。

4. 基本生命体征 生命体征中出现中枢性高热(>39℃)、脉搏>120次/min、呼吸频率>30次/min,预后较差,病死率较高。

第七节 术式评估与展望

立体定向穿刺抽吸术治疗脑干出血可以早期清除血肿,缩短病程,临床疗效好,代表最有前景的发展方向。无框架导航的手术流程在便利性方面比有框架更有优势,但规划/实施可重复性、操作稳定性、专用器械开发等方面还需要持续改进。

第八节 典型病例

【简要病史及影像学资料】

患者,男性,31岁,打麻将时突发神志不清6小时入院。既往有高血压病史,未曾正规治疗;数年前左眼球毁损伤。入院查体:昏迷,GCS评分1+T+4,右侧瞳孔4mm,对光反射消失,左眼角膜浑浊,瞳孔无法观察;气管插管,机械通气;病理征未引出。入院时CTA:未见明显异常(图15-8-1)。

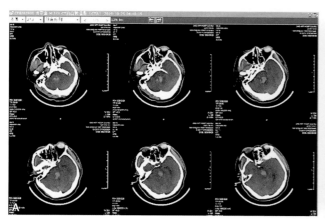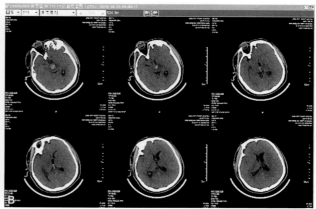

图 15-8-1 术前 CT 平扫,提示血肿累及范围

【手术过程及要点】

1. 充分知情告知后,确定行无框架立体定向血肿穿刺抽吸术。

2. 将 CT 增强扫描薄层序列导入 Brainlab 导航工作站,计算机模拟和优化穿刺路径,最终确定经左中线旁经小脑穿刺血肿,路径兼顾第四脑室内积血。

3. 手术操作

(1)患者全麻后俯卧于手术台,mayfield 三点式头架将患者头部固定于手术台,再将定位球与头架固定。调整导航摄像头位置使定位球和术区均处于摄像头视野中。

(2)导航注册:采用非接触式激光扫描探头扫描头皮完成颅表注册。

(3)导入术前规划,于体表找到入颅点并指导切开头皮、钻孔。

(4)将通过注册,尾端带有夹持式轨迹球探针置入血肿抽吸针,在万向支架支持、图像引导下,将血肿抽吸针(4mm)沿规划路径置入血肿腔,实施"定点、定量"抽吸。术中所见:共计抽吸 12mL 陈旧性积血及血性脑脊液(图15-8-2)。

【术前术后影像对比】

术后即刻复查头部 CT,见血肿清除满意(图15-8-3)。

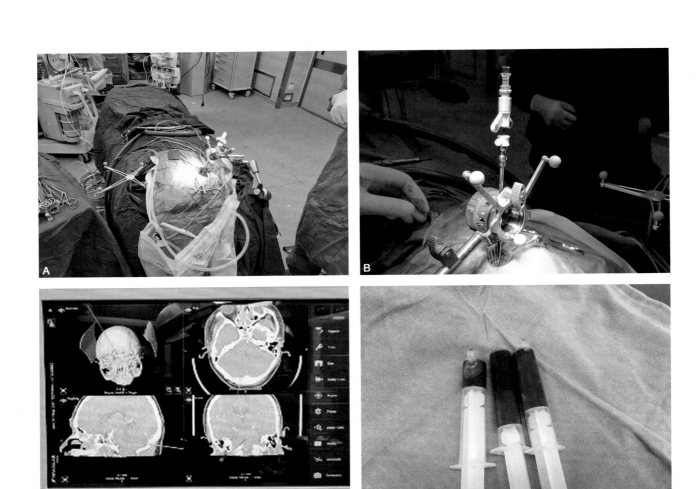

图 15-8-2

A. 穿刺针抵达靶点；B. 导航探针插入血肿穿刺针，指示针尖所在位置；C. 图像引导下定点定量抽吸；D. 清除血肿并记量。

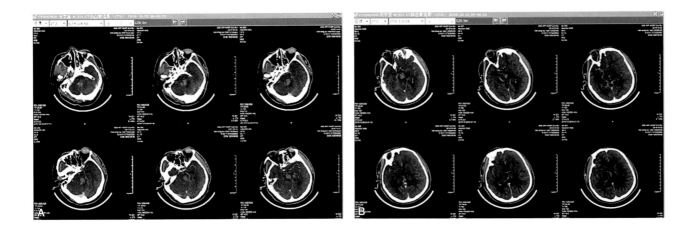

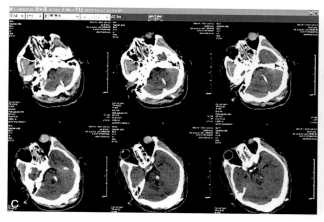 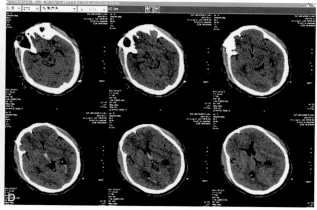

图 15-8-3 术前术后 CT 对比

A、B. 术前血肿累及范围;C、D. 术后血肿清除程度和引流管位置。

【术后神经系统查体的影像资料及视频】(图 15-8-4)

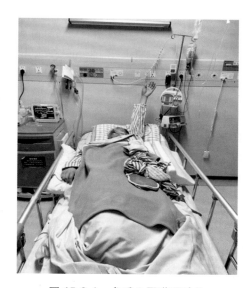

图 15-8-4 术后 2 周遵嘱动作

(王泽锋 刘凤强)

参 考 文 献

[1] DINSDALE H B. Spontaneous hemorrhage in the posterior fossa. A study of primary cerebellar and pontine hemorrhages with observations on their pathogenesis[J]. Arch. Neurol,1964,10:200-217.

[2] FREYTAG E. Fatal hypertensive intracerebralhaematomas:a survey of the pathological anatomy of 393 cases[J]. J. Neurol. Neurosurg. Psychiatry,1968,31:616-620.

[3] NAKAJIMA K. Clinicopathological study of pontine hemorrhage[J]. Stroke,1983,14:485-493.

[4] BALCIKEMAL, ASILTALIP, KERIMOGLUMAHMUT,et al. Clinical and neuroradiological predictors of mortality in patients with primary pontine hemorrhage[J]. Clin Neurol Neurosurg,2005,108:36-39.

[5] SUTHERLAND GARNETTER, AUER ROLAND N. Primaryintracerebral hemorrhage[J]. J Clin Neurosci,2006,13:511-517.

[6] BACKLUND EO,VON HOLST H. Controlled subtotal evacuation of intracerebralhaematomas by stereotactic technique[J]. Surg Neurol,1978,9(2):99-101.

[7] MENONGIRISH,GOPALAKRISHNAN C V,RAO B R M,et al. A single institution series of cavernomas of the brainstem[J]. J ClinNeurosci,2011,18:1210-1214.

[8] LI H,JU Y,CAI BW,et al. Experience of microsurgicaltreatment of brainstemcavernomas:report of 37cases[J] Neurol India, 2009,57(3):269-273.

第十六章

CT 结合骨性标志定向脑干血肿穿刺抽吸术

第一节　概　　述

对重症脑干出血患者要尽早清除血肿,降低颅内压,减少脑干组织的继发损伤。开颅显微脑干血肿消除术是治疗重症脑干血肿的经典术式,包括了开颅显微+神经内镜辅助脑干血肿清除术,但这些术式要求手术医师的技术熟练程度非常高,加之术时长、创伤大、手术风险高、医疗费用昂贵,家属接受这些术式的意愿不高,所以,至今为止,国内外绝大多数医院由于技术和条件等原因仍未能开展开颅显微、内镜脑干血肿消除手术,多数患者只能接受保守治疗,愈后差、死亡率高成为临床中的一个难点。

一种术式在清除脑干出血同时并可减轻脑组织医源性创伤,是我们不懈追求的目标。因此,脑干血肿手术应该是追求微创更微创,使能救活的患者生活质量进一步提高,微创穿刺脑干血肿抽吸术具有减少医源性损伤、降低手术风险和医疗费用、操作简便易掌握、组织创伤微小、清除血肿较快、术后神经功能恢复快等优点;可真正体现微创手术的精髓,是微侵袭治疗脑干出血的一种新方法和新理念。但微创穿刺脑干血肿抽吸术定位方法也有多种,目前有框架立体定向定位穿刺、CT定位+骨性标志定向穿刺、方体定位穿刺、改良立体定位、3D打印定位、导航定位等多种穿刺定位方法,各有其优缺点,有些需要昂贵的医疗器械,有些定位复杂,有些定位速度慢等缺点。广州中医药大学附属高州中医院神经外科在利用研发的两点三线八字交叉定位法小脑血肿微创穿刺血肿抽吸术10多年的基础上,近6年来研发了CT定位+骨性标志定向经小脑三点三线定向穿刺脑干血肿抽吸术,并联合国内多家医院应用该术式共同完成了数十例微创穿刺脑干血肿抽吸术病例。本章重点介绍CT定位+骨性标志定向穿刺法的技术方法。

第二节　手术适应证与禁忌证

【适应证】

目前国内外尚无脑干出血微创穿刺手术适应证、手术指征的统一的标准,一般认为如下情况可考虑选择脑干血肿穿刺手术治疗:

1. 脑干血肿量≥5mL。

2. 脑干出血最大截面积占同层脑干截面积≥50%。

3. 脑干血肿主体部分位于脑桥、中脑,且偏向一侧、相对集中,同时血肿靠近脑干表面或突破脑干表面、破入脑室。

4. 患者浅至深昏迷,GCS≤8分,伴有或不伴有严重的生命体征紊乱。

5. 患者家属有强烈的手术愿望,家庭经济情况可支持较长时间的后期康复治疗。

【禁忌证】

1. 脑干出血量≤3mL,无明显脑室系统梗阻、无意识障碍(无昏迷)患者不主张穿刺手术治疗。

2. 脑干出血量大,严重损害脑干生命中枢,已经出现双侧瞳孔散大固定、伴无自主呼吸时间超过 30 分钟者。

3. 全身情况极差,不能耐受穿刺血肿手术者。

4. 严重凝血功能异常者。

5. 抗凝治疗、外伤、肿瘤、出血性疾病等继发脑干出血。

6. 延髓出血。

第三节　术前准备与手术器械

【术前准备】

一般不需要特殊准备,重症脑干血肿患者因深昏迷状态,呼吸常常不好,术前需要马上气管插管,保持呼吸道通畅,有呼吸衰竭患者行呼吸机辅助呼吸;常规头部备皮。急查血常规、出凝血时间、肝肾功能、血糖、电解质、床边心电图等,快速做好术前准备。

【手术器械】

应用手动颅骨钻(图 16-3-1A、B)、电动颅骨钻(图 16-3-1C)、头皮锥(图 16-3-1D)、快速颅锥器(图 16-3-1E)、一次性颅脑引流套装(图 16-3-1F)等。

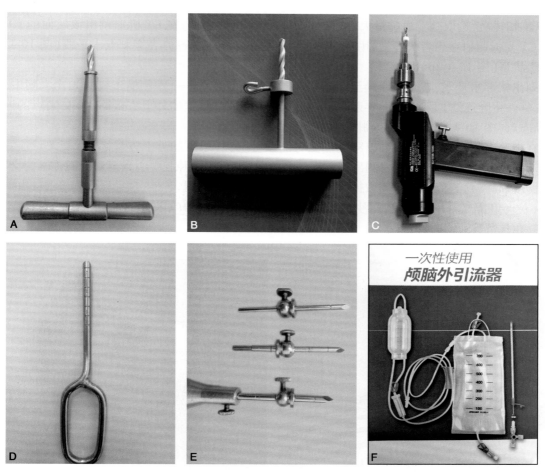

图 16-3-1　各种手术器械
A.手动颅骨钻;B.手动颅骨钻;C.电动颅骨钻;D.头皮锥;E.快速颅锥器;F.一次性颅脑引流套装。

第四节 手术方法及注意事项与技巧

【手术方法】

1. 术前定位

（1）三点三线

1）三点：枕部穿刺点、血肿腔中心点、对侧额骨眶突交叉点。

2）三线：枕部水平线（定向横切面）、大脑中线、枕部穿刺点至对侧额骨眶突（眼眶的外上方最高点）交叉点的连线（定向纵切面）。

（2）定位步骤：术前确定右侧或左侧枕部穿刺点安放金属导线标志物——CT 辅助定位法。

1）在患者右侧小脑中部和左侧额角处各纵行放置一条 5cm 金属导线并用胶布固定，用色笔在左或右枕部体表头皮划出横窦标志线（图 16-4-1）。

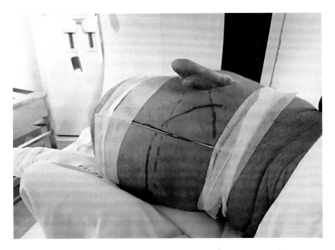

图 16-4-1 术前在小脑中部和对侧额角处放置金属导线

2）CT 扫描后，选取脑干血肿最大层面或选拟血肿穿刺的层面；在 CT 机上调出该层面的 CT 层距数据，打开 CT 光标照射在患者头颅上，用色笔沿光标线划出穿刺侧枕部体表穿刺点水平线（图 16-4-2A），划出横窦、乙状窦（图 16-4-2B）。

3）划出枕部水平线（枕骨外粗隆至同侧额骨眶突最高点连线——术侧横窦线）、划出大脑中线（鼻尖中点至枕骨外粗隆连线），划出枕部穿刺点至对侧额骨眶突后（眼眶的外上方最高点）交叉点的连线及对侧额部标志点（图 16-4-3A）。划出血肿穿刺点（图 16-4-3B）。

4）在电脑上划出大脑中线、划出穿刺点至对侧额骨眶突（眼眶的外上方最高点）交叉点连线的定向横切面和定向纵切面（图 16-4-4）。测出穿刺点至血肿腔中心点，血肿腔中心点至对侧额骨眶突交叉点（眼眶的外上方最高点），三点间的距离数据（图 16-4-5，视频 9）。

2. 体位与麻醉 采用仰卧位，用沙袋在穿刺侧垫高肩部 15°~20°，头偏向穿刺部位的对侧，选择局部浸润麻醉，在枕部穿刺点作标记。

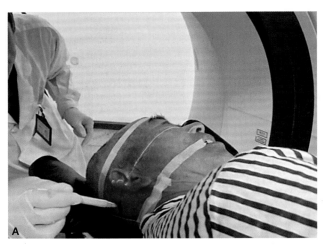

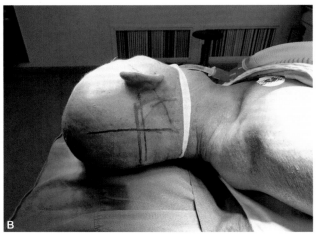

图 16-4-2 术前定位
A. CT 下定位画出枕部水平线；B. 划出横窦、乙状窦。

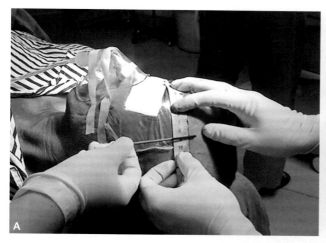
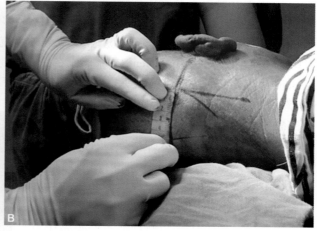

图 16-4-3 术前定位

A. 划出枕部穿刺点至对侧额骨眶突（眼眶的外上方最高点）交叉点的连线及对侧额部标志点；B. 划出枕部穿刺点。

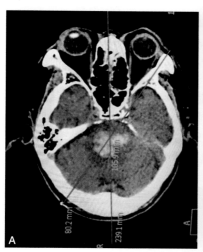
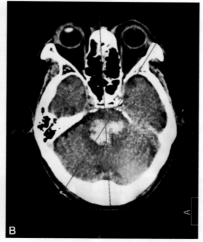

图 16-4-4 术前定位

A. 在电脑上画出大脑中线、画出枕部穿刺点至对侧额骨眶突（眼眶的外上方最高点）交叉点的连线定向横切面；B. 在电脑上测出穿刺点至血肿腔中心点，血肿腔中点至对侧额骨眶突交叉点，三点间的距离数据。

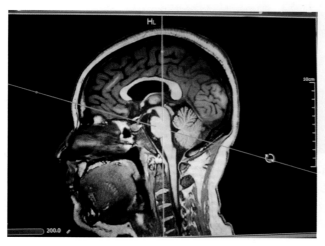

图 16-4-5 术前定位

在电脑上画出枕部穿刺点至对侧额骨眶突（眼眶的外上方最高点）交叉点的连线的定向纵切面。

视频 9 CT 结合骨性标志定向脑干血肿穿刺抽吸术

3. 手术穿刺要点及操作步骤

(1) 常规消毒、铺巾、在枕部术前定位点用 1% 利多卡因 5mL 行局部浸润麻醉。

(2) 可根据患者脑室扩张情况，用 F12 号外引流管行一侧侧脑室外引流后，在后颅窝大脑中线旁开外 4.0~5.0cm，横窦下缘下 1.5cm，在左枕或右枕部术前 CT 定位点处，穿刺角度为 30°，用高速电动颅骨钻钻穿头皮及枕骨或用头皮锥锥穿头皮后，用颅骨钻锥穿枕骨、再用头皮锥旋转清除取出枕骨孔道中的骨粉骨屑，然后用快速尖锥颅锥器锥穿硬脑膜（有明显落空感）。

(3) 穿刺时由台下医师指挥、目测、调整穿刺点与枕部水平线（定向横切面）、与对侧额骨眶突（眼眶的外上方最高点）连线交叉点穿刺方向（定向纵切面）。

将一把长镊子在对侧额骨眶突标志点作引物，使术者能看清对侧穿刺引点方向。用颅脑外引流套装 F10~12 号一次性外引流管，在枕部穿刺点水平线上（定向横切面）对准脑干血肿和对侧额骨眶突（眼眶的外上方最高点）交叉连线穿刺点（定向纵切面）形成三点三线，经幕下小脑中部穿刺进入环池到达脑干血肿腔内，穿刺角度约 30°，深度为 8.5~9.0cm（图 16-4-6）。

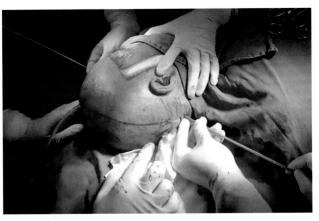

图 16-4-6 手术穿刺要点及操作
对准脑干血肿和对侧额骨眶突后 1cm 穿刺。

(4) 拔出引流管管内针套芯后，见红色血性脑脊液及少许凝血块流出，压力较大者，从引流管缓慢放出颅内积血不能自行流出为止。用 5mL 注射器轻抽吸见有暗黑色血块（图 16-4-7A），根据血肿量抽吸 50%~60% 左右的血肿即可（图 16-4-7B），用 4 号丝线缝一针固定引流管，用 0.9% 生理盐水 1~2mL 往套管内轻柔冲洗 1~2 次脑干血肿腔，检查无新鲜出血，外接一次性三通连接阀及引流袋，结束手术。

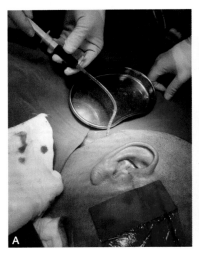 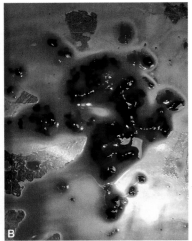

图 16-4-7 手术穿刺要点及操作
A. 用 5mL 注射器轻抽吸见有暗黑色血液；B. 抽吸血肿量为 50%~60%。

【注意事项与技巧】

1. 穿刺注意事项

(1) 脑干血肿的术前定位很重要，定位需在 CT 扫描下画线标志确定。

(2) 穿刺时要避开横窦、枕窦。

(3) 术中穿刺方向是成功的基础，穿刺点在大脑中线旁开外 4.0~5.0cm，横窦下缘下 1.5cm（此处有一约 1.0cm 的枕骨水平面,超过此处为枕骨斜坡,穿刺时容易向下滑动穿入延髓发生呼吸骤停的严重手术并发症);经小脑向血肿腔到对侧额骨眶突(眼眶的外上方最高点)的方向定向穿刺,穿刺角度约 30°,深度为 8.5~9.0cm。

(4) 穿刺进入血肿的位置对预后起决定作用,不能穿入延髓。

(5) 起病 24 小时内是最佳手术时机,已经对呼吸有影响者最好在起病后 4~6 小时穿刺。

(6) 抽吸血肿时要注意患者生命体征变化,尤其是呼吸心搏的变化。

2. 穿刺技巧

(1) 穿刺部位:选择在幕下小脑的中部进行穿刺入路。

(2) 穿刺方向:选择经小脑向血肿腔到对侧额骨眶突(眼眶的外上方最高点)的方向穿刺。

(3) 穿刺深度为 8.5~9.0cm。

(4) 抽吸血肿的力度要缓慢、轻柔、力度尽量小,注射器用 2mL 或 5mL 抽吸,以免负压过大导致出血。

(5) 术中抽吸血肿的量:首次抽吸血肿的量占脑干出血 50% 左右即可,不求一次性抽吸大部分或全部抽吸干净血肿,防止再出血。

第五节　术后处理及并发症防治

【术后处理】

1. 术后送重症医学科监护治疗。

2. 有置管侧脑室外引流者引流袋吊高 15~20cm(从侧脑室置管水平面开始计算)。

3. 应用广谱抗生素预防感染。

【术后并发症原因、预防与处理】

1. 肺部感染　肺部感染是脑干出血术后最常见的并发症。

(1) 原因

1) 脑干出血累及呼吸中枢,容易发生呼吸骤停或咳嗽反射减弱,采取气管插管、气管切开、呼吸机辅助呼吸等措施也容易发生肺部感染。

2) 昏迷卧床使患者咳嗽排痰功能下降容易导致肺部感染的发生。

(2) 预防及处理

1) 脑干出血术后对患者要加强翻身、拍背等基础护理,帮助以助排痰。

2) 术后无上呼吸机者建议早期即采取抬高床头甚至半坐位,以增强其呼吸动度。

3) 有感染症状者建议早期取痰培养+药敏试验(多次留取痰液),根据药物+药敏试验结果选用敏感抗生素(重症监护室气管切开者,存在铜绿假单胞菌,肺炎克雷伯杆菌、大肠埃希菌、鲍曼不动杆菌等感染的风险)。

2. 顽固性呃逆和反流

(1) 原因

1) 脑干出血导致脑干网状结构和脑干神经核团受损、累及脑干(延髓)呼吸中枢、呃逆中枢、内侧总束的功能致上消化道出血或胃扩张、痉挛等刺激迷走神经和膈神经发生顽固性呃逆和反流。

2) 大量地应用脱水药使水电解质紊乱导致迷走神经、膈神经兴奋性增高致顽固性呃逆和反流发生。

(2) 预防及处理

1) 呃逆采取针灸、理疗、氯丙嗪等药物穴位注射等治疗。

2) 反流进食时采取半坐位,餐前半小时餐后 1 小时给予其腹部按摩 20 分钟,促进胃肠蠕动,以助消化。

3) 纠正水电解质紊乱,有胃扩张者插胃管持续胃肠减压。

3. 消化道应激性溃疡出血

(1) 原因:脑干出血脑水肿,神经内分泌障碍,导致胃酸分泌过多发生神经源性胃肠道应激性出血,表现为胃肠黏膜的广泛性出血。

（2）预防及处理

1）如果发生消化道应激性溃疡出血给予插胃管进行胃肠减压。

2）严重者要禁食。

3）给予肾上腺素 4~8mg、云南白药 1 小瓶加冰冻盐水 100mL 分 2 次从胃管内注入并保留 30 分钟，应用注射用奥美拉唑钠 40mg 静脉滴注，每天一次，连用 3~7 天。

4. 穿刺道出血、再出血

（1）出血原因

1）穿刺道是穿刺损伤血管或穿刺血肿边缘发生的出血。

2）再出血原因是术后血压过高导致再出血。术中抽吸量过多、抽吸力度过大、过快等因素都容易导致再出血；大量抽出血肿后可导致血肿腔内产生负压，打破了出血初期形成的颅内压力平衡，使受压的血管压力解除，微血栓破坏可引起再出血。

（2）预防及处理

1）首次抽吸血肿时不宜过快过多，不必追求一次性清除血肿。

2）穿刺手术过程中采用缓慢进管、尽量避免抽吸血肿过快。

3）当抽吸量超过术前计算量，并且出现术侧瞳孔改变，伴随意识改变、症状加重，需要紧急止血，甚则更换手术方式。

4）用尿激酶溶栓后，解除血管压迫，可发生再次出血。

5. 多脏器的栓塞、关节僵硬和肌肉萎缩

（1）原因：脑干出血术后昏迷、卧床容易发生下肢静脉血栓，表现为一侧肢体肿胀，并可能发展到肺栓塞，造成瞬间、短时间内死亡。长时间昏迷者易出现关节僵硬及肌肉失用性萎缩，活动后出现关节疼痛甚至脱位。

（2）预防及处理

1）昏迷者可行高压氧及用促醒、营养神经、改善脑代谢等药物治疗。

2）恢复期要积极加强功能锻炼、中医中药及康复理疗治疗，尤其是颈部、腰背肌肉力量的锻炼及四肢关节的伸屈活动功能锻炼。

6. 水电解质紊乱、贫血及营养不良

（1）原因：急性期脱水会发生低钠、低钾血症，昏迷严重者会发生高钠血症，恢复期会出现贫血、营养不良等，这主要是由于进食少、消化吸收功能减弱造成。

（2）预防及处理：监测电解质变化，及时纠正水电解质紊乱，加强喂养，注意补充营养。

7. 高热、尿崩

（1）原因：早期主要是体温调节中枢损害及下丘脑损伤所致。中后期需注意感染性发热。

（2）预防及处理

1）可用冰毯、亚低温等治疗处理。

2）尿崩者必要时用去氨加压素治疗，要注意防止电解质紊乱。

8. 颅内感染

（1）原因：操作不当，引流时间过长。

（2）预防及处理：认真执行无菌操作，加强液化引流、及时拔除脑干血肿引流管。

第六节　优缺点及经验教训

【优点】

1. 本方法不需要昂贵的医疗定位器械，能使更多基层医院因地制宜救治重症脑干血肿患者。

2. CT 定位+骨性标志定向脑干血肿穿刺抽吸术步骤简单、准确率高。

3. 手术操作简单方便、容易掌握、组织创伤微小、清除血肿较快。

4. 经济实用、费用低。

5. 手术创伤小、术后神经功能恢复快。

【缺点】

1. 需要把患者送 CT 室扫描辅助定位,给昏迷患者检查过程带来不便。

2. 穿刺中需要 2~3 位医师共同操作。

3. 为使穿刺更加准确,穿刺血肿平面需要医师目测帮助定向。

【经验与教训】

1. 术前定位要在 CT 机架激光定位线指示下标记,手术操作应在手术室完成。

2. 穿刺方向要把握好,要掌握好枕骨外粗隆至同侧额骨眶突最高点连线的横状水平面和枕部穿刺点至对侧额骨眶突(眼眶的外上方最高点)交叉连线穿刺点的冠状切面。掌握好枕部穿刺点至脑干血肿腔中点、血肿腔中点至对侧额骨眶突交叉连线穿刺点间的三点,形成在三点一线平面上。

3. 一定要避开横窦(在横窦下 1.5cm 处穿刺)。

4. 不能穿入延髓。

第七节　术式评估与展望

【术式评估】

CT 定位+骨性标志定向经小脑三点三线穿刺脑干出血穿刺血肿抽吸术优势是:该方法是在 CT 下定位加骨性标志定向穿刺,对穿刺途径和穿刺点具有一定的科学性、准确性和实用性;同时操作简单、易学易掌握,医疗费用低,可重复操作性高等优点,除了 CT 机外,不需要昂贵的医疗定位器械设备,大大降低了医疗成本,易于基层医院开展治疗重症脑干血肿患者,便于临床急诊提高该病的抢救成功率。

【展望】

随着神经外科微创技术的不断革新和纵深发展,穿刺治疗重症脑干血肿的医院和接受治疗的患者越来越多,适应证范围和手术指征不断扩大,疗效越来越好,更多的重症脑干血肿患者会从中获益,展望发展的前程空间广阔,微创穿刺治疗重症脑干血肿符合科学发展的潮流,但任重而道远。

第八节　典型病例

【简要病史及影像学资料】

患者,男性,49 岁,因“突发意识不清伴喷射性呕吐 12 小时”于 2017-12-19 急诊入本市某医院,诊断为脑干出血,急行气管插管、呼吸机辅助呼吸,因脑干出血量大,病情危重,后转我院,入院检查:体温 38.4℃,脉搏 89 次/min,呼吸 4~5 次/min,呼吸机辅助呼吸,血压 201/115mmHg。神志深度昏迷、GCS 评分 4 分,双侧瞳孔缩小,直径约 1mm,对光反射消失,双肺可闻及少量湿性啰音,左侧肢体肌力 0 级,右侧肢体痛刺激过伸,肌力 I 级,四肢腱反射减弱,双侧巴氏征阳性。头颅 CT:脑干出血 34.38mm×25.38mm,出血量 9mL(图 16-8-1)。血糖 7.4mmol/L,血常规白细胞增高。入院诊断:1. 重症脑干出血;2. 高血压Ⅲ级(极高危组)。

既往有高血压病史 10 年,无规律监测血压及服药控制血压。

【手术过程及要点】

入院后经快速术前准备及患者家人签字同意手术,在呼吸机辅助呼吸下行头颅 CT 定位,选取脑干血肿最大层面为穿刺层面,用色笔划出枕部体表水平线、大脑中线和穿刺点,并在电脑上标出定位穿刺方向和穿刺深度线,用颅脑外引流套装 F12 号一次性外引流管,在右侧枕部水平线穿刺点、对准脑干血肿和对侧额骨眶突(眼眶的外上方最高点)交叉连线穿刺点穿刺,经过小脑进入环池到达脑干血肿腔,抽出暗黑色血块 5mL(图 16-8-2),停置引流管在血肿腔内,接三通连接阀及一次性外引流袋持续引流残血。手术历

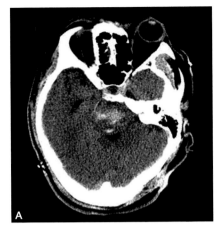 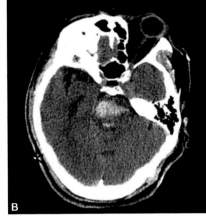 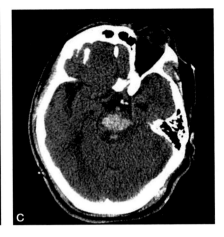

图 16-8-1　术前头颅 CT 片

术前头颅 CT 扫描见脑干血肿 34.97mm×26.38mm，出血量 9mL。

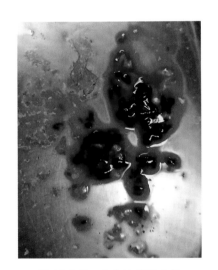

图 16-8-2　术中抽出的血块

术中抽出的暗黑色血块 5mL。

时 30 分钟，术中生命体征血压控制尚稳定。

【术后治疗及影像变化对比】

穿刺术后 12 小时复查头颅 CT，见穿刺管位于脑干血肿腔的中心（图 16-8-3A），脑干血肿大部分已清除（图 16-8-3B）；术后 3 天复查 CT 见脑干血肿已经基本清除（图 16-8-4A、B），而于次日拔除脑干引流管，术后 3 天行气管切开，术后 7 天自主呼吸力度及咳痰刺激反应均明显增强，呼之能睁眼，双瞳孔对光反应灵敏，眼球可活动，撤离呼吸机，术后 15 天有疼痛刺激定位，四肢肌力 Ⅱ~Ⅲ 级。给予高压氧、中医中药及康复理疗等治疗，术后 1 个月复查头颅 CT，见脑干仍有少许水肿（图 16-8-5A、B），术后 3 个月头颅 CT 见脑干有少许液化灶（图 16-8-6A、B），术后 6 个月复查头颅 CT 脑干水肿和液化灶均吸收消失（图 16-8-7A、B），术后 9 个月头颅 MRI 片，脑干及其他部位脑组织未见异常，脑干恢复良好（图 16-8-8A、B）。

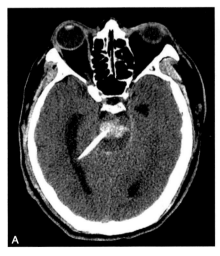 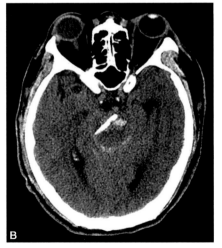

图 16-8-3　术后 12 小时头颅 CT 片

A. 术后 12 小时复查头颅 CT 片，穿刺引流管位于脑干血肿腔的中心；B. 脑干血肿已大部分清除。

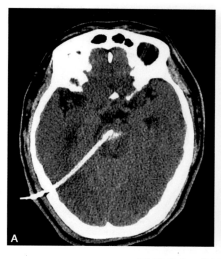
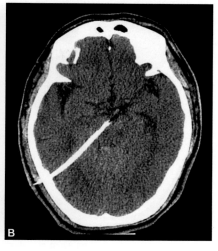

图 16-8-4　术后 3 天头颅 CT 片

术后 3 天复查头颅 CT 片,见脑干血肿基本清除干净。

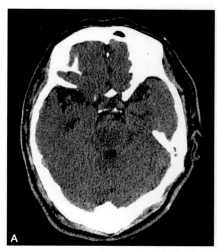
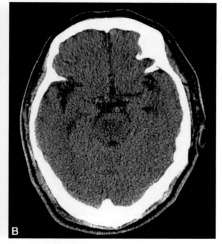

图 16-8-5　术后 1 个月头颅 CT 片

术后 1 个月复查头颅 CT 片,见脑干仍有少许水肿。

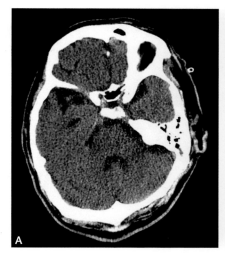
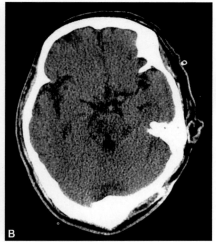

图 16-8-6　术后 3 个月头颅 CT 片

术后 3 个月头颅 CT 片见脑干有少许液化灶。

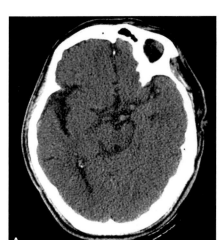
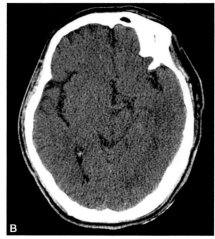

图 16-8-7　术后 6 个月头颅 CT 片

术后 6 个月复查头颅 CT 片,脑干水肿和液化灶均吸收消失。

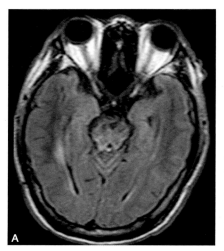
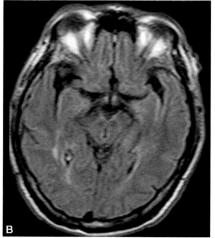

图 16-8-8　术后 9 个月头颅 MRI 片

术后 9 个月头颅 MRI 片,脑干及其他部位脑组织未见异常,脑干恢复良好。

【术后神经系统查体】

见图 16-8-9~图 16-8-13。

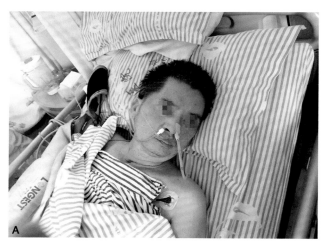
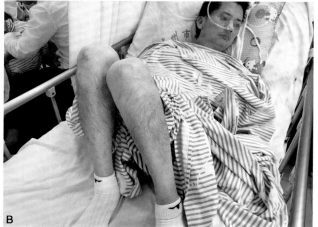

图 16-8-9　术后 1 个月患者情况

A.患者术后 1 个月神志清醒,能对答并正确;B.患者术后 1 个月四肢可伸缩活动。

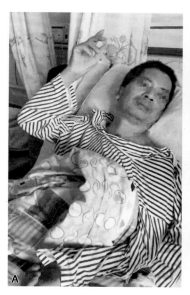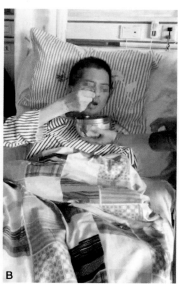

图 16-8-10　术后 3 个月患者恢复情况

A. 患者术后 3 个月语言交流能力进一步增强, 对答正确, 记忆力增强;

B. 患者术后 3 个月可自行进食。

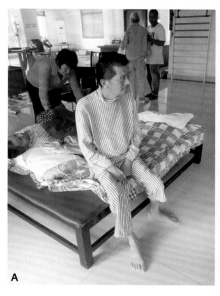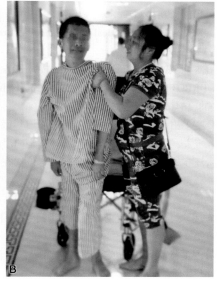

图 16-8-11　术后 6 个月患者恢复情况

A. 患者术后 6 个月记忆力、认知能力进一步恢复, 可自行独立坐起;B. 患者术后 6 个月在家人的扶持下可以站立及简单行走。

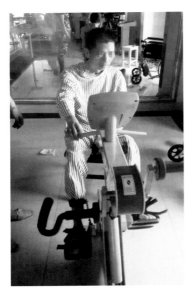

图 16-8-12　术后 8 个月患者恢复情况

患者术后 8 个月行走等运动能力进一步增强，可行简单的骑车锻炼运动。

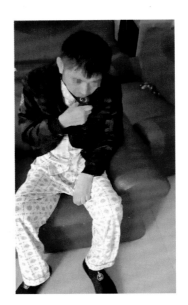

图 16-8-13　术后 9 个月患者恢复情况

患者术后 9 个月生活能力基本能自理、认知能力和记忆力基本恢复正常。

（杨进华　汪宇雄　伍世绩　李十全　黎杰明）

参 考 文 献

［1］ALMEFTY K K, SPETZLER R F. Management of Brainstem Cavernous Malformations［J］. World Neurosurg, 2015, 83（3）: 317-319.

［2］CLINICAL G, CONSIDERATIONS S. Brainstem cavernous malformations: anatomical, clinical, and surgical considerations［J］. Neurosurg Focus, 2010, 29（3）: 1-22.

［3］GUI S, MENG G, XIAO X, et al. Surgical Management of Brainstem Cavernous Malformation: Report of 67 Patients［J］. World Neurosurg, 2019, 122: e1162-e1171.

［4］HUANG A P, CHEN J, YANG C, et al. Brain stem cavernous malformations［J］. J Clin Neurosci, 2010, 17（1）: 74-79.

［5］RAISON J S, BOURBOTTE G, BAUM T P, et al. Primary brain stem hemorrhage: retrospective study of 25 cases［J］. Revue Neurologique, 2008, 164（3）: 225-232.

［6］丁向前, 李泽福. 脑干出血的外科治疗现状及进展［J］. 医学综述, 2017, 23（21）: 4252-4255, 4261.

［7］李建国, 王鹏, 陈宝友, 等. 高血压脑干出血的立体定向手术治疗［J］. 中华神经外科杂志, 2009, 25（10）: 919-921.

［8］杨进华, 李泽禹, 汪宇雄, 等. 两点三线八字交叉定位法在高血压性小脑血肿微创穿刺清除术中的应用效果评价［J］. 中国微侵袭神经外科杂志, 2018, 23（03）: 115-118.

［9］周毅, 敖祥生, 黄星, 等. 显微外科治疗重型脑干出血［J］. 中国临床神经外科杂志, 2010, 15（12）: 721-725.

［10］高进保, 李文德, 于斌, 等. 立体定向导航下经颞下及枕下 2 种手术方式治疗脑干出血的效果观察［J］. 中国医药导报, 2018, 15（18）: 175-177.

［11］张少伟, 牛光明, 袁军辉, 等. 立体定向手术与常规保守治疗重症脑干出血的疗效对比［J］. 中国实用神经疾病杂志, 2019, 22（08）: 853-858.

［12］李旭, 陈君, 仲雷, 等. 立体定向手术治疗重症高血压性脑干出血［J］. 中国现代神经疾病杂志, 2011, 11（3）: 360-361.

［13］张银清, 叶金练, 吴文彬, 等. 微创锥颅手术治疗 32 例高血压性重症脑干出血［J］. 中国微侵袭神经外科杂志, 2017, 22（12）: 562-563.

［14］陈立华, 魏群, 徐如祥, 等. 原发性高血压脑干出血的微创手术治疗［J］. 临床神经外科杂志, 2015, 12（5）: 349-354.

［15］祖兴旺. 64 排 CT 导引经颞下入路立体定向治疗重症脑干出血（8 例临床分析）［J］. 立体定向和功能性神经外科杂志, 2011, 24（6）: 371-372.

第十七章

方体定向法脑干血肿穿刺抽吸术

第一节 概 述

该方法采用方体定位原理,经皮定向穿刺置管吸引清除高血压脑干血肿的治疗方法。

定位原理是根据立体几何原理,即空间任意一点的位置都可以由三维坐标系统所确定。将该原理与颅脑解剖相结合,把"类圆形"的头颅"框"在一个方体空间内,根据方体内三个相互垂直的平面相交形成三线一点的原理,可分别作出通过该点的水平面、冠状面和矢状面,形成以该点为原点的三维坐标系统。

方体定向置管吸引术治疗高血压性脑干出血是将 CT 扫描所提供的脑干出血立体定位参数确定在头的前额部、颞部、顶部及枕部的垂直投影线和面,根据三面交点确定脑干血肿的中心靶点。相互垂直的三个平面和三个相互垂直的任意二个平面相交所形成的直线皆可作为穿刺置管入颅的路径,而另一平面所在的位置则作为入颅到达脑干血肿靶点深度的标志,这样就可以准确到达所要进入的血肿靶点。

第二节 手术适应证与禁忌证

【适应证】
1. 既往有高血压病史,发病 6 小时以上,入院时收缩压≥120mmHg。
2. GCS 评分≤8 分。
3. 出血量≥5mL。
4. 生命体征如体温、瞳孔、呼吸等均出现不同程度紊乱。
5. 家属知情同意手术。

【禁忌证】
1. 脑干出血量<5mL。
2. 深度昏迷,双侧瞳孔散大固定,发病后有自主呼吸停止,血压低于 60mmHg 超过 30 分钟。
3. 经 CTA/DSA 确诊肿瘤卒中、动脉瘤、动静脉畸形、海绵状血管瘤。
4. 凝血功能障碍和血液性疾病。
5. 脑干功能衰竭征象。
6. 严重心、肝、肾功能不全。
7. 患者家属拒绝手术治疗。

第三节 术前准备与手术器械

【术前准备】
1. 手术地点的确立 联系 CT 室或手术室,有条件时在术中 CT 监测下操作,紧急情况下行床旁操作。
2. 获得患者术前与血肿相关的定位数据 准确测量 CT 片三维定位数据,计算血肿量大小,测量颅脑半径、额距、颞距、高距等定位参考数据。

3. 手术器械用具的准备 无菌手术器械、一次性颅脑引流袋、一次性医用引流管或脑室引流管、无菌敷料包、缝合包、消毒盘、颅脑立体定位尺、定位画线笔、心电监护仪等。

【手术器械】

1. 立体定位器 是定向钻颅微创手术术前进行脑干血肿定位的器械,分为长板、短板及中间板,其原理是根据患者颅脑 CT 片,通过立体画线,在极短的时间内准确地确定血肿中心靶点及入颅路径(图 17-3-1)。

2. 定向颅钻 是定向钻透枕骨成孔的微创手术器械,可根据钻孔深度进行预限位(图 17-3-2)。

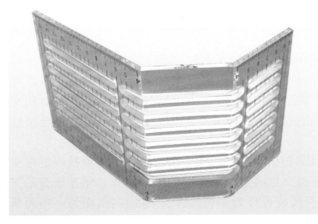

图 17-3-1 立体定位器

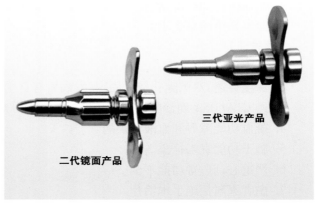

二代镜面产品　三代亚光产品

图 17-3-2 定向颅钻

3. 颅骨凹颅钻 用于微创定向钻颅后,圆整颅骨孔,清除颅骨骨屑,防止其进入颅内,保证颅骨锁孔器顺利嵌入(图 17-3-3)。

4. 颅骨锁孔器 在颅骨定向钻孔后,使用颅骨锁孔器准确导向,建立通向颅内的通道,方便实施微创定向置管手术(图 17-3-4)。

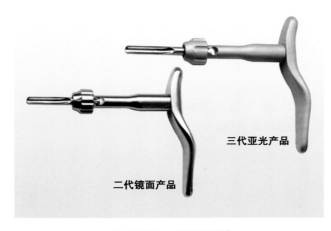

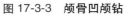

三代亚光产品

二代镜面产品

图 17-3-3 颅骨凹颅钻

二代镜面产品　三代亚光产品

图 17-3-4 颅骨锁孔器

5. 颅骨探棒尺 颅骨探棒尺用于测量引流管进入颅内深度,建立通向血肿腔的预通道,方便颅内定向置管(图 17-3-5)。

6. 一次性使用颅脑引流袋 一次性使用颅脑引流袋采用全密封、防逆流设计,与脑干血肿吸引管配套使用,收集术后残余积血或血性脑脊液(图 17-3-6)。

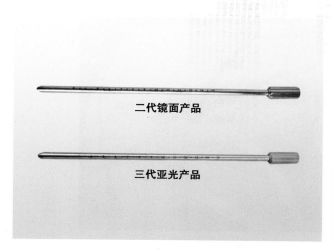

图 17-3-5　颅骨探棒尺

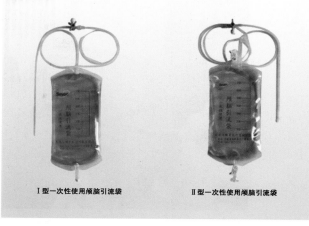

图 17-3-6　一次性使用颅脑引流袋

第四节　手术方法及注意事项与技巧

【手术方法】

按皮肤穿刺点分为额顶、枕上和枕下方体定向置管吸引术。以枕下方法最为常用,介绍如下:

1. 定位方法

1)画出基础定位线:患者备皮后,安静状态下仰卧位,以眉间中点作为起始点,将颅脑立体定位器短板、中间板、长板分别紧贴前额、顶部,选正中间条孔通过起始点,用画线棉签或笔顺中央条孔画出正中矢状线向后延续经枕外隆突达到颈后项部。将立体定位器的一侧长板边缘对准手术侧外眦和外耳道的连线,画出 OM 线,延续至颈项后对侧。

2)标记血肿靶点投影及路径:侧卧位,根据 CT 影像血肿靶点距 OM 线的距离,投影在头部手术侧的颞侧(脑桥出血靶点在外耳道上 2cm 左右处),确定枕下穿刺点(在距正中线旁开 5~6cm,横窦体表投影线下 2~3cm),将颅脑立体定位器短板垂直于正中矢状线,用画线笔画出颞侧点和枕下穿刺点的连线,确立血肿的水平面。根据血肿靶点在顶或额部投影点的位置,用定位器画出血肿的矢状线,确立血肿的矢状面。上述矢状面和水平面的垂直交线即为脑干血肿穿刺的路径,其深度为 9~10cm(图 17-4-1)。

2. 手术步骤

1)将患者推入微创手术室或复合手术室(抢救患者也可在危重病房床旁进行),安置患者于适宜体位,连接好吸氧管、心电监护,建立静脉通道,观察并记录瞳孔大小及生命体征,并注意术中不断观察其变化情况。

2)头部画线定位后,常规消毒,铺手术巾。

3)同侧脑室穿刺置管或放置颅内压探头,测颅内压,摆放脑室外流装置或接颅内压检测仪。

4)采用局麻或全麻,用手术刀在枕下穿刺点切开约 0.5cm,用凹颅钻建一至枕骨的皮下通道,定向颅钻钻透枕骨,用凹颅钻扩张钻孔并清除残余骨屑。安装锁骨器,脑膜针刺破脑膜,探棒尺扩张脑膜切口,建立至靶点的预通道。先用脑针向血肿中心靶点试抽少量陈旧血后,置入脑干血肿吸引管,抽吸陈旧血 2~5mL 后,留置该管于血肿残血腔内,接通管外端的血肿引流袋,包扎后返回病房或复查 CT 了解术后颅内血肿引流情况(图 17-4-2,视频10)。

视频 10　方体定向法脑干出血穿刺抽吸术

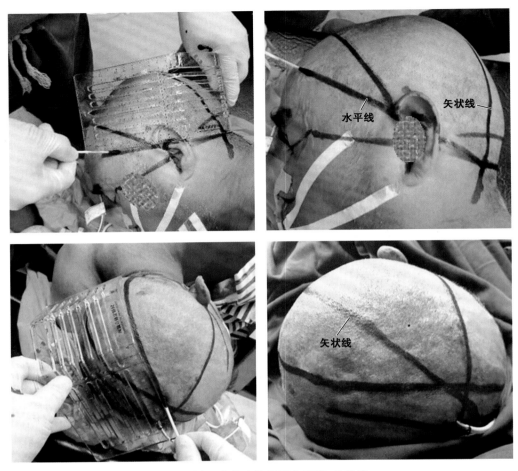

图 17-4-1 立体定位器画水平线、矢状线

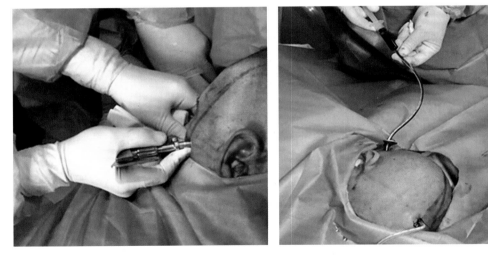

图 17-4-2 定向颅钻,定向置管抽吸血肿

【手术注意事项与技巧】

1. 脑干血肿定位画线时,一定要坚持方体定位原理,CT 定位应严格按 OM 基线扫描。

2. 使用颅脑立体定位器短板时需注意,在颞侧投影画线时颅脑半径距离线要与矢状线重叠;额顶侧投影画线时,短板半径线要与 OM 线平行。

3. 开始钻颅时先垂直颅骨表面,在颅骨表面轻钻一凹槽,然后根据穿刺钻颅的平面方向,调整定向颅钻的方向。

4. 根据颅骨的厚薄,调整钻头长度,以防止钻头刺入过深损伤硬脑膜。

5. 术中不求一次性彻底清除血肿,抽吸过程强调缓慢、间断、非阻力化、只排血,不损伤脑组织。

6. 穿刺颅骨时,勿伤及骨下枕矢状窦、横窦及乙状窦等静脉窦。

7. 脑干穿刺勿伤及脑干网状上行激动系统和小脑齿状核、脑干面神经核、三叉神经主核、动眼神经核等重要神经核团。并注意置管过深,有损伤脑干的风险。

8. 术中发生血压下降,生命指征显著变化,需停止手术操作,待生命指征平稳后继续手术。

9. 先穿侧脑室,后穿脑干血肿;如侧脑室引流,拔引流管时遵循先拔脑干引流管,后拔侧脑室引流管的原则。

10. 残血引流不畅时,术后次日,可注入尿激酶 2 万~3 万 U,2~3mL 生理盐水配制,1 次/天,CT 显示残血量≤2mL 拔管。避免长时间置管,留管时间≤1 周。

11. 强调脑干出血穿刺置管治疗操作的规范性和无菌性,防止误穿颅内血管,避免血管受损出血和感染的发生。

第五节　术后处理及并发症防治

手术并发症很少见,偶见术后再出血、切口或颅内感染及积气现象,个别患者术中有一过性血压下降和呼吸暂停现象发生。其他非手术并发症,如:肺部感染、急性肾衰竭、应激性溃疡、压疮、心脏损害、泌尿系感染、深静脉血栓等。

对于接受手术治疗的患者,有条件的医院推荐进行颅内压监测。术中如患者生命指征发生变化,应暂停手术操作寻找原因,待生命指征平稳后,酌情是否继续手术。术后处理包括降颅压、血压管理、镇静、镇痛、预防和治疗颅内及肺部等感染、保持内环境稳定、营养支持、防治癫痫等。术后 24 小时内要常规复查脑 CT 了解手术情况并排除术后再出血,对于有再发出血的患者,应根据患者具体情况决定是否再次手术。对于有凝血功能不全或术中渗血明显者,可术后短期(24~48 小时内)应用止血药物或对症治疗。

第六节　优缺点及经验教训

【优点】

该方法根据患者头部影像的三维数据,采用方体画线定位方法及其相配套的脑干出血手术器械。该方法简便易行,手术时间短,创伤小,疗效好,不用输血,医护人力成本低,住院费用低,适于侧脑室和脑干血肿的穿刺置管治疗。该手术可在手术室内进行,危重患者也可以在局麻下床边进行抢救治疗,有利于各级医院开展。

【缺点】

本术式需要医护人员经过短期培训后方可掌握。

【经验与教训】

1. 该术式在方体定位或影像的引导下进行,穿刺通道严格无菌操作,应避免皮肤和颅内感染的发生。

2. 该置管技术对脑干出血病因未明确的患者手术前应行血管相关检查(CTA/MRA/DSA)排除血管病变,规避和降低术中出血风险。

3. 穿刺路径要注意避免损伤小脑、脑干的重要神经核团、功能纤维和静脉窦血管。

第七节　术式评估与展望

脑干出血是神经系统的危急重症,是神经系统最凶险、预后最差的疾病。方体定位定向软通道技术,俗称"定向软通道"技术,具有定位准确、操作简单、创伤小、血肿减小迅速、神经功能恢复快等优点。相信会有越来越多的脑干出血患者能得到及时、有效的治疗。

第八节　典型病例

一、典型病例一

【简要病史及影像学资料】

患者男,50岁,突然头痛呕吐,随即意识不清,抽搐,呼吸困难,很快陷入昏迷,立即被送至医院。既往有十年的高血压病史。查体:血压180/95mmHg、心率60次/min、呼吸微弱、中昏迷状态、双瞳孔针样、双眼球固定、颈部强直、四肢瘫及双下肢巴宾斯基征阳性,GCS评分为4分。经神经外科抢救,给予呼吸机辅助呼吸等治疗。CT和CTA检查:高血压性脑干出血,出血量5mL。入院诊断:脑干出血;高血压病3级(极高危组)。

【手术过程及要点】

该患者于发病27小时,在征得家属同意后对其实施方体定向置管吸引术。术前剃全头备皮,根据CT影像的三维数据在患者头部表面用方体定位尺方位摆放成方体方式,用画线棉签(沾甲基紫或亚甲蓝液的普通医用棉签)画出不同的面线(详见本章的定位方法一节),确定右侧侧脑室额角和枕下脑干穿刺入颅皮肤和靶点部位及其路径,快速实现患者头部靶点精确定位(图17-8-1)。

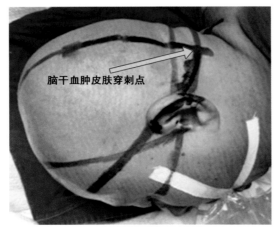
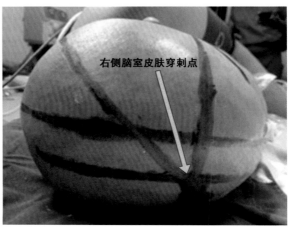

脑干血肿皮肤穿刺点

右侧脑室皮肤穿刺点

图17-8-1　术中画线定位

送往手术室,在右侧卧位全麻下,常规神经外科消毒铺巾,要求洞巾孔可以显露整个头部上的画线。先行右侧侧脑室额角方体定向穿刺置一根脑室引流管,管深6cm,放出少许脑积液后,见管内液柱波动于15cm上下,颅压稳定后留置该根引流管做术后脑室外减压引流。再于左枕部准确将引流管置入脑干血肿靶心,置管深9.5cm时见管内有陈旧血流出,用5mL注射器抽出陈旧血肿2mL,头皮缝合一针固定引流管在血肿腔内,关外端连接血肿引流袋持续引流残血。

术后立即送往CT室做术后头部检查。

【术前术后影像对比】

术后即刻复查头部CT,见血肿已清除90%。术后第1天,CT显示脑干血肿清除(图17-8-2)。

【术后患者神经系统查体的影像资料】

术后第2天,呼之睁眼,出现双瞳孔光反应明显,出现眼球活动,疼痛刺激能定位,四肢肌力Ⅱ~Ⅲ级。拔除脑干引流管。术后第4天,拔除脑室引流管。术后第7天,患者自主呼吸力度及咳痰刺激反应均较前明显增强,脱离呼吸机。

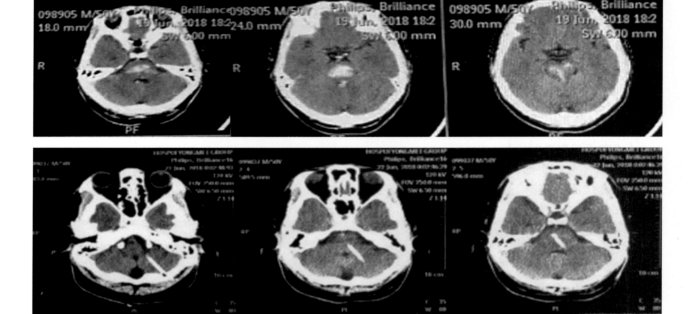

图 17-8-2　术前术后头颅 CT

术后 2 个月患者经康复治疗,已完全神志清醒,声音嘶哑,并可在被搀扶下行走。经高压氧等康复治疗三个月后,可挂拐独立行走;经综合康复治疗五个月后,生活可自理(图 17-8-3)。

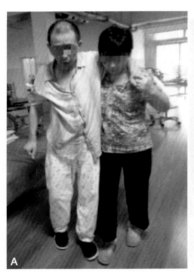
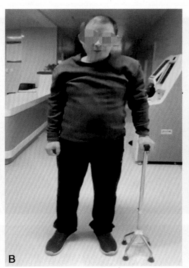
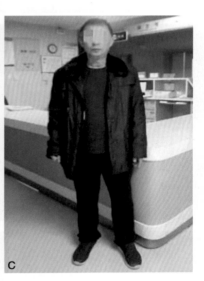

图 17-8-3　术后患者的情况
A. 2 个月时;B. 3 个月时;C. 5 个月时。

二、典型病例二

【简要病史及影像学资料】

患者,男性,50 岁,以"突发呕吐伴神志不清,小便失禁 1 小时"为主诉急诊入当地医院。既往高血压病史多年。查体:体温 36℃、血压 210/132mmHg,脉搏 85 次/min,呼吸 17 次/min。神志不清,双侧瞳孔等大等圆,直径约 3.0mm,对光反射迟钝,四肢肌张力偏高,双侧巴宾斯基征阳性。头颅 CT 检测显示:右侧脑桥出血 3mL 破入第四脑室。入院诊断:脑干出血;高血压病 3 级(极高危)。

入院 25 小时后,患者意识障碍加深,双瞳孔缩小固定,右瞳孔略大于左侧,出现呼吸急促浅快,血氧饱和度明显下降,立即予以气管插管呼吸机辅助呼吸、甘露醇脱水等治疗下,行二次头颅 CT 脑干出血增加至 10mL。

【手术过程及要点】

急诊做好各项术前准备,送往手术室,根据术前第二次 CT 影像提供的脑内血肿三维定位数据于床头做脑干血肿方体画线定位,左侧位,选右枕横窦下 2cm 经中脑结合臂入路,1% 利多卡因 5mL 局麻下方体定向经皮穿刺置管进入脑干血肿腔内,术中抽吸出陈旧性血肿 4mL 时,升高血压明显下降,波动在 135~150/80~95mmHg,自主呼吸明显,决定留置该管做术后引流管继续引流脑干内的残血治疗。

【术前术后影像对比】

术后即刻复查头部 CT,见脑干血肿近一半血肿被清除(图 17-8-4)。次日血肿残腔内注入每毫升 1 万单位尿激酶 2mL,持续引流脑干血肿,5 小时后复查 CT 见脑干血肿大部分已清除,拔出引流管。

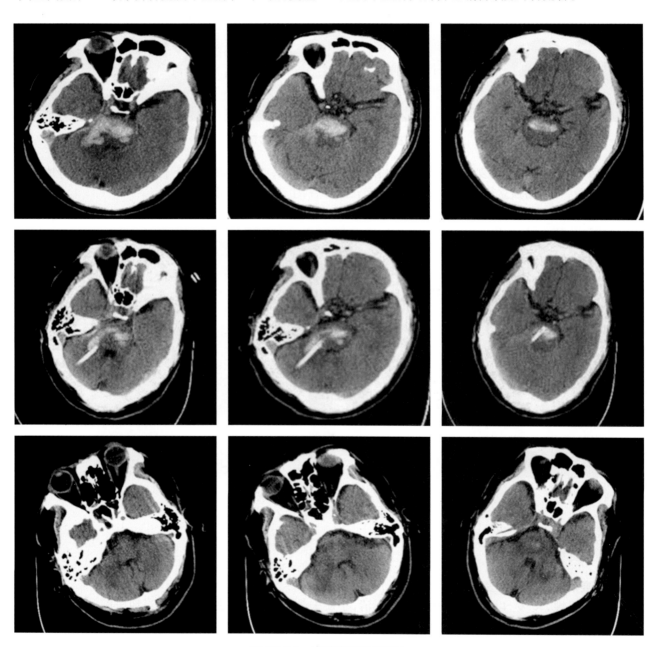

图 17-8-4 术前术后影像对比

【术后患者神经系统查体的影像资料及视频】

术后第 5 天,神志模糊,刺激有反应。术后 10 天,呼之可应,由 EICU 转入普通病房。术后 20 天,神志清醒,转入康复科治疗。

术后 2 个月,患者可在被搀扶下行走;术后 5 个月,左侧肢体肌力近 Ⅴ 级,除左手五指伸指困难,可站立行走和骑摩托车,生活自理。

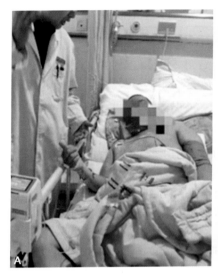 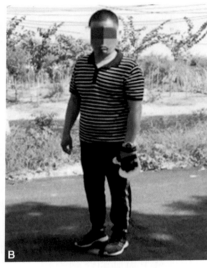 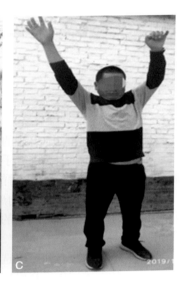

图 17-8-5 术后患者的情况
A. 第 10 天;B. 2 个月;C. 5 个月。

(孙树杰 骆锦标 刘超 陈轩)

参 考 文 献

[1] 中华医学会神经病学分会,中华医学会神经病学分会脑血管病学组.中国脑出血诊治指南(2019)[J].中华神经科杂志,2019,52(12):994-1005.

[2] MAOGANG CHEN,WENSU YU,SHUJIE SUN,et al. Stereotactic Aspiration of Necrotic Brain Tissue for Treating Malignant Middle Cerebral Artery Infarction:A Report of 13 Consecutive Cases[J]. WORLD NEUROSURGERY,2019,124:435-444.

[3] 孙树杰,王治瑜.急性脑出血棋从专家共识到急诊救治[J].临床急诊杂志,2016,17(3):165-167.

[4] ZHANG H T,XUE S,LI P J,et al. Treatment of huge hypertensive putaminal hemorrhage by surgery and cerebrospinal fluid drainage[J]. Clin Neurol Neurosurg,2013,115(9):1602-1608.

[5] 张会超,尚冰冰,孙树杰.方体定向吸引术治疗高血压左壳核出血[J].中华老年心脑血管病杂志,2012,14(8):879.

第十八章

改良定向脑干血肿穿刺抽吸术

第一节 概 述

目前针对自发性脑干出血的外科治疗,仍属非常规性手术。

危重的脑干出血是否进行手术治疗,需要依据患者的病情,脑干血肿的形态、可能的预后,并结合患者家属的态度、意愿及其经济支付能力,由技术经验丰富的医生做出综合权衡。

重症脑干出血,尤其昏迷的患者,死亡率、致残率高,存活患者相当一部分处于长期卧床,甚至植物生存状态,对家庭、社会都是沉重的负担,是否采取手术治疗,需要手术医生与家属进行深度沟通,权衡利弊后做出慎重抉择。

部分重症脑干的血肿可以选择性地应用"改良-定向颅内血肿抽吸术"进行脑干血肿的清除。

笔者于 1996 年 10 月开展高血压性幕上血肿的穿刺治疗,2000 年 6 月开展了幕下入路的小脑血肿穿刺、抽吸、液化、外引流术,2003 年开展了幕下入路的第四脑室血肿及脑干(脑桥)血肿的穿刺、抽吸、液化、外引流术,取得了一定的临床疗效。

自 2007 年 3 月起在国内举办"脑出血微创规范化治疗"培训班,持续推广该技术的临床应用,在业内产生了较大的反响。

第二节 手术适应证与禁忌证

原发性脑干出血最常见于桥脑,血肿可累及中脑、延髓,大量脑桥出血可破入第四脑室,进入蛛网膜下腔、中脑导水管及幕上脑室系统,导致脑脊液循环受阻,形成急性梗阻性脑积水,危及生命。

依据血肿的位置,脑干(脑桥)出血可分为中央型、腹侧型、偏侧型(左侧型、右侧型)和背侧型。

脑干出血的临床病情(意识)分为以下五级(表 18-2-1)。

表 18-2-1 脑干出血临床分级

分级	意识状态	主要体征
I	清醒或嗜睡	伴(或不伴)轻偏瘫或失语
II	嗜睡或朦胧	伴不同程度的偏瘫(四肢瘫)或失语
III	浅昏迷	瘫痪(四肢瘫)、瞳孔等大、光反应存在
IVa	昏迷	瘫痪(四肢瘫)、瞳孔等大、针尖样缩小
IVb	昏迷	四肢瘫、瞳孔不等大、自主呼吸存在
V	深昏迷	去脑强直或四肢弛缓性瘫痪,单侧或双侧瞳孔散大,需要呼吸机辅助或控制呼吸

脑干出血的患者是否需要手术治疗,取决于临床病情的分级(轻重)和影像学表现。没有意识障碍的脑干出血不宜手术。

【适应证】

1. 脑干出血临床分级为 III、IVa、IVb 级者。

2. GCS 评分 4~8 分。

3. 脑干出血量≥5mL,背侧型和/或破入第四脑室者优先考虑推荐手术,其他型的酌情选择。

4. 偏侧型、中央型血肿、需综合以上因素后决定是否手术。

【禁忌证】

1. GCS 评分≥9 分,血肿量<3mL。

2. 临床分级Ⅴ级,GCS 评分 3 分,瞳孔散大超过 1 小时。

3. 有脑干血管的结构性病变,如:有动脉瘤、动静脉畸形、海绵状血管瘤等者。

4. 伴有恶性高血压等血流动力学不稳定者。

5. 严重凝血功能障碍者。

6. 全身情况极差,不能耐受麻醉和手术者。

第三节　术前准备与手术器械

【术前准备】

脑干出血软通道手术前的常规准备。术前需完善相关辅助检查,签订手术协议书,完成备皮、术前颅脑 CT 定位检查。

【手术器械】

1. 定位所需物品　术前标准颅脑 CT 片、20cm 学生用透明尺、制图分轨、红外线水平仪或智能手机测量尺或量角器软件、棉签、甲基紫。

2. 器械盒内手术器械　颅骨三菱手锥(外径 4~4.5mm)、凹槽手锥、T 型手钻(外径 4.5~5mm)、外径 2mm 克氏针(导引钢针)、线剪、持针器、止血钳各 1 把/条(图 18-3-1)。

3. 一次性使用耗材　12F 一次性使用颅脑外引流器(山东大正医疗器械股份有限公司生产出品)、肝素帽、三通阀、5mL 无菌空

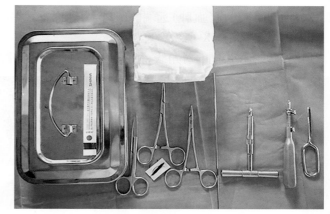

图 18-3-1　手术器械盒内的常规物品

针、2%利多卡因、一次性使用清创包(洞巾)、无菌手套、聚维酮碘(碘附)、头套、纱布、慕丝缝合针线、胶布或贴膜。

改良定向脑干血肿穿刺抽吸术,使用引流导管为 12F(外径 4mm)优质硅胶导管,末端为球冠形,距末端 0.5cm 有 2~4 个引流侧孔。

第四节　手术方法及注意事项与技巧

【手术方法】

1. 术前定位方法　体表的定位标识是利用解剖知识及 CT 图像,来确定后颅窝的头皮体表投影范围的,应用头颅体表解剖标志(主要是骨性标志)进行术前定位,由于后颅窝空间狭小,技术要求更高。

(1) 确定枕外隆突 A 点:患者头部备皮后,取仰卧位,用棉签的无棉端蘸取甲基紫药水,标出正中矢状线,再取健侧侧卧位,头向胸骨略屈曲,暴露患侧,使正中矢状线与床面平行。在后正中矢状线上将枕外隆凸准确标识,确定为 A 点。

(2) 确定上界(标识)横窦的头皮投影 AB 线:经 A 点向患侧耳后的乳突上半部分画出一线段(经 A 点作正中矢状线的垂线),与发际的交点为 B 点(B 点对应同侧耳廓上 1/3 与中 1/3 之一的分界点);AB 连线多为患侧横窦沟的颅外体表投影。

（3）确定外界（标识）乳突内侧缘 BC：同侧外眦与外耳道下壁的连线延长线与发际线的交点为 C 点，BC 连线即为乳突的内侧缘，亦为后颅窝体表投影的外界。

（4）确定内界（标识）后正中线 AD：枕部后正中矢状线上的凹陷处，即为颈颅交界处的 D 点，AD 连线为后颅窝正中分界线，亦为患侧后颅窝体表投影的内侧界。

（5）确定下界（标识）颅底线：连接 CD 点的最短弧线即为颅底线。

由 AB、BC、CD、AD 这四条线段构成的四边形，为患侧后颅窝边界线的颅外体表投影（图 18-4-1）。

2. 穿刺手术入路（路径）

（1）脑 CT 解读：术前标准的 OM 线颅脑 CT 片（双侧晶状体与外耳道左右对称地出现在颅底层面上）对穿刺手术的成功进行极为重要。仔细认真解读术前脑 CT，确定基底层（18-4-2A）、穿刺层（图 18-4-2D），穿刺点 X，测量 X 点（头皮）距离脑干出血（血肿）远端的距离，为理论置管深度，多为 7.5~8.5cm 之间（图 18-4-2）。

（2）确定穿刺点 X

1）四边形 ABCD 的对角线，相交于 O 点，O 点及其附近作为脑干血肿的穿刺点是相对安全的，能够避

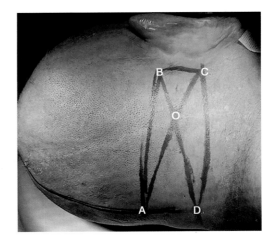

图 18-4-1　术前定位标识

选择患侧为穿刺侧，四边形 ABCD 为后颅窝在头皮表面的投影，O 点为其对角线的交点。

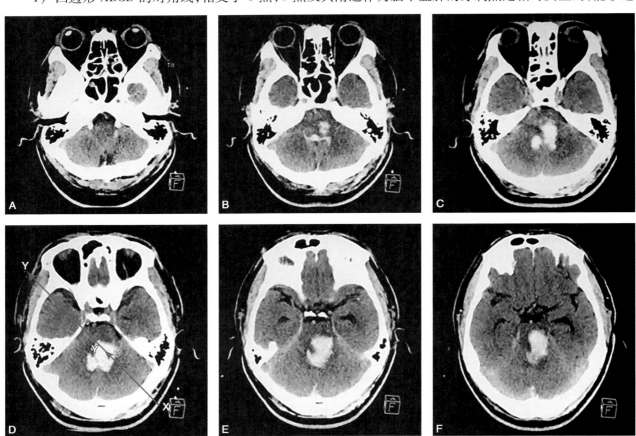

图 18-4-2　术前脑 CT 解读

A. 标准颅底断层（双侧晶状体与双侧外耳道对称性地出现在同一断层）；B、C. 脑干血肿的不同断层；D. 穿刺断层，X 点为头皮穿刺点（出发点），Y 点为引流导管的末端位置（目的地），连接 X 与 Y 两点，线段 XY 即为置管的手术路径，亦为置管深度，延长线段 XY 至 Z 点（即为与对侧头皮的交点 Z），如图中箭头所指；E、F. 脑干血肿的不同断层。

开重要解剖结构。

2）标识幕下入路血肿穿刺的标准通用穿刺点：鼻尖与患侧外耳门中央连线延长线与 OB 线的交点 X 点，为幕下血肿穿刺的经验穿刺点，亦适用于脑干（脑桥）血肿（图 18-4-3）。

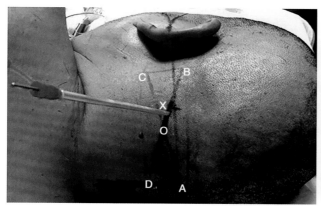

图 18-4-3　脑干（脑桥）血肿的标准穿刺点 X

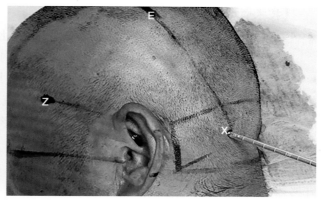

图 18-4-4　穿刺点 X 与手术路径的正、侧位投影线 XE、XZ

（3）确定穿刺方向：确定了穿刺点 X 后，依据标准脑 CT 观察脑桥血肿的形态及位置分型，确定置入引流导管的末端位置（目的地），自穿刺点（出发地）连接经过目的地的射线与头皮的交点，设定该点为 Y，XY 线为引流导管置入的手术路径。

1）脑桥血肿背侧型和/或破入第四脑室：穿刺置管时指向对侧（健侧）眉弓外侧缘（额骨颧突）与耳尖连线的中点，该点为 Y，穿刺手术路径即为 XY。

2）脑桥血肿中央型穿刺置管时指向对侧（健侧）眉弓外侧缘（额骨颧突），该点为 Y，穿刺手术路径即为 XY。

3）脑桥血肿腹侧型穿刺置管时指向对侧（健侧）眉弓中点，该点为 Y，穿刺手术路径即为 XY。

（4）确定手术路径的正位头皮投影线：取仰卧位，外眦与外耳孔连线与床面（水平面）垂直，打开红外线水平仪，标记经过 XY 两点的最短弧线与最大（正中）矢状面的头皮（上矢状窦的头皮投影线）交点，为 E 点；并用甲基紫药水标示出来，XEY——该弧线段即为穿刺手术路径的正位头皮投影线（图 18-4-4）。

（5）确定手术路径的侧位头皮投影线：取健侧侧卧位，标示患侧眉弓外侧缘与耳尖连线的中点，为 Z 点，线段 XZ 即为穿刺手术路径的侧位头皮投影线（图 18-4-4，视频 11）。

视频 11　改良定向脑干血肿穿刺抽吸术

【手术流程及操作步骤】

依据患者的病情危重程度、医院及科室的医疗环境条件，手术操作可选在中心手术室、CT 杂交手术室（CT 导引下）、神经 ICU 微创操作间、ICU 病房床旁等地点。

1. 定体位　取健侧侧卧位，头向胸骨略屈曲，暴露患侧，正中矢状线与床面平行。

2. 定患侧后颅窝边界的体表投影的四边形 ABCD（同上）。

3. 定穿刺点 A（同上）。

4. 定穿刺手术路径的正位头皮投影线 XEY（同上）。

5. 定穿刺手术路径的侧位头皮投影线 XZ（同上）。

6. 麻醉　常规术前准备后，局部浸润麻醉+静脉强化。

7. 骨孔的建立 依据穿刺部位的头皮厚度将骨锥的限位器置于 3.0~3.5cm 处,右手持快速颅骨手锥(右手掌心顶住手柄、五指并拢握住三棱手锥锥体),经穿刺点刺破头皮(在局部头皮自然松弛状态下,切勿滑动头皮),指向 Y 点,亦即骨锥锥体的纵轴线与侧位投影线、正位投影线(方向)一致,锥透颅骨并破硬脑膜,入颅内。

【技术要点】

要保持头皮孔、颅骨孔、硬脑膜破口在同一路径上。

1. 备管 开启一次性使用颅脑外引流器,导引钢针用碘伏湿润插入引流导管的末端。

2. 置管 左手拇指、示指持续下压,固定穿刺点周围的局部头皮,右手缓慢旋转拔出颅骨手锥,右手捏持引流导管沿头皮孔、颅骨孔、硬脑膜孔,置入引流导管入颅内。松开左手,撤除洞巾,右手捏持引流导管,左手把控方向(导引钢针与侧位投影线、正位投影线方向一致),往前推送,深约 7.5~8.5cm(个体化,依据术前 CT 测量)。

3. 抽吸 缓慢抽出导引钢针(勿改变置管方向),接 5mL 空针回抽,见陈旧血液或混有脑脊液,预示置管成功,依据出血量定抽吸量,常为 3.0~10.0mL。

4. 安装一次性使用颅脑外引流器 消毒局部,经过引流导管铺洞巾(洞巾可剪切无菌纱布而成),引流导管的近端连接三通阀,再接一次性使用颅脑外引流器、缝合头皮、固定引流导管、包扎、悬吊引流器之滴壶。滴壶内滴管末端的高度应离外耳孔的垂直高度在 50~150mm 之间,正压引流。

5. 实施液化引流术:术后 2~4 小时,首次实施液化术,应用 5mL 空针配制尿激酶(5 万~10 万 U)或阿替普酶 1~2mg,溶于生理盐水溶液 3~5mL 中,经三通阀的侧臂肝素帽(常规消毒)缓慢注入血肿腔内,关闭三通阀 1~2 小时后开放,每日 1~2 次。

6. 复查脑 CT 动态观察血肿的变化,观察残余血肿的位置及形态,通过头位变换,有效发挥血肿液化剂的作用,充分融化血凝块,将陈旧性出血引流出体外。

7. 拔管 脑干内血肿基本被清除,第四脑室无出血,中脑导水管、第四脑室、环池、四叠体池清晰可见,脑脊液循环通畅,无脑积水,可拔除引流导管。

【关于液化术】

近年来,神经外科手术正向微创、精准、精细化方向发展。众所周知,引流术是临床微创手术常用的方式。

正确、合理地应用引流术,液化术是核心技术。

1. 首先要选择正规的、适宜、合理的引流产品(器械)。

2. 合理高效地使用液化剂,临床常用的血管外脑内血肿的液化剂常为尿激酶、阿替普酶两种。

目前,临床上是依据发病时间、血肿的大小、血肿凝固程度及出凝血指标、血栓弹力图等因素使用液化剂,一般尿激酶 2 万~10 万 U+生理盐水 3~5mL,或阿替普酶 1~3mg+生理盐水 3~5mL 灌注血肿腔内,实施血肿液化。

3. 患者头部位置的摆放,也是影响液化效果的因素之一。适宜的体位,有利于尿激酶发挥液化作用。

【注意事项与技巧】

1. 脑干出血软通道微创清除手术治疗,是通过置入引流导管,经抽吸、液化、外引流技术而实现的。

无论是小脑、第四脑室、脑干(脑桥)等部位的出血(血肿),为了安全、便于操作,幕下穿刺点基本是固定的;所要变化的是手术路径,亦即穿刺方向,关键是确定 Y 点。

2. 穿刺手术操作要避开横窦、尽可能沿着血肿的长轴入路。

3. 对于中央型的脑桥血肿及位于中线附近脑桥血肿,通常选择左侧入路置入引流导管。

4. 在疗效相当的情况下,尽量选择左侧穿刺点,因左侧横窦常较右侧偏细,易于避开。

5. 血肿破入第四脑室时,勿过度引流脑脊液,防止低颅压及气颅的发生。

6. 保证"一次性使用颅脑引流器"的封闭性、完整性,防止逆流,做到正确使用。

第五节　术后处理及并发症防治

手术并发症,主要有再出血、感染、低颅压和气颅,这些并发症可以发生在术中或者术后。任何有创操作都面临着出血与感染等并发症的困扰。

一、术中、术后出血

(一)出血原因

脑干出血的发生、发展直至形成相对稳定的血肿,实质上是一个血流动力学改变的过程。改良定向脑干血肿清除术中、术后并发症之一为出血,常见于穿刺点的头皮、板障静脉(静脉窦)、硬膜外、硬膜下、小脑实质、第四脑室内、蛛网膜下腔等手术通道上。

当敷料上有新鲜出血、引流导管内引出、滴出鲜红的动脉血(凝固或非凝固)、储液袋内引流的血较多(脑脊液除外,与脑 CT 的估算量不相符)而患者的病情无好转甚至加重,病程中有难以控制的高血压、烦躁不安、意识、瞳孔、肌力、肌张力改变。需要及时复查脑 CT。

(二)术中、手术后再出血的防治措施

1. 血压的控制-调压　有学者认为:平均动脉压不超过 130mmHg,无须降血压,在发病 3 天内不要将血压降到正常高限 140/90mmHg,血压降低会导致脑血流灌注不良,造成脑缺血。但近年来研究显示,过高的血压会导致血肿扩大、甚至诱发新的出血,而脑干出血扩大将加重患者病情,危及患者生命。因此需严密监控患者血压,防控围手术期再出血。"调压、止血、镇静"六字方针是有效的预防措施。

调压是指调控血压与颅内压,维护正常脑灌注压。出血的停止是破裂血管内、外压力梯度达到平衡的结果。控制血压(尤其是收缩压),维持相对高的颅内压有利于达到这种平衡,对于预防活动出血及血肿再扩大有一定作用。应用对脑血管具有选择性的抗血管痉挛的降压药,维持血压在 110~160/70~95mmHg,非但不易造成器质性脑缺血,而且有利于止血。

2. 止血　止血的目的是停止出血、稳定血肿、防止血肿的进一步扩大。因此,止血药物应用越早越好,分秒必争。

一旦术中、术后发现或确诊脑(干)出血,和/或具有不稳定型脑出血的危险因素,如:长期酗酒、慢性肝病、血液病,口服阿司匹林、氯吡格雷、吲哚布芬、华法林等血小板抑制剂或抗凝血的药物,或已知凝血障碍,就应立即应用止血药物。

理想的止血药应具备下列条件:

(1)增强凝血功能正常患者的止血功能。

(2)在内皮细胞破裂或血管损伤的局部起作用。

(3)具有抗纤溶作用。

(4)起效快、半衰期短,无全身不良反应。

蛇凝血素酶(立止血、蛇毒血凝酶)符合以上部分条件。建议一次性应用,即 1KU 静脉推注+1~2KU 肌内注射。

重组活化凝血Ⅶ因子(r-FⅦa)是一种维生素 K 依赖性糖蛋白,是止血的始动因子,其引起全身高凝状态和血栓形成的风险较低,对于凝血功能障碍和凝血功能正常者都可以促进血管损伤的局部止血,起效快,半衰期 2.6 小时,与脑(干)继续出血的高危期相一致,是具有潜力的理想止血药。

依据患者的临床病史,可供选择的措施还有静脉输注维生素 K_1、鱼精蛋白、血小板、血浆等药物及血制品。

3. 镇静与镇痛　对于躁动不安的患者,予以镇静和镇痛,有利于平稳降血压。脑干出血后,由于颅内压、血压的波动造成头痛不适、加之情绪的改变,表现为烦躁不安、精神紧张、恐惧感,可能造成血压的应激

性升高,诱发活动出血、血肿再扩大。

可选用的药物及使用方法有:静脉应用地西泮、咪达唑仑、右美托咪定、丙泊酚、喷他佐辛、布托菲诺、氟哌啶醇、芬太尼等药物,水合氯醛灌肠等措施。

采取锥钻方式,穿刺脑干血肿要避免伤及枕动脉和横窦。

手术操作时一旦发现误伤横窦,就要立即停止操作,选择与颅骨孔匹配的硅胶管塞入骨孔,压迫止血,待 3~5 天后拔除;必要时应开颅直视下止血。

二、术后感染

(一) 原因

与手术、有创操作相关感染的危险因素主要有:术前住院时间、备皮方式及时间、手术过程的无菌操作、手术技术与技巧、手术持续的时间、预防性抗菌药物使用情况、手术部位皮肤消毒、手术室环境、手术器械的灭菌等。

脑干出血术后继发颅内感染的危险因素还包括:过度(过多、长时间)放置引流及监测导管、忽视或不正规的颅脑外引流导管的护理、过于频繁经引流导管向颅内(血肿腔)注入液化剂(尿激酶、阿替普酶)、怀疑诊断颅内感染太迟等。

(二) 预防颅内感染的措施

1. 预防颅内感染的前提是严格遵守无菌原则(包括手术器械与手术环境)。

2. 术后及时换药。

3. 正确掌握"改良定向颅内血肿微创清除术"的技术、技巧,尽快清除血肿,缩短带管时间。

4. 及时拔除或更换引流导管及外引流装置。

5. 向脑干血肿腔内灌注尿激酶的液化技术是重要环节,宜足量,尽量减少用药频次。

(三) 怀疑颅内感染的情况如下:

1. 发热　要分清发热的原因。如:颅内感染、出血吸收热、中枢性热、切口皮肤、支气管、肺、尿路、中心静脉导管、颅内压监测导管、腰大池外引流导管感染等。

2. 脑膜刺激征加重。

3. 脑脊液常规检验、细胞学、生化、培养及基因检测等措施证实之。

三、低颅压与气颅

低颅压是由于手术操作时过度、过快抽吸出血及脑脊液,术后过度引流出血和/或脑脊液所致。

气颅是由于手术操作时在一过性低颅压的情况下,或行液化术环节向血肿腔内灌注尿激酶溶液时、摇高床头、患者改变体位甚至坐起时、复查脑 CT 过程中,管理不善,气体进入颅内所致。

正确使用"一次性使用颅脑外引流器(装置)",保持引流通畅,能够预防或减少低颅压、气颅、颅内感染等并发症的发生。

第六节　优缺点及经验教训

现代神经外科的理念是清除病灶,保留解剖结构,恢复功能。在此理念指导下,微创手术治疗颅脑出血已是共识。

自 20 世纪 90 年代初期,穿刺治疗颅脑出血得到临床应用,并不断摸索。20 多年来,脑出血的穿刺治疗得以发展并在临床推广,尤其在县市级医院,软通道技术治疗脑出血已经成为重要的脑出血手术方式之一。

在脑干出血的手术治疗中更加强调精准手术——清除病灶(血肿)是手段、微创手术——最大限度地保留解剖结构是目标,以此提高疗效,做到最大化的恢复功能是目的。

改良定向软通道颅内血肿清除术治疗脑干出血,是在颅脑CT(图像)引导下的简易定向手术,采取微孔(直径4~5mm)锥钻颅技术,经幕下头皮向脑干(脑桥)血肿内置入外径为12F(4mm)的引流导管,建立血肿外引流的通道,通过术中抽吸、术后灌注血凝块的液化剂,使脑干的血肿,在颅内压的作用下流出体外,排空血肿。

【优点】

1. 利用头颅解剖标志、颅脑CT的影像资料,容易定位与操作,对于急危重症(脑疝、深昏迷、甚至呼吸停止)的脑干出血患者能在监护室床旁完成操作,争取了时间。

2. "一次性使用颅脑外引流器"所配备的特制引流导管,末端为带侧孔的表面光滑的球罐形盲端,进管时对脑组织损伤性更小。

3. 引流导管为优质硅胶材料制成且带有刻度,CT检查时无伪影,能在CT导引下完成操作,脑干血肿内置管的准确性更大,清除血肿更彻底。

4. 能调整或改变引流导管的方向。

5. 经三通阀侧臂的肝素帽注入液化剂(尿激酶、r-tPA)更方便;经由三通阀收集引流液、脑脊液等标本,送检更方便、可靠。

6. 防逆流装置有助于预防颅内感染。

7. 引流时能够监测颅内压,脑干血肿与第四脑室穿通时可相对地调节颅内压的高低。

【缺点】

1. 术者需要具备颅脑解剖知识及空间思维能力。

2. 初学者对定位、穿刺方向可能把握不精准,需要术前精确画出手术路径的最短正位、侧位头皮投影线,或者在CT导引下完成操作。

3. 该手术操作毕竟是盲穿,即使在移动CT杂交手术室完成时,也只能是术前定位、术中指导、术后验证,做不到实时引导。

所以,要做好软通道脑干血肿的穿刺手术,需要做到熟悉颅脑(脑干)的解剖、掌握改良定向颅内血肿穿刺抽吸术的理念,熟练掌握相应的技术与技巧。

【经验与教训】

1. 精准选定常用的体表穿刺点。

2. 颅脑CT的信息采集,术前行脑CT复查,体现手术操作前的要求的最准确的影像资料。

要求:严格依OM线为基准的CT图片(可以裸扫后按标准重建CT扫描图)。在脑CT图片上模拟确定穿刺点(头皮穿刺点),确定引流导管末端的位置点(目的地),并测量深度,一般为7.5~8.5cm之间,原则沿血肿的长轴入路置管到血肿的远端。

3. 依据标准颅脑CT脑干血肿的形态、部位,确定手术(置管)路径,标识(画出)手术路径的最短——正位、侧位头皮投影线。

4. 应用快速颅骨手锥一次性刺破头皮、锥透颅骨及硬脑膜,保持头皮孔、颅骨孔、硬脑膜孔在同一个路径上。

5. 引流导管在外径为1.5~2mm的导引钢针引导下顺利进入颅内后,撤除洞巾,进管时使引流导管与手术路径的正位、侧位头皮投影线保持一致,可以应用红外线水平仪或手机体表定位软件来验证。

6. 关于置管深度,大量的病例及影像学资料证实,自头皮进入第四脑室边缘一般是7cm,脑干血肿的置管深度依据血肿的位置、大小,深度一般在7.5~8.5cm之间(具体患者要坚持个体化原则)。

7. 撤除导引钢针(克氏针)时,勿改变预定路径(方向)。

8. 应用 5mm 空针缓慢抽吸,达到部分减压及验证手术(引流导管末端侧孔的位置在血肿腔内)即可。

9. 液化术是核心技术。本着少次足量的原则,依据血肿的大小、发病时间的长短及患者的自身状态,确定液化剂及液体的用量;一般每日灌注 1~2 次,每次应用生理盐水配制 2.5~5mL、尿激酶的用量每次 2 万~10 万 U 或阿替普酶 1~3mg,如脑桥血肿破入第四脑室液化剂及液体可多些,如果单纯是中央型的脑桥血肿配制的液体要低于 3mL。

10. 复查脑 CT,判定引流导管末端与血肿的关系,行液化术时利用流体动力学的原理,通过改变头位最大化地发挥液化剂效用。

11. 复查脑 CT,动态观察脑干血肿的变化,指导临床治疗。

12. 必要时依据最新脑 CT 重新置入(更换)引流导管及引流器(装置)。

13. 脑干出血,一旦发生脑脊液循环梗阻,需要常规行侧脑室外引流术。

由于重症脑干出血,尤其昏迷的脑干出血患者,具有高死亡率,高致残率,存活下来的患者相当一部分处于长期卧床,甚至植物生存状态。对家庭、对社会都是一个沉重的负担,是否采取手术治疗,是个严肃的话题。手术医生需要与家属进行全面的深度沟通,彻底权衡手术干预的利与弊。

经评估对于部分重症脑干(脑桥)出血手术干预可能有益的患者,可以选择应用"改良定向颅内血肿穿刺抽吸术"的技术进行血肿的清除。

第七节 典型病例

一、典型病例一

【简要病史及影像学资料】

患者,男性,45 岁,因突发昏迷 3 小时,2012 年 2 月 26 日 17:30 时急诊入院。查体血压 185/105mmHg,呼吸 11 次/min,心率 95 次/min,体温 36.8℃,昏迷,GCS 4 分,去大脑强直状态,呼吸不规则,双侧瞳孔针尖样缩小,光反射消失,双侧巴宾斯基征(+)。脑 CT 显示脑干出血。入院诊断:高血压性脑干出血,高血压 3 级,极高危组,中枢性呼吸衰竭。予以气管插管呼吸机辅助呼吸,并行神经重症医学的常规监护与治疗,住院第三天经与家属沟通确定手术治疗,复查脑 CT 显示:脑干出血量经多田公式计算量约为 11.0mL(图 18-7-1)。

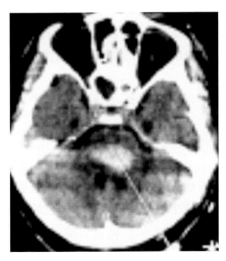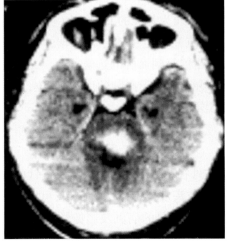

图 18-7-1 脑干出血术前定位片

【手术过程及要点】

局部浸润麻醉后,右侧侧卧位于手术台上,头部垫枕头,头颅最大矢状面保持水平状;依据术前CT定位穿刺点,进行微调、校对,使之能够尽可能地沿着血肿的长轴入路;应用凹槽手锥钝性刺破穿刺点的头皮,骨孔的建立,置管;予以轻力抽吸,边轻轻旋转空针针体,边缓慢回抽出陈旧血4mL(图18-7-2);缝合头皮、固定引流导管、包扎、连接一次性使用颅脑外引流器,返回病房。

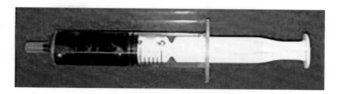

图18-7-2　术中抽出陈旧血4mL

【术后治疗及术后影像对比】

术后6小时应用尿激酶3万U加生理盐水2.5ml,经三通阀的侧臂肝素帽缓慢注入血肿腔内,仰卧位并关闭三通阀1小时后开放;术后第2日上午再次应用尿激酶3万U配生理盐水2.5mL溶液液化,下午复查头颅CT(图18-7-3),显示脑干血肿部分被清除,引流导管的远端位置适宜;第3日再次应用尿激酶3万U配制生理盐水溶液2.5mL液化引流,关闭三通阀2小时后开放引流管;复查头颅CT(图18-7-4),见血肿已基本清除干净,脑脊液循环通畅,无脑积水,脑水肿不明显,予以拔除引流导管(图18-7-5)。

随访:随访两年,患者存活,能被动坐轮椅,生活大部分不能自理。

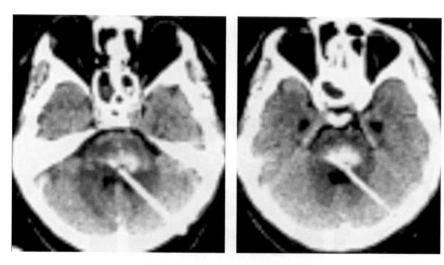

图18-7-3　术后第2天头颅CT

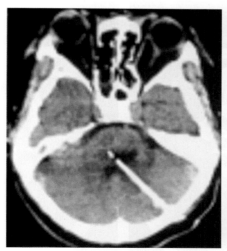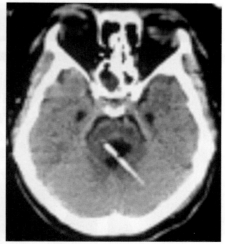

图18-7-4　术后第4天头颅CT

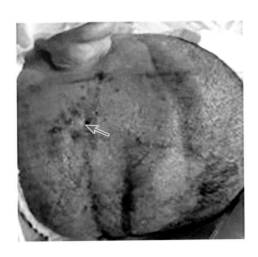

图 18-7-5 手术入路的穿刺点（箭头所指）

二、典型病例二

【简要病史及影像学资料】

1. 患者女,50 岁。突发昏迷 2 小时急诊入院,入住某三甲医院,既往有高血压病史 7 年,不规律口服降压药物。

2. 入院查体 体温:39.3℃,心率:45 次/min,呼吸:16 次/min(呼吸机),血压:185/105mmHg,深昏迷,双侧瞳孔散大,直径 5mm,对光反应消失,GCS3 分,自主呼吸停止,呼吸机控制呼吸,四肢弛缓性瘫痪,肌力 0 级,病理征未引出。

3. 入院脑 CT(时间:2017-11-27 11:35,见图 18-7-6)脑干大量出血,出血破入第四脑室并累及中脑及

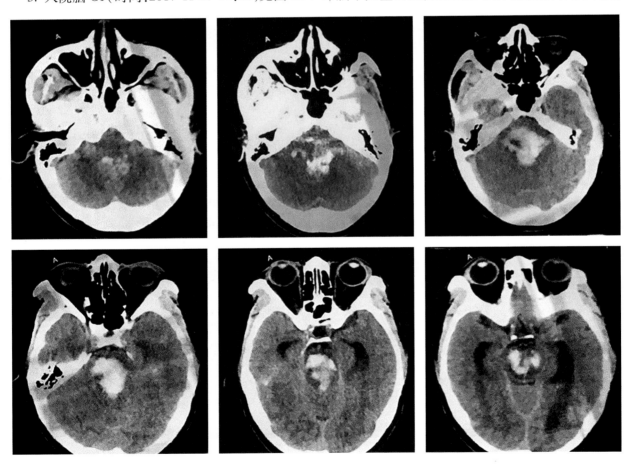

图 18-7-6 脑干大量出血

延髓,继发第四脑室出血铸型扩张,急性梗阻性脑积水。

4. 入院诊断 高血压性脑干出血高血压 3 级(极高危组),中枢性呼吸衰竭,应激性消化道出血,中枢性高热。

【手术过程及要点】

入院后,行神经重症常规监护与治疗,患者病情危重,患者家属执意要求行手术治疗,当日该院神经外科医生于监护室床旁行右侧侧脑室穿刺外引流术,以解除幕上脑积水。

住院第 2 日作者受邀来该院会诊,患者家属执意要求行脑干血肿手术治疗,经与家属彻底沟通,决定实施"改良定向颅内血肿穿刺抽吸术"治疗。

术前备皮、复查脑 CT(标准扫描:晶状体与外耳道在同一个颅底层面且双侧对称),行脑干血肿术前定位。头颅 CT 示:幕上脑积水已解除,脑干出血(以脑桥为主)血肿累及右侧丘脑,出血破入第四脑室,脑脊液循环梗阻,出血量经多田公式计算量约为 22.7mL(图 18-7-7)。

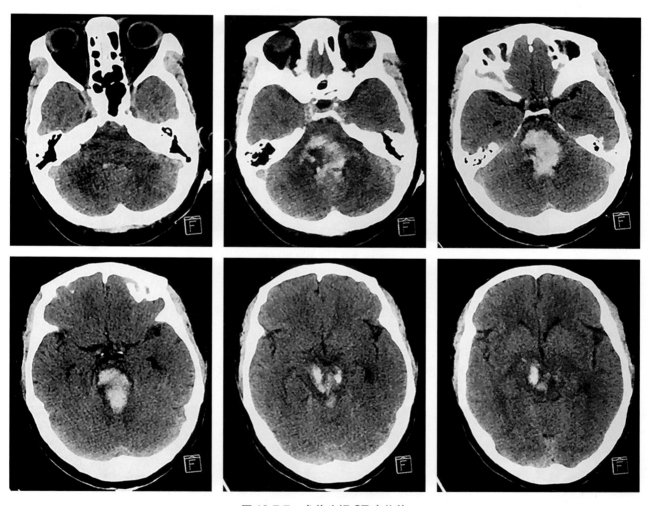

图 18-7-7 术前头颅 CT 定位片

选择左侧幕下入路,右侧侧卧位于手术台上,头部垫枕头,头颅最大矢状面保持水平状;依据术前 CT,定位穿刺点(图 18-7-8A、B),确定手术路径,尽可能地沿着血肿的长轴入路,指向对侧头皮对应点的部位(额骨颧突)、画出手术路径的正位、侧位头皮(最短)投影线;应用凹槽手锥直接刺破头皮(深度昏迷、GCS3 分)、锥透颅骨及硬脑膜,建立手术通道,置管;予以轻力抽吸,边轻轻旋转空针,边缓慢多次回抽出陈旧血 10mL;固定、包扎、连接引流器(图 18-7-8C、D),返回病房。

【术后治疗及术后影像对比】

术后 4 小时行血肿液化外引流术,每天两次向血肿腔内灌注尿激酶溶液(见第十八章第四节);复查头

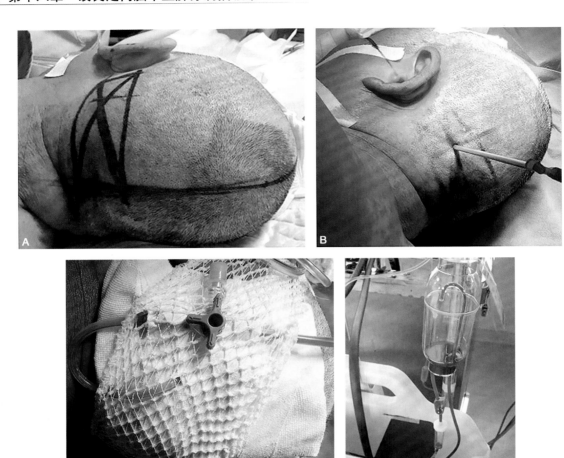

图 18-7-8 手术操作过程

颅 CT,动态观测血肿的变化。

术后第 4 天,查头颅 CT(图 18-7-9):血肿已基本清除干净,脑脊液循环通畅,无脑积水,脑水肿不明显,拔除引流导管。

术后经过重症监护、整体治疗,生命体征逐步稳定并好转。

术后 3 天自主呼吸恢复,咳嗽反射恢复,并间断停呼吸机,3 周后基本脱离呼吸机,发病后 3 周行体感

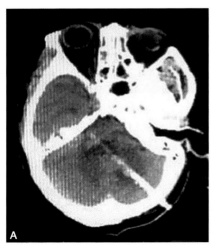
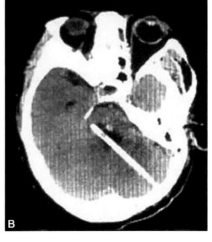
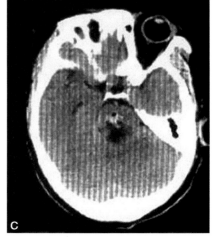

图 18-7-9 术后第 4 天头颅 CT

诱发电位检查提示脑干功能破坏严重,6周行高压氧促醒治疗,正规被动康复治疗。

【术后患者神经系统查体】(图18-7-10)

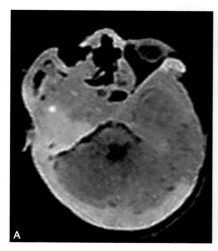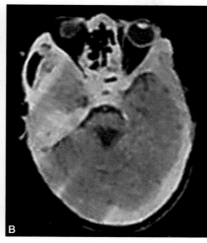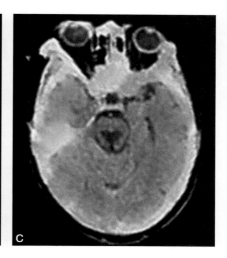

图 18-7-10　术后半年头颅 CT

随访:随访 26 个月,存活,昏迷,鼻饲饮食,卧床状态,尚不能完全脱离呼吸机。

（刘振川）

第十九章

3D 打印辅助定位脑干血肿穿刺抽吸术

第一节　概　　述

随着精准医学理念的发展,脑干出血微创穿刺技术因其简单、安全、快速、损伤小的优势逐步得到认可。临床中应用的医院、专家也逐步增多,但脑干出血准确而安全的穿刺是保证疗效和预防并发症的关键。临床上因 CT 定位误差、术者操作偏差、患者个体差异等因素可造成穿刺方向、距离等出现偏移,导致穿刺失败。

3D 打印技术是利用数字化设计和 3D 打印技术来制作个体化导板,实现了个体化脑干血肿穿刺的一种新定位方法。自 3D 打印技术引入神经外科临床诊疗中以来,它通过逆向设计、制作模具辅助脑干出血穿刺手术,为患者带来个体化、精准化的新疗法。它可使手术创伤最小化,同时最大化地保护脑神经的功能,因此 3D 打印导板穿刺这项微创技术尤其适应于脑干这样精密而且神经功能密集的部位。本章重点介绍 3D 打印脑干血肿微创穿刺技术的定位方法。

第二节　手术适应证与禁忌证

【适应证】

目前国内外尚无脑干出血微创穿刺手术适应证、手术指征的统一标准,一般认为如下情况可考虑选择脑干血肿穿刺手术治疗:

1. 患者年龄小于 80 岁,尤其是 40~70 岁者更适合血肿穿刺手术。

2. 血肿量≥5mL。

3. 出血最大截面积占同层脑干截面积≥50%。

4. 血肿主体部分位于脑桥、中脑,且偏向一侧、相对集中,同时血肿靠近脑干表面或突破脑干表面、破入脑室。

5. 患者浅至深昏迷,GCS<8 分,>3 分,伴有或不伴有严重的生命体征紊乱。

6. 患者家属有强烈的手术愿望,家庭经济情况可以支持漫长的后期康复治疗。

【禁忌证】

1. 脑干出血量少(<3mL),无明显脑室系统梗阻、无意识障碍患者不主张穿刺手术治疗。

2. 出血量大,严重损害脑干生命中枢,已经出现双侧瞳孔散大固定、伴无呼吸时间超过 30 分钟者。

3. 全身情况极差,不能耐受穿刺血肿手术者。

4. 凝血明显异常者。

5. 延髓出血。

【手术时机】

起病后 72 小时内是手术的最佳时机,有时也可延至起病后 7 天以内。

第三节　术前准备与手术器械

【术前准备】

1. 3D 打印机　医学临床神经外科专用桌面型 3D 打印机,该型打印机体积较小,适合医学办公、教学使用;普通桌面型 3D 打印机也能满足一般临床使用。

2. 3D 打印的材料　有粉末材料:陶瓷粉末、金属粉末,线材:PLA、ABS 等塑料材料,液态材料:光敏树脂等。可以根据科室临床需要选择合适的设备和材料。

3. 数据获取　从 CT 室应用 CD 或 DVD 光盘刻录脑干出血患者颅脑扫描原始数据或医生工作站获取脑干血肿患者数据以 DICOM 格式(薄层扫描模式厚度为≤1.25mm)保存待用。数据要求:扫描模式厚度为≤1.25mm 即可,扫描层数越薄,三维重建细节越清晰,图像越逼真。

【手术器械】

1. 三维图像工作站系统一套、电脑一台。

2. 桌面 3D 打印机 1 台、PLA(ABS)材料或 SLA 光敏树脂及光固化激光打印机(图 19-3-1)。

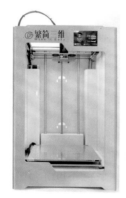
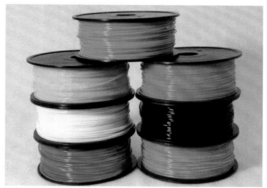

图 19-3-1　三维打印和 PLA 打印材料

3. 消毒穿刺手术器械包一套(内有持针器、尖头剪刀、5 号"丁"字形手钻、三棱手锥、镊子各一把)(图 19-3-2)。

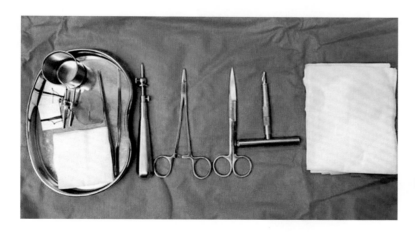

图 19-3-2　手术器械包

第四节　手术方法及注意事项与技巧

【3D 打印定位设计方法】

1. 打开三维图像工作站 E3D 软件系统或 3D-Slicer、Mimics 软件,本文所用为 E3D 软件图形工作站

（中南大学数字医疗与虚拟现实研究中心开发）。

2. 在三维图像（3D）工作站软件上导入脑干血肿患者术前 DICOM 数据，导入数据成功后，在不同二维视图断面观察脑干血肿（图 19-4-1）。

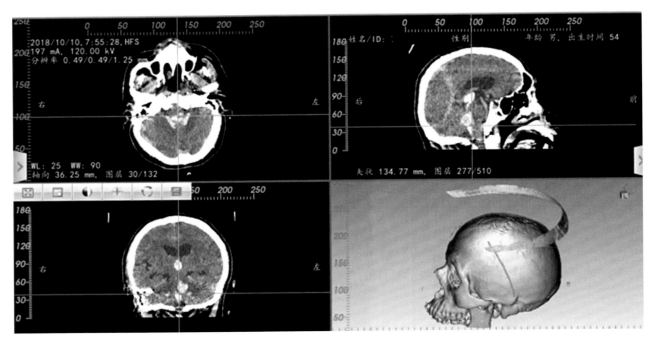

图 19-4-1　不同断面显示脑干血肿

3. 应用三维软件上阈值分割法进行 1∶1 脑干血肿三维模型重建，血肿阈值设置为 50~100；同样方法重建出头部软组织，软组织阈值设置为负 200~3 071。三维重建模型后可不同角度透视化显示脑干血肿在颅内的位置（图 19-4-2，图 19-4-3）。

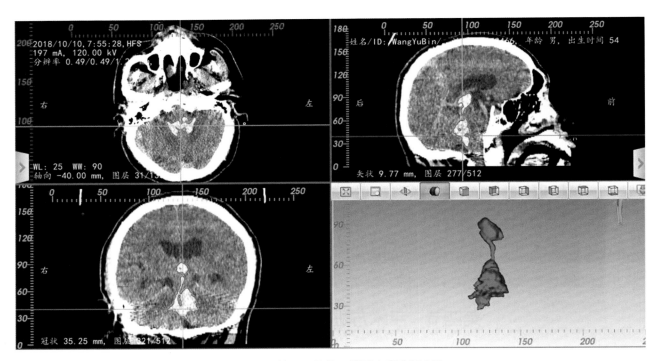

图 19-4-2　按 1∶1 比值三维重建出脑干血肿

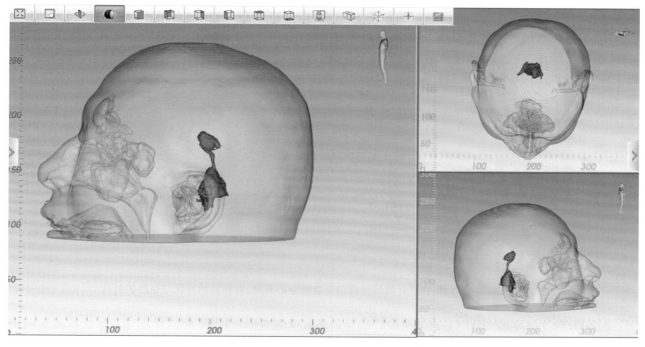

图 19-4-3　不同角度透视化观察脑干血肿

4. 根据血肿三维重建的模型,应用通用导板设计最佳穿刺路径,避开颅内重要结构。一般选择血肿偏向侧、横窦下乳突后为穿刺点,具体要根据血肿的位置进行微调,穿刺路径末端指向血肿中心,手术医师最好参与三维手术方案规划设计,以便手术时更具有针对、精准操作性(图 19-4-4)。

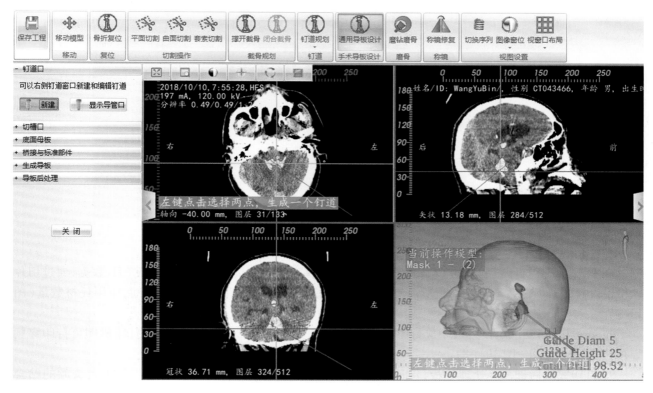

图 19-4-4　设计穿刺路径

5. 设计穿刺导板时要考虑能与患者面部紧密贴合,避免贴合不紧导致的穿刺误差。设计导板时选取面部比较固定的结构,例如眼眶、颧弓、外耳道口、耳廓、乳突等,在能满足贴合紧密、牢固的前提下,适当剪切导板,尽可能地减小导板面积,从而缩短穿刺导板的制作时间。穿刺通道内直径约 5mm,采用 3/4 圆柱开放式,这样设计可以采用无菌薄膜将导板完全包绕,达到无菌操作的手术目的,不仅节约了消毒成本,而且无须等待消毒时间(图 19-4-5)。

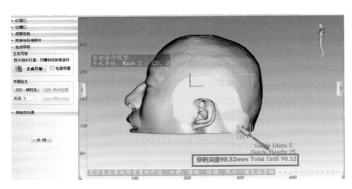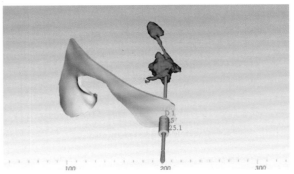

图 19-4-5　生成导板,自动计算导管外口至血肿中心距离,剪切后的导板与血肿的关系

6. STL 数据的导出　联网导出三维设计的穿刺导板模型数据,以 STL 格式保存穿刺导板数据于电脑桌面备用(图 19-4-6)。

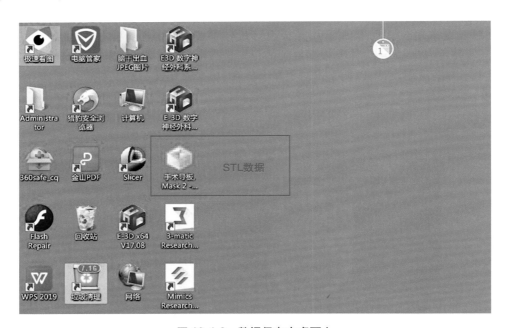

图 19-4-6　数据保存在桌面上

7. 打开和 3D 打印机配套的 CURA 切片软件,导入保存于电脑桌面上的穿刺导板 STL 数据,通过切片软件设置打印机所需打印穿刺导板所需参数,可预知完成穿刺导板打印所需工作时间、应用耗材数量(图 19-4-7)。

8. 通过设置切片软件参数,生成打印机所需 GCode 文件,把 GCode 文件传输到打印机即可打印穿刺导板,完成导板制作(图 19-4-8)。

9. 打印完成后进一步处理导板,保证导板与患者贴合面光滑、牢固,并核对导板与患者头颅的贴合性,信息确保无误后备用(图 19-4-9)。

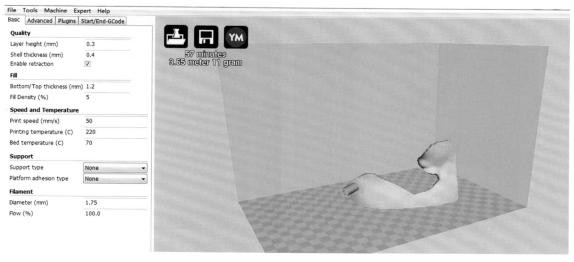

图 19-4-7　设置打印穿刺导板参数

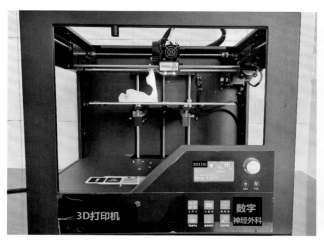

图 19-4-8　打印穿刺导板

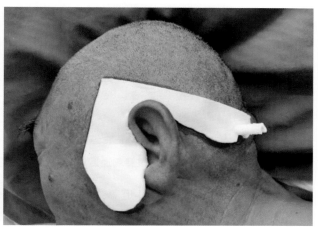

图 19-4-9　核对穿刺导板信息

【穿刺手术方法】

1. 患者取侧卧位,采用手术侧位置朝上的侧卧位或侧俯卧位,头部向前屈曲,暴露枕颈部软组织,常规消毒铺巾后,采用低温等离子消毒备用的穿刺导板或无菌薄膜将穿刺导板完全包绕并贴合于患者头部预定区域,使穿刺导板与患者头部体表标志点充分吻合(如鼻根、眉弓、眼睑缝、耳廓、外耳道、甚至皱纹等)。

2. 用 2% 利多卡因 5mL 通过 3D 打印穿刺导板通道局部浸润麻醉,在穿刺点切开头皮 0.5cm,用手锥沿穿刺导板通道刺入头皮至颅骨,并旋转穿刺形成骨孔,去除穿刺导板,"丁"字形手钻顺手锥穿刺通道扩大骨孔,顺时针旋转退出手锥,用凹槽去除骨屑。

3. 刺破硬脑膜,再次贴敷打印穿刺导板,沿穿刺导板通道置入引流管,置入引流管深度为术前自动计算引流管前端至穿刺导板通道外口的距离,拔出引流管针芯,缓慢抽吸出或流出暗红色血液(块)表示引流管到达血肿腔,首次抽吸量为血肿的 1/2,结束手术(图 19-4-10,视频 12)。

【注意事项与技巧】

1. 注意事项

(1) 充分利用体表标志:3D 打印穿刺导板贴敷头颅定位时,应充分利用患者面部体表标记如:耳廓、

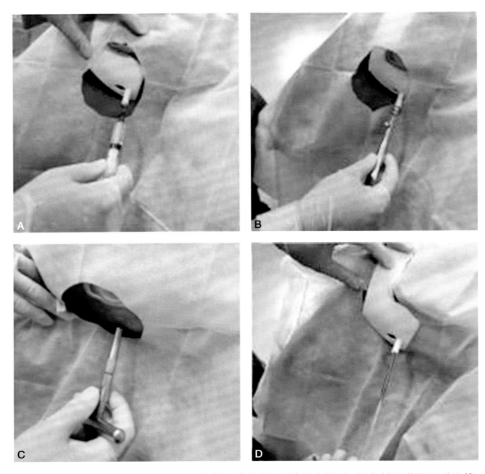

图 19-4-10 通过穿刺通道局麻,顺穿刺通道锥颅,手钻扩大骨孔,沿穿刺通道置入引流管

视频 12 3D 打印脑干血肿穿刺术

外耳道等,必要时头皮外加体表标志如电极片等,使打印的穿刺导板与面部特征完全融合,可使穿刺血肿更加精准。

（2）避免穿刺路径偏移:因为后枕部软组织较厚,颈部前屈时头部皮肤伸拉移位,为了避免手术过程中穿刺路径移位而导致的穿刺偏差,术中贴敷导板后先用手锥直接刺破头皮直至颅骨,并在颅骨上钻孔定位,避免手术过程中头皮切口和穿刺骨孔不一致导致穿刺路径移位、偏差。

（3）预防硬膜外血肿:钻孔成功后应用手锥刺破硬脑膜要迅速,手锥尖端不能太钝,避免硬脑膜剥离,形成硬膜外血肿。

2. 操作技巧

（1）术前验证:打印完成后的穿刺导板术前必须与颅面部进行验证,一是验证其与颅面部的贴合性;二是验证其穿刺进针点、穿刺方向是否符合实际解剖定位及穿刺方向。

（2）术前画线:术前画线不是依据黑白二维 CT 图像进行画线定位,而是在术前验证穿刺导板无误后沿导板周边及穿刺通道口处进行画线、标记,目的是减少术中导板正确安放时间,避免放置穿刺导板偏斜导致穿刺误差。

（3）术中穿刺:术中穿刺时助手或另一手要扶稳穿刺导板,避免穿刺导板移位,引流管在穿刺针芯引导下紧贴穿刺导板通道侧壁缓缓进入血肿腔,避免引流管在穿刺通道内呈角偏斜导致穿刺偏差,影响引流效果。

（4）引流管选用要适当:选用引流管的外径要略小于 3D 打印穿刺导板通道的内径,但选用引流管不能过细,避免穿刺过程中移位导致穿刺偏差,手锥应选用相当于 12 号引流管的手锥尖头,选用 5 号丁字型手钻,配套 12 号脑室引流管,其三种型号相互吻合,对于硬脑膜、脑组织穿刺通道中小的渗血具有充填止血作用。

5. 首次血肿引流要适当 术中抽吸负压不能太大,以免造成新的出血,一般应用 5mL 注射器缓慢抽吸,抽吸过程中边抽吸边旋转引流管,以便使引流管前端侧孔与血肿充分接触,有利于血肿抽吸,抽吸量约为血肿的 1/2。

6. "荷包"缝合引流管 留置血肿腔引流管,头皮缝合可采用"荷包"缝合法固定引流管,血肿引流到达预期目的后,拔除引流管,收紧"荷包"线即可,避免拔除引流管后再次缝合切口。

第五节 术后处理及并发症防治

一、肺部感染

肺部感染是脑干出血者的术后主要并发症和主要死亡原因之一。脑干出血后 3~5 天内,昏迷患者常合并肺部感染。

1. 原因

（1）脑干出血者常因延髓性麻痹,吞咽及咳嗽反射消失,呼吸道分泌物及呕吐物等易吸入气道。

（2）长期卧床,呼吸道分泌物易坠积,再加上机体抵抗力下降,易造成肺部感染。

2. 防治措施

（1）急性期床头抬高 15°,头偏向一侧,有义齿应取出,呕吐时头部应稍朝下,并及时清除口腔内呕吐物,做好口腔护理。

（2）经常吸痰,吸痰负压不宜过大,时间不宜过长,以免机械损伤黏膜和发生 SPO_2 下降,吸痰过程中要观察患者的反应,若有条件可在血氧饱和度监护仪的监测之下吸痰;要用一次性吸痰管,瓶内吸引物要及时倒掉,并清洗干净消毒。

（3）保持气管湿化。对气管切开患者用生理盐水 20mL 加庆大霉素 8 万 U、糜蛋白酶 5mg,每 15 分钟滴入 2~3 滴,或按 3 滴/min 的速度持续滴注,每 4 小时煮沸消毒 1 次内套管;对无气管切开患者用生理盐水 20mL 加糜蛋白酶 5mg、庆大霉素 8 万 U,超声雾化 2~3 次。如有肺部感染,可根据痰细菌培养和药敏,选择敏感抗生素。张口呼吸者用湿纱布覆盖口腔,保持呼吸道湿润。

（4）定期作痰培养,用一次性无菌吸痰培养瓶取标本。对气管切开患者,要先清洗口腔或鼻腔,以免外界因素的污染而影响培养结果。

（5）翻身、擦背,1 次/h,利用大小鱼际肌上下左右拍打,力气大小要适当,通过震动使痰液黏蛋白断裂,有利于支气管内痰栓移至气管内。

（6）观察体温、呼吸、肺部啰音、痰量及其性状变化,对有感染迹象及时采取有效措施。

二、上消化道出血

应激性溃疡引起的上消化道出血是脑干出血的严重并发症之一,多发生于出血 1 周内,且严重影响其预后。

1. 原因

（1）其原因为应激状态下过度的交感神经刺激,释放促肾上腺素,使肾上腺皮质激素升高,胃酸及胃蛋白酶分泌增加。

（2）高颅内压使血中胰多肽升高,胃酸分泌增多,也可出现应激性溃疡、出血。

2. 防治措施

（1）应严密观察生命体征的变化,特别是血压的变化,预防出血性休克。

（2）暂禁食或进流质饮食,避免进刺激性食物,使用 H_2 受体拮抗剂、质子泵抑制剂等药物预防或治疗。

（3）出血严重时迅速判断出血程度,如需补充血容量,迅速建立静脉通道,输血输液做到及时、迅速定量,有条件的医院可考虑胃镜下止血、手术治疗或血管介入治疗。

三、中枢性高热

1. 原因　中枢性高热系下丘脑体温调节中枢受损所致,临床表现为持续高热,温度多在 39℃ 以上,不伴寒战。

2. 防治措施

（1）可采用药物降温同时配合物理降温,选择性头部冰帽降温宜及早进行,以降低脑细胞耗氧量,增加脑细胞对缺氧的耐受性,减轻脑水肿,降低颅内压,有利于脑细胞功能的恢复,降温过程中严密观察病情变化。

（2）药物降温,但效果不佳。

四、泌尿道感染

1. 原因

（1）脑干出血患者小便功能障碍和长期留置尿管,易产生泌尿系统感染。

（2）留置导尿时损伤尿道黏膜,黏膜完整性破坏,细菌易于寄生繁殖感染。

（3）导尿操作不规范,消毒不严格污染导致感染。

（4）原有基础病:前列腺疾病、糖尿病等容易导致泌尿系统感染。

2. 防治措施

（1）导尿术要严格遵守无菌技术操作原则,技术操作要熟练。

（2）保持尿管通畅,尿道口每日用 0.5% 聚维酮碘擦洗 2 次,保持会阴部的清洁,预防交叉感染,密切观察尿液的颜色、尿量,如有异常做相应处理。

（3）做好三腔导尿管持续导尿的护理。每日用氯己定(洗必泰)消毒外阴 2 次,消毒顺序要由内到外由上到下,保持会阴部清洁,减少泌尿系统感染机会。

（4）预防尿液倒流。每次翻身时,应先夹住引尿管,后搬移尿袋。

五、水电解质紊乱

1. 原因　脑干出血患者因意识障碍,不能进食,呕吐、出汗及脱水药物的应用等极易导致水电解质紊乱。尤其是在脑干出血的早期,因进食少及大量应用脱水剂,造成高渗性失水,以低钠、低钾多见。

2. 防治措施　治疗中要定期监测水电解质,及时纠正水电解质紊乱,也是抢救脑干出血患者成功的关键因素。

六、下肢深静脉血栓形成

下肢深静脉血栓形成是脑出血患者常见的并发症之一,一旦出现,将成为肢体活动的绝对禁忌,不仅影响康复进程,而且可能导致肺动脉栓塞而危及生命。

1. 原因　脑干出血患者由于肢体瘫痪、长期卧床、手术、血管壁损伤和凝血功能异常等且由于出血本身疾病因素,无法有效实施抗凝治疗,是导致下肢深静脉血栓的原因。对 DVT 高危因素进行评估和分析,有利于及时采取有效的预防措施减少 DVT 的发生,提高脑出血的康复效果,降低患者的死亡风险。

2. 防治措施　首先要对下肢深静脉血栓高危因素进行评估和分析,及时采取有效的预防措施减少下肢深静脉血栓的发生。对瘫痪者,都应进行静脉血栓的预防性处理,经常被动或主动活动患病肢体;补充足够的液体,以防止血液过于黏滞;减少静脉插管以预防医源性血栓;必要时可皮下注射小剂量肝素治疗,但应注意监测部分凝血酶时间。大多数深静脉血栓形成者无明显症状,病史和体格检查缺乏特异性。临床诊断需依靠非损伤性的检查手段,常采用多普勒超声波检测,结果阳性即可确诊,必要时行血管造影检查,一旦深静脉血栓或肺栓塞的诊断确立,就应开始静脉肝素治疗或介入手术治疗。

第六节　优缺点及经验教训

【优点】

1. 个体化精准医疗　3D 打印导板辅助脑干出血穿刺血肿清除术可根据患者颌面部构造量身定做,可有效地避开重要结构和血管,降低穿刺损害,减少脑组织的医源性损害,最大限度地保留了神经功能,真正实现了个体化精准医疗。

2. 费用相对较低　可在局麻下完成手术,仅需一台几千元的 3D 打印机和普通计算机、导板耗材费不到 100 元。

3. 缩短年轻医师成长曲线　3D 打印技术实现了从三维图像向立体物理模型的跨越式转变,使手术医师在术前模拟操作,建立三维结构,辅助手术规划,有利于教学培训,缩短年轻医师成长历程。

【缺点】

1. 软件应用人才培养　临床开展 3D 打印技术需要专门培训软件技术人才,目前免费开源的 3D-Slicer 软件学习曲线较长、操作繁琐,比利时 Materialise 公司开发的 Mimics 软件操作较为方便,但昂贵的版权问题一直困扰着国内 3D 打印的临床应用。

2. 收费问题　因为 3D 打印技术在临床中的应用处于起步阶段,医疗机构如何收费也无规范机制,同时未纳入医疗保险(医保)范畴,部分医院仅停留在研究阶段,医院管理者开展意愿不强烈。

3. 耗时较长　3D 打印技术处理耗时,对于桌面打印机应用 PLA 材料虽然打印价格便宜但耗时较长,需要 2~3 小时。如果利用光敏树脂激光固化成型打印导航模具虽然可以缩短打印时间,但打印机及打印材料价格不俗。

4. 穿刺偏差　在选择枕部穿刺时需要患者侧卧位或者俯卧位,穿刺时由于枕颈部向前屈曲,枕部头皮伸展,会导致患者术前 CT 扫描时采集的头部体位数据不一致,3D 打印穿刺导板和术中头皮贴附有误差,需要根据术中头部体位予以纠正。

【经验与教训】

1. 3D 打印穿刺导板剪切时尽量保留打印的重建头部体表标志,术中使 3D 穿刺导板与头部体表标志完全吻合,减少穿刺偏差。

2. 3D 打印穿刺导板厚度尽量不小于 2.8mm,太薄的导板会失去支撑力,容易变形,造成定位偏移,导板通道内径略大于引流管外径 1mm 左右,避免引流管在穿刺通道中的晃动偏移。

3. 对于头部体表标志不明显的部位可以外加体表标志,特别是颞部、颅顶或枕部,使外加体表标志呈三角形排列并避开穿刺区域,便于定位。

4. 如非紧急手术,3D 打印穿刺导板可应用低温等离子消毒备用,消毒导板上勿施压其他物品,以免穿刺导板变形而弃用。

5. 对导板增加镂空、CT 扫描前外加体表标志或在建立计算机模型时尽量去除不需要的部分,可节省打印时间约一个小时。三维重建出的穿刺导板面积可以适当缩小,减少打印穿刺导板的时间,对于经枕或经颞操作体位更加容易摆放,临床医师实施手术更方便。

第七节　术式评估与展望

【术式评估】

数字神经外科学是计算机科学与神经外科学相结合的一门新兴交叉学科,它涉及人体解剖学、立体几何学、生物力学、材料学、信息学、电子学及机械工程学等领域。它可以精确地显示正常或病变组织复杂的三维结构,进行任意旋转、剖切等观察和操作,它不但能对重建的三维结构进行测量,获得长度、面积、体积和角度等精确的解剖参数,也可以用于临床辅助诊断、辅助手术设计和手术模拟等范围,真正实现了从传统的二维图像向立体物理模型的跨越式转变。

3D 打印技术可三维重建脑干血肿及模拟定位血肿穿刺手术,可提高手术的安全性、精确性。穿刺方式不仅可选择经颅后窝穿刺,也可选择幕上经枕穿刺或者选择经颞穿刺,由于枕部幕上及颞部头皮软组织相对枕部软组织移位较小,体表标志(或外加体表标志)定位较容易。

【展望】

三维可视化 3D 打印技术提高了脑干血肿穿刺的准确性,降低了手术的风险性。随着 3D 打印技术日益成熟,加之设备成本较低、医生学习曲线的缩短,3D 打印技术将逐渐成为提高神经外科医生诊疗水平、降低手术风险的有效工具。该技术在神经外科尤其是在基层脑出血方面的应用前景非常广阔。

第八节　典 型 病 例

【简要病史及影像学资料】

1. 患者男性,54 岁,因"头痛、呕吐、意识不清 2 小时"入住 ICU 治疗。有高血压病史 7 年,间断口服降压药。

2. 查体　BP260/120mmHg,浅昏迷,GCS8 分,无言语反应,刺痛肢体屈曲,但不能定位,四肢肌力 4 级,肌张力高,左侧下肢病理征阳性。

3. 头颅 CT 示　脑桥出血破入脑室系统,量约 8mL(图 19-8-1)。

4. 入院诊断　①脑桥出血破入脑室;②高血压 3 级(极高危险组)。

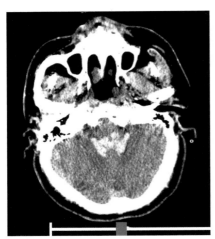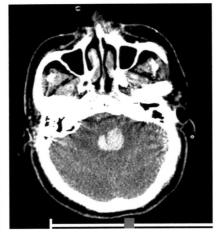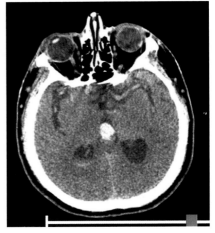

图 19-8-1　入院时 CT 脑桥出血破入脑室

【手术过程及要点】

入院后病情急转恶化,意识由浅昏迷转深昏迷,急诊侧脑室穿刺置管外引流,见脑室内压力极高,血性脑脊液冲溢而出,置管后当天患者意识一度好转至朦胧状——嗜睡,左侧周围性面瘫,复查 CT 如下(图 19-8-2)。

侧脑室置管术后第一天患者意识加重至深昏迷,针尖样瞳孔、SpO_2 80%,给予气管插管呼吸机辅助呼吸、数字化 3D 设计打印穿刺导板,应用 3D 穿刺导板行脑干及四脑室穿刺血肿清除术,术中抽吸出暗黑色血凝块 5mL(图 19-8-3,图 19-8-4),术后送 ICU 综合抢救治疗。

【术后治疗及术后影像对比】

术后 16 小时复查的颅脑 CT 并重建脑组织、血肿、引流管及脑室,计算脑干残余血肿 1.1mL(图 19-8-5);术后 24 小时恢复自主呼吸,术后 36 小时复查颅脑 CT 见脑干血肿已经基本清除干净,拔出脑干血肿腔引流管,继续保留侧脑室引流管行脑室外引流(图 19-8-6)。

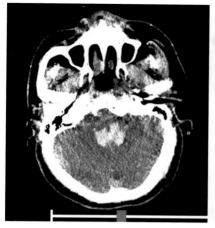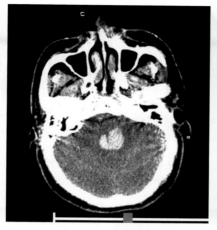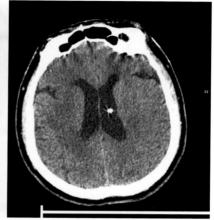

图 19-8-2　脑室置管术后 CT

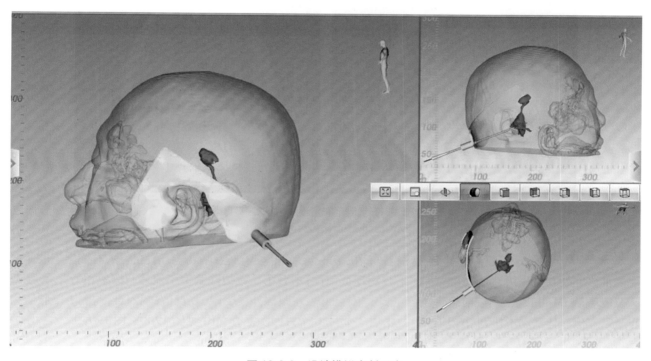

图 19-8-3　设计模拟穿刺手术

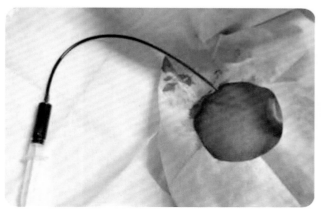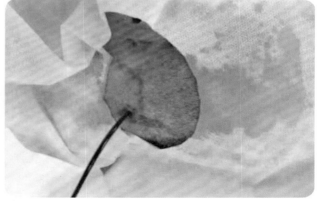

图 19-8-4　术中抽吸出暗黑色血凝块 5mL

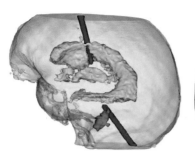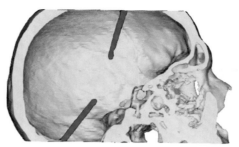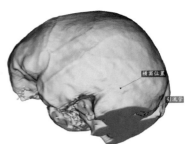

图 19-8-5　术后 16 小时三维重建

见引流管与脑干、脑室、残存血肿位置关系;并见引流管位于横窦下 1.5cm。

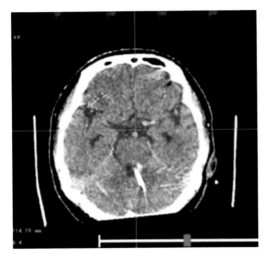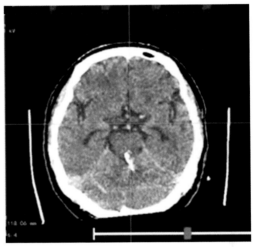

图 19-8-6　术后 36 小时复查颅脑 CT

见脑干血肿已经基本清除干净。

　　术后 48 小时给予气管切开并撤离呼吸机,术后第三天意识朦胧,有吞咽功能,语言含糊,右侧上下肢体自主屈曲,四肢肌力Ⅳ-级,肌张力高,左侧下肢病理征阳性;术后第 5 天拔除脑室引流管行康复治疗。术后 32 天复查颅脑 CT 并出院,出院时患者遗留左侧中枢性面瘫、左眼球外展受限,复视,吞咽困难,左侧上下肢肌力Ⅳ-级,左侧肢体活动不协调(图 19-8-7)。术后 3 个月、6 个月回院复查 MRI 见图 19-8-8,图 19-8-9。

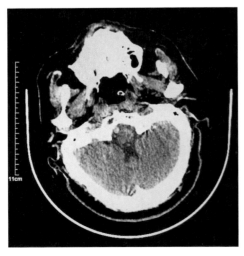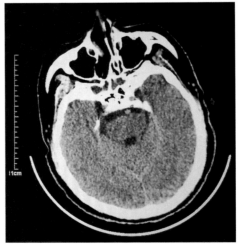

图 19-8-7　术后 1 个月复查颅脑 CT 见脑干有少许液化灶。

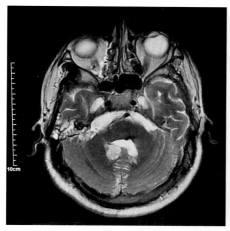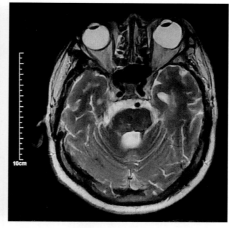

图 19-8-8　术后 3 个月复查颅脑 MRI

脑干液化灶明显减少。

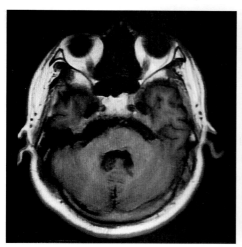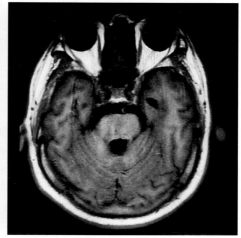

图 19-8-9　术后 6 个月复查颅脑 MRI

脑干液化灶已经消失。

【术后患者神经系统查体】

患者术后 1 个月在家人的扶持下可简单行走（图 19-8-10）。术后 3 个月患者不完全运动性失语，吞咽困难，双侧额纹对称，左侧眼睑下垂，左侧眼球外展受限，左侧鼻唇沟较右侧变浅，张口使口角向右侧偏斜，伸舌向左侧偏斜，左侧上下肢肌力 IV 级，右侧上下肢 V 级（图 19-8-11）。

术后 15 个月随访，患者精神好，言语略含糊，能辨语义，左侧中枢性面瘫、左侧上下肢肌力 IV+级，右侧正常，行走时左侧肢体不协调，生活能自理。

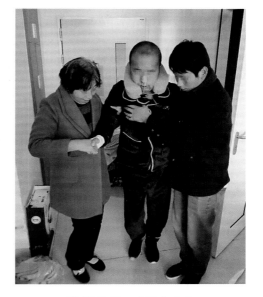

图 19-8-10　术后 1 个月

患者在家人的扶持下可简单行走

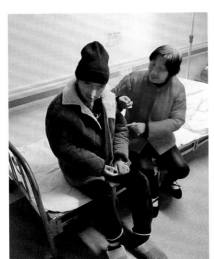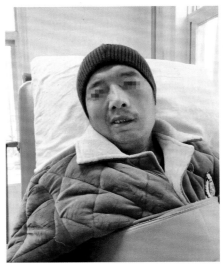

图 19-8-11　术后 3 个月

可做自己站立和坐下活动。不完全运动性失语

（李泽福　王清波　李雨）

参 考 文 献

［1］李小丽,马剑雄,李萍,等.3D 打印技术及应用趋势［J］.自动化仪表,2014,35（1）:1-5.

［2］ZHOU Z,BUCHANAN F,MITCHELL C,et al. Printability of calcium phosphate:calcium sulfate powders for the application of tissue engineered bone scaffolds using the 3D printing technique［J］. Mater Sci Eng C Mater Biol Appl,2014,38（1）:1-10.

［3］OMORI S,MURASE T,KATAOKA T,et al. Three-dimensional corrective osteotomy using a patient-specific osteotomy guide and bone plate based on a computer simulation system:accuracy analysis in a cadaver study［J］. Int J Med Robot,2014,10（2）: 196-202.

［4］CHUNG K J,HONG DO Y,KIM Y T,et al. Preshaping plates for minimally invasive fixation of caleaneal fractures using a real-size 3D-printed model as a preoperative and intraoperative tool［J］. Foot Ankle int,2014,35（11）:1231-1236.

［5］KUNZ M,MA B,RUDAN J F,et al. Image-guided distal radius osteotomy using patient-specific instrument guides［J］. J Hand Surg Am,2013,38（8）:1618-1624.

［6］杜洪澎,李珍珠,李泽福,等.3D 打印导板技术在脑出血微创穿刺引流术中的应用［J］.中华神经医学杂志,2016,15 （7）:674-677.

［7］赵靖,王笛,刘继全,等.3D 打印技术在医学领域应用的现状及问题［J］.中国现代医学杂志,2017,27（12）:71-74.

［8］CAMPBELL PG,WEISS LE. Tissue engineering with the aid of inkjet printers［J］. Expert Opin Biol Ther,2007,7（8）: 1123-1127.

［9］胡泽红,母山,魏剑波,等.3D 打印在神经外科中的临床应用现状与展望［J］.现代医药卫生,2019,35（4）:553-556.

第二十章

侧脑室穿刺外引流术在脑干出血中的应用

第一节 概　述

部分脑干出血患者血肿可破入脑室,造成血性脑脊液循环障碍,脑室系统迅速扩张致颅内压急剧增高,进一步加重重症脑干出血患者的病情而死亡。及时引出血性脑脊液,防止急性梗阻性脑积水所致继发脑组织损害,是非常必要的措施。通过侧脑室穿刺外引流,可有效地清除脑室内积血,必要时侧脑室外引流管拔除后可行腰大池置管外引流进一步引流血性脑脊液、清除血肿。

侧脑室穿刺外引流术治疗脑干出血,是没有条件的基层医院或者患者自身条件无法进行开颅显微、神经内镜、直接微创穿刺等脑干出血清除手术的一种姑息的应急抢救手术,在临床中应用已经有数十年的历史。侧脑室穿刺外引流术治疗脑干出血,对部分破入脑室系统的脑干出血患者有一定的临床疗效,可作为无条件(技术和设备)医院或脑干出血患者自身情况无法转院的前提下开展的一种应急抢救技术。

第二节　手术适应证与禁忌证

【适应证】

1. 脑干出血破入脑室导致脑积水者。
2. GCS≤12 分,生命体征及意识障碍逐渐加深者。
3. 脑干出血开颅或微创手术时,可行侧脑室引流脑脊液,改善手术区暴露,为手术创造条件。
4. 家属知情同意手术。

【禁忌证】

1. 深昏迷伴双侧瞳孔散大固定,无自主呼吸时间≥3 小时者。
2. 长期口服抗凝药,有严重凝血功能异常或血液病者。
3. 严重心、肾、肝功能不全衰竭者。
4. 患者家属拒绝手术治疗。

第三节　术前准备与手术器械

【术前准备】

1. 术前备皮、急查血常规、凝血功能、生化,呼吸不稳定者尽早行气管插管或气管切开,呼吸机辅助呼吸,签订手术同意书,送手术室,紧急情况下可行床旁操作。
2. 根据患者手术前相关影像学资料,用画线笔标出穿刺点,确定穿刺方向和深度。

【手术器械】

神经外科常用手术器械即可,手摇钻,手枪钻,电钻均可。

第四节 手术方法及注意事项与技巧

【手术方法】

1. 经额入路侧脑室前角穿刺的体位、切口及穿刺点定位

（1）患者仰卧位，床头抬高 30°～45°。头部应摆正中解剖位置。

（2）用画线笔标出穿刺点，可选择 4 种穿刺方法（图 20-4-1）

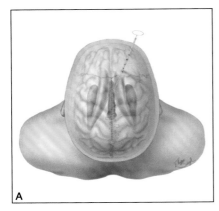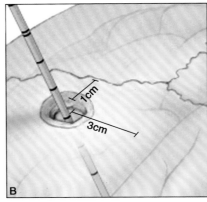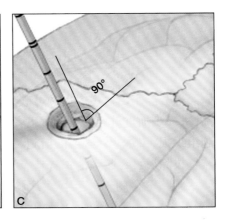

图 20-4-1 侧脑室额角穿刺点示意图

A. 在患者头顶方向观察穿刺点与侧脑室关系，以及侧脑室穿刺针进针角度；B. 骨孔局部放大图显示穿刺骨孔的位置为：冠状缝前 1.0cm，中线偏右侧旁开 3.0cm；C. 示意图显示穿刺针在矢状面上与颅骨成 90° 角。

1）发际上，中线旁开 2.5cm。

2）冠状缝前 1cm，中线旁开 2.5cm。

3）发际内、冠状缝前 2cm，中线旁开 3cm。

4）秃顶患者为鼻根后方 10～11cm，中线旁开 2.5～3cm。

2. 操作步骤

（1）采取全麻气管内插管，取冠状缝前 1～2cm，中线旁开 2.5cm，纵行直切口 3cm，常规消毒后铺无菌巾（图 20-4-2）。

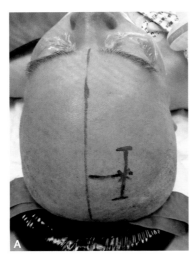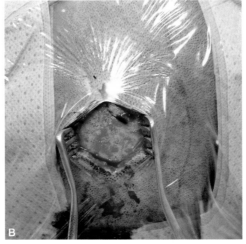

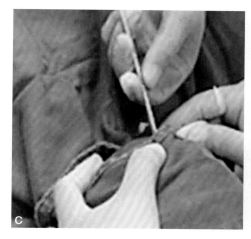
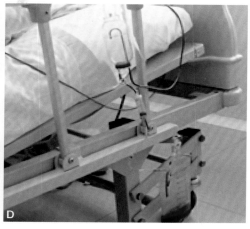

图 20-4-2　侧脑室额角术中及术后图

A. 手术开始前画正中矢状线,在患者发迹后 1~2cm,中线右侧旁开 2.5cm 画出穿刺点,沿穿刺点画手术切口标志线;B. 头皮切开显露颅骨;C. 将脑室穿刺管从钻孔处与颅骨矢状面平行,对准两外耳孔假想连线。垂直缓慢进针。D. 引流管外接引流袋。

（2）直切口切开头皮全层及骨膜,乳突撑开器撑开,手摇钻或电钻钻一骨孔,骨缘渗血用骨蜡止血,电凝硬膜止血后尖刀十字切开,穿刺针与骨孔垂直,穿刺方向对准双侧外耳孔连线缓慢穿刺,约皮质下 4~5cm 即可达侧脑室前角,拔除针芯,可见脑脊液流出,缓慢放出适量脑脊液后,缝合固定引流管。为减少感染风险,引流管一般从切口旁另开口引出,外接引流袋结束手术(图 20-4-2)。

【手术注意事项】

1. 严格掌握好手术适应证及熟练穿刺技术。有条件时尽早处理脑干血肿。

2. 经非优势半球额叶（右额叶）置入外引流管的常规首选方案,但在特定情况下,也会选择将导管放置在左侧。

3. 严重无菌操作,防颅内感染。

4. 正确选择穿刺点,明确穿刺方向和深度,穿刺点和穿刺方向不对往往是穿刺失败最主要的原因,避免反复穿刺。

5. 穿刺时不可将针头左右摇动,以防损伤脑组织,如欲改换方向,必须拔出穿刺针或导管重新穿刺,不可在脑内转换方向,以免损伤脑组织;穿刺时注意缓慢轻柔放入引流管,进针有落空感(约 5cm)后,拔出导针,观察引流管血性脑脊液流出情况。避免穿刺过深,损伤脑干或脉络丛。

6. 进入脑室后脑脊液不可抽吸或引流过多、过快,防止脑组织塌陷,出现硬膜下、硬膜外或脑内出血及颅内积气等并发症。

7. 注意引流是否通畅,如引流管堵塞,要及时查明原因并处理,如引流管被血块或脑组织阻塞,可用少许生理盐水轻轻冲洗,不能解除者应及时更换引流管。

【手术技巧】

1. 患者应行仰卧头部正中解剖位置。床头抬高 30°~45°。操作时应固定头部尽可能减少头部摆动,钻颅时助手需扶住头部,轻微的头部旋转也会导致术者标记的定位错误。

2. 掌握手术过程关键标志　中线、鼻根、外耳孔、冠状缝、同侧瞳孔及内眦。

钻孔时骨孔可稍大,避免因骨孔内板的边缘限制引流管的指向,导致穿刺方向的改变。

3. 因脑室外引流可能需要放置较长时间,为减少切口脑脊液漏及感染概率,引流管远端在皮肤下穿行,从切口旁另开口引出。

第五节　术后处理及并发症防治

【术后并发症及预防】

1. 穿刺道出血

（1）原因

1）术前未严格控制好血压。

2）术中硬膜未刺破强行插入引流管可导致局部硬膜外血肿。

3）个体差异,损伤穿刺道血管。

4）刺入过深。

（2）防治措施

1）手术前严格控制血压,避免血压大幅度波动。

2）根据颅脑 CT 片精准测量,避免刺入过浅未刺破硬膜,刺入过深误伤脑组织。

3）发病 6 小时内尽量不用脱水剂,术中脑脊液抽吸或引流不可过多、过快,避免颅内压大幅度波动。

4）术前精准定位,手术中避免反复多次穿刺操作。

2. 穿刺处脑脊液漏局部及颅内感染

（1）原因

1）手术操作因素:如术中无菌操作不严格,反复多次穿刺,缝合头皮张力过高等。

2）引流管放置时间因素:术后放置引流管,属于异物置入术,引流管置入体内后很快被结缔组织包绕,结缔组织中的各种蛋白含有细菌附着的成分,尤其是葡萄球菌,隐藏着糖脂类的"黏液"成分,有助于细菌紧密地黏附在引流管壁上,逃避抗生素及免疫系统的攻击,存在潜在的感染风险,脑室与外界相通,细菌易侵入;另外,引流管放置时间过长,导致在头皮下或颅内形成窦道,易发生细菌逆行感染及渗漏。

3）感染性因素:由于脑室系统是人体防御功能薄弱区,脑脊液中缺少补体和 IgM,没有吞噬细胞,适宜细菌生长繁殖。

4）术后操作因素:如频繁经引流管注药、抽取脑脊液样本化验,引流管未妥善固定脱出,手术区域及引充管未定期消毒、换药,更换。引流管扭曲、折叠、压迫、堵塞等。

5）全身因素:如病情过重,昏迷过深,高龄合并糖尿病、低蛋白血症、肺部感染、营养状况差等。

（2）防治措施

1）术前对手术基本情况进行综合评估、术中、术后严格遵守无菌原则,必须在无菌手术室内手术,选用一次性无菌引流装置。

2）术中妥善固定引流管,引流管在穿刺点引出后,在头皮下潜行 5cm 后引出固定,可减少脑脊液漏降低颅内感染风险。

3）术后加强引流管护理:术后保持引流管通畅,避免引流管扭曲、折叠,每天进行局部消毒、换药,脑室外引流脑脊液量不超过 10ml/h,根据引流量调整引流瓶高度,引流装置应保证无菌、定期更换,记录引流液量和性质。

4）术后常规应用抗生素,凡发生颅内感染及脑室感染,原则上应尽早拔除引流管,并每日行腰椎穿刺行脑脊液细菌学检查,根据药敏结果选用敏感抗生素治疗,必要时行腰大池置管持续引流,局部注药控制感染。

3. 低颅内压、颅内积气、脑疝

（1）原因:开放引流时,脑脊液短时间内引流过多,过快,导致脑组织塌陷,颅内负压,低颅压及颅内积气等并发症,严重者可导致小脑幕切迹上疝。

（2）防治措施:引流装置的最高点应高于侧脑室前角水平面 15~20cm 左右,使颅内压维持在稍高于正常值,每天引流液控制在 200~300mL 左右。

4. 引流管脱出及堵塞

（1）原因:引流管未妥善固定导致转运及床边护理操作时误将引流管脱出。引流管扭曲、折叠,压迫,堵塞导致引流不通畅。

（2）防治措施:术中为防止引流管脱出,降低感染风险,可在帽状腱膜下小心穿行引流管再外固定。术后注意引流是否通畅,记录引流液量、性质,如引流管被血块或脑组织阻塞,要及时查明原因并处理,引流管可用少许生理盐水轻轻冲洗,不能解除者应及时更换引流管。

5. 脑室引流"依赖"

（1）原因：有极少数患者，脑脊液循环通路已打通，颅内压正常，生命体征平稳，一旦夹管 24 小时，患者症状加重，使之难以拔除引流管。

（2）防治措施：逐渐提高引流管 20~25mmH₂O，让其有个适应过程，使其颅内压逐渐从依赖中摆脱，力争延长 3~5 天左右解决，如仍无法解决，只能从另一侧再置引流管或行脑室—腹腔分流术。

【术后处理】

1. 术后应密切观察患者的意识、呼吸、脉搏、血压、体温、瞳孔和颅内压等情况。

2. 定期复查头颅 CT，监测颅内压，根据颅内压情况适当调整引流管高度。

保持引流管通畅，保持引流管高度（正常时应高于前角水平 10~15cm 水柱），引流装置应保持无菌，定时更换，记录引流液量和性质。

3. 术后脱水降颅内压，降压、镇静等处理。

4. 术后应常规应用抗生素，定期行脑脊液细菌学检查及药敏，防穿刺针口、脑室及颅内感染。

5. 根据脑室积血情况，每日可经引流管注入 2 万~3 万单位尿激酶溶解脑室血块，促进脑室积血清除，保持脑脊液循环通畅。

6. 引流时间一般为 3~5 天，不超过 7 天，拔除引流管前应试行堵管 24~48 小时，复查头颅 CT，如患者临床症状未加重，无脑积水可拔除。

7. 保持呼吸道通畅，定期行痰细菌学检查，防肺部感染，加强营养支持及其他并发症防治。

8. 尽早行床边康复训练。

第六节　优缺点及经验教训

【优点】

1. 侧脑室额角比较大，易穿刺，无脉络丛。

2. 有利于清除脑室积血，引流脑脊液，改善脑积水，降低颅内压，尽早恢复脑脊液循环，能进行脑室内积血循环冲洗，液化，加速脑干血肿排空。

3. 术后可动态监测颅内压，指导脱水剂使用。

4. 额部穿刺点较枕部穿刺易于护理及换药。

5. 穿刺孔密闭式好，大大减少颅内及穿刺针口感染的机会。

6. 无须特殊设备，操作简单，手术时间短，适合基层医院开展脑干出血的急救。

【缺点】

1. 单纯侧脑室外引流术治疗脑干出血，仅能清除脑室积血，改善梗阻性脑积水。

2. 对于出血量较大未破入脑室系统的重症脑干出血，未合并脑积水者效果不明显，需在显微镜下行开颅血肿清除或微创手术。

【经验及教训】

1. 穿刺点及穿刺方向定位不准导致穿刺失败，反复穿刺误伤脑组织出血。

2. 手术前未严格控制血压，过早使用脱水剂，导致术中血压、颅内压大幅度波动。

3. 术中术后无菌操作不严、置管时间过长引发颅内感染。

4. 由于侧脑室外引流手术是根据外部解剖标志进行的"盲法操作"，脑室解剖常因原发疾病而改变，导管放置路径需根据 CT 进行个性化调整。

5. 手摇钻或者电钻钻骨孔时应略大，防止钻孔过小导致引流管末端偏移。

6. 术后在帽状腱膜下浅行引流管外固定可减少或降低颅内感染风险。

7. 如果连续三次穿刺均未成功，应向内向后稍倾斜，或及时行头颅 CT 复查，纠正引流管路径。

8. 穿刺成功后应避免脑脊液引流过多、过快，导致脑内出血，低颅内压综合征，颅内积气、小脑幕切迹上疝等并发症发生。

第七节 术式评估与展望

【术式评估】

目前,国内外重症脑干出血应用开颅显微、显微+神经内镜血肿清除、框架辅助立体定向或无框架神经导航+微创穿刺脑干血肿抽吸血肿清除术,还有CT辅助定位等其他多种定位定向软管穿刺脑干血肿技术等开展均取得一定的临床疗效,但由于脑干出血部位特殊,手术难度大,风险大,手术造成的医源性创伤不可低估,手术虽然提高了存活率,但存活下来的患者生存质量整体上并不理想,临床疗效和手术价值尚待进一步探索和评估。单纯侧脑室外引流手术对脑干巨大出血、未破入脑室系统、无脑积水的脑干出血患者疗效不显著,但对于脑干出血破入脑室系统、合并脑室积血、梗阻性脑积水的重症脑干出血患者,单纯使有侧脑室外引流手术治疗却具有一定的临床疗效和价值。该术式主要是通过及时廓清脑室积血及部分脑干血肿(抽吸引流脑室积血后、脑干血肿通过血肿破口再次流出脑室而被侧脑室引流管吸出体外),从而及时解除了脑积水和恢复脑脊液循环通路。同时,可连接颅内压监测装置可监测颅内压,指导脱水剂的应用。

【展望】

侧脑室外引流治疗脑干出血具有简便易掌握、无须特殊器械、经济节省、创伤小,比较适合没有条件开展脑干血肿清除手术的医院急诊抢救脑干出血患者,为抢救治疗重症脑干出血患者赢得宝贵的时间(转院或请上级专家手术)。所以,该术式仍不失为基层医院抢救脑干出血、挽救生命的一项重要的治疗措施之一。

第八节 典型病例

一、典型病例一

【简要病史及影像学资料】

患者,男性,54 岁,以"突发意识丧失"急诊入院,既往有"高血压病史"7 年余。查体血压:180/123mmHg,心率 116 次/min,呼吸 26 次/min,GCS 评 8 分,神志浅昏迷,双侧瞳孔针尖样,对光反射均消失,颈强直,四肢腱反射减弱,双侧巴宾斯基征阳性。头颅 CT 及检查脑干(中脑、脑桥)出血 29.1mm×24.7mm×40mm 量约 14mL,破入脑室系统,双侧侧脑室扩大(图 20-8-1)。

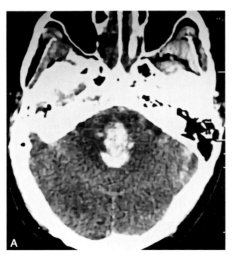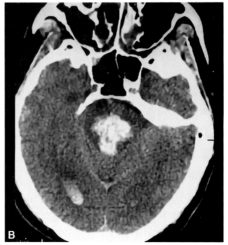

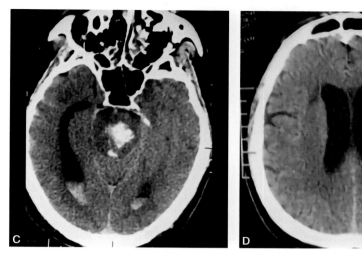

图 20-8-1 脑干出血 CT 片

图 A、B 和 C 显示此例患者中脑和脑桥出血,并破入脑室系统;D. 显示双侧侧脑室扩大。

【手术过程及要点】

患者入手术室,常规术前准备,全麻插管成功后,患者取仰卧位,床头抬高 30°,头正中位。常规消毒铺巾,取左侧额部发际内 2.5cm,中线旁 2.5cm 纵行切口长约 3cm,逐层切开头皮、皮下,剥离骨膜,乳突牵开器牵开头皮,暴露额骨并钻孔,骨孔后缘咬成槽形,硬膜电凝彻底止血后,"十"字切开。以一次性颅脑外引流管向两侧外耳道假想连线与矢状面交点方向穿刺,进针 5cm 左右时有明显突破感。继续置入引流管 1cm,拔除针芯,可见淡红色脑脊液流出,缓慢放出适量脑脊液后,引流管另口引出并缝合固定,术区止血满意后,骨孔内用明胶海绵填塞后,依层缝合头皮,外接引流袋结束手术,送 ICU 仅需监护(图 20-8-2)。

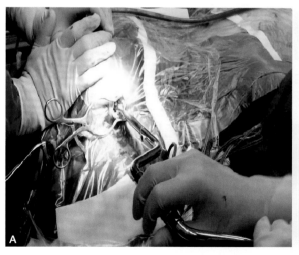
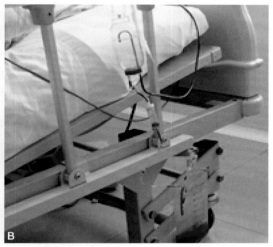

图 20-8-2 侧脑室穿刺手术过程

A. 颅骨钻孔,穿刺针将脑室穿刺管从钻孔处向两外耳孔假想连线与矢状面交点方向,缓慢进针;B. 术后引流情况。

【术后治疗及术后影像对比】

此患者分别于术后第 1 天、第 10 天和 3 个月复查颅脑 CT(图 20-8-3,图 20-8-4,图 20-8-5),提示手术后患者颅内出血量及占位效应,均逐渐良性好转。以往非手术治疗患者大多在 24 小时内病情恶化死亡,经积极脑室穿刺引流手术,此例患者术后 3 个月复查 GCS 评分已达 6 分(图 20-8-6)。

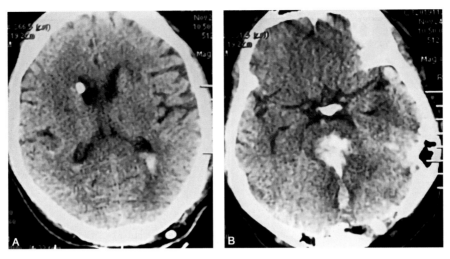

图 20-8-3　术后第 1 天复查脑 CT
A. 引流管位于左侧脑室内,脑室扩张有所减轻;B.见脑干出血减少。

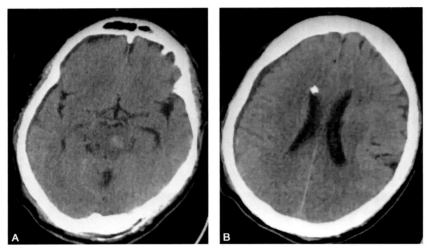

图 20-8-4　术后第 10 天复查脑 CT
A. 引流管在位于左侧脑室内,双侧脑室扩张基本回位;B.见脑干出血已明显减少。

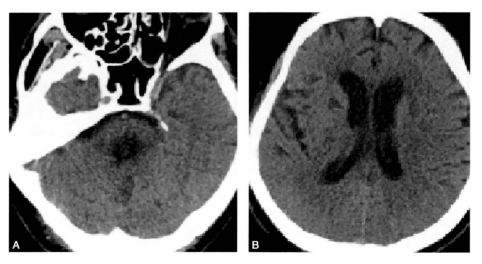

图 20-8-5　术后 3 个月复查 CT
A. 术后 3 个月复查 CT 见脑干有少许液化灶;B.脑室系统无扩张。

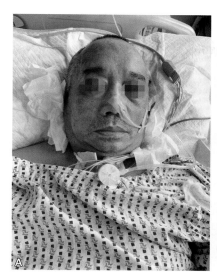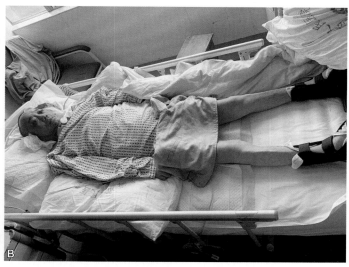

图 20-8-6 术后 3 个月患者表现
A. 患者自主睁眼;B. GCS 评分 6 分(E4V1M1)。

二、典型病例二

【简要病史及影像学资料】

患者,男性,70 岁,以"突发意识不清 30 分钟"急诊入院,有"高血压病史"11 年。查体血压:220/177mmHg,心率 116 次/min,呼吸 26 次/min,GCS 评 8 分,神志浅昏迷,双侧瞳孔针尖样,对光反射均消失,颈强直,四肢腱反射减弱,双侧巴宾斯基征阳性,头颅 CT 及检查脑干(中脑、脑桥)出血 29.1mm×24.7mm×40mm 量约 14mL,破入脑室系统,双侧脑室扩大(图 20-8-7)。

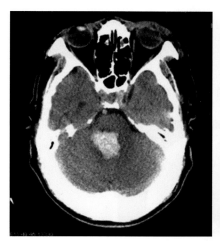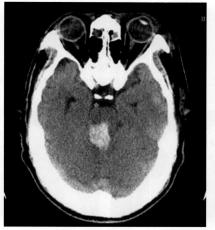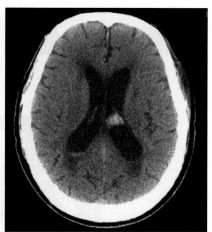

图 20-8-7 脑干出血急诊 CT 表现
脑干(中脑、脑桥)出血破入脑室系统、侧脑室扩大。

【手术过程及要点】

患者入手术室,常规术前准备,全麻插管成功后,患者取仰卧位,床头抬高 30°,头正中位。常规消毒铺巾,取左侧额部发际内 2.5cm,中线旁 2.5cm 纵行切口长约 3cm,逐层切开头皮、皮下后,电钻磨出直径约 1.5cm 的骨孔,硬膜电凝止血后,十字切开硬膜,电凝脑表面后取穿刺针平行矢状面,对准两侧外耳孔连线缓慢穿刺左脑室额角,皮质下进入约 4cm 后有突破感,拔出针芯,可见血性脑脊液流出,放置引流管深度约 5cm,检查引流通畅后固定引流管,切口旁另戳孔引出。缝合切口,外接引流袋送 NICU 治疗。

【术后治疗及术后影像对比】

1. 术后治疗

（1）术后保持引流管通畅,根据病情需要调整引流瓶合适的高度,以高于侧脑室10~15cm为宜,液器调速器调节滴速,引流量控制在200~300mL/24h,匀速引流。

（2）术后需密切监视患者的颅内压,监测脑脊液常规、生化,监测内环境、电解质代谢等一般情况,以便及时发现中枢系统感染等。

（3）予以预防感染、神经营养、脱水剂等药物辅助治疗。

（4）动态复查CT明确脑干及脑室内血肿吸收情况,加强气道管理,预计长期昏迷患者及早气管切开。

（5）予以神经营养、脱水剂等药物辅助治疗。

（6）术后3周左右,患者一般情况稳定,给予高压氧治疗。

2. 拔管指征　患者生命体征稳定,头颅CT复查脑室内积血完全清除或基本清除,脑脊液生化常规基本正常,脑脊液循环通畅。拔管前可先夹管24小时,临床症状无恶化再拔管。

3. 术后影像对比　此患者分别于术后第1天、第7天、第10天和3个月复查颅脑CT(图20-8-8~图20-8-11),提示手术后患者颅内出血量及占位效应,均逐渐良性好转。

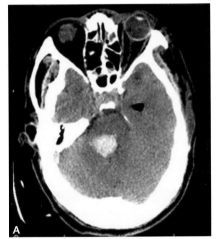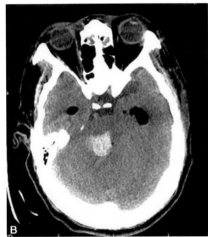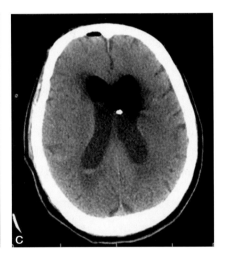

图 20-8-8　术后第 1 天复查脑 CT
A、B. 见脑干出血有所减少;C.引流管位于左侧脑室内,双侧侧脑室前角有积气,脑室扩张有所减轻。

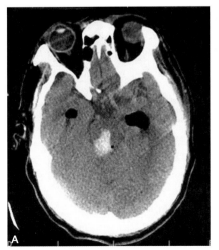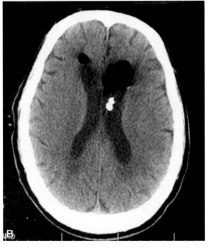

图 20-8-9　术后第 7 天复查脑 CT
A.脑干出血已明显减少;B.引流管在位于左侧脑室内、左侧脑室前角仍有少量积气,
双侧脑室扩张基本回位。

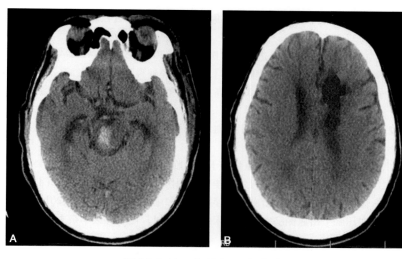

图 20-8-10 术后 27 天复查 CT
A.见脑干内仅有少量血未吸收;B.双侧脑室无扩张。

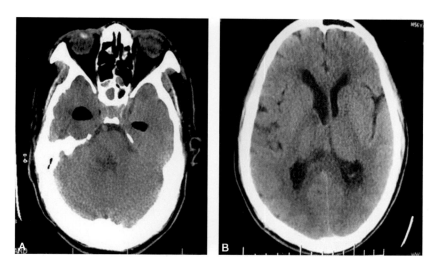

图 20-8-11 术后 3 个月复查 CT
A.脑干有少许液化灶;B.脑室系统无扩张。

【术后患者神经系统查体】

术后 3 个月时,患者可遵嘱伸舌,握手,有一定程度的语言表达能力,但有一定程度的吞咽困难,仍予鼻饲流质,左侧肢体Ⅲ～Ⅳ级,右侧肢体肌力Ⅳ～Ⅴ级,可以扶走。

(张银清 杨进华 孙超 彭昌海)

参 考 文 献

[1] HEMPHILL J C,GREENBERG S M,ANDERSON C S,et al. Guidelines for the Management of Spontaneous Intracerebral Hemorrhage:A Guideline for Healthcare Professionals From the American Heart Association/American Stroke Association[J]. Stroke,2015,46(7):2032-2060.

[2] LOVASIK B P,MCCRACKEN D J,MCCRACKEN C E,et al. The Effect of External Ventricular Drain Use in Intracerebral Hemorrhage[J]. World Neurosurgery,2016,94:309-318.

[3] ROWE A S,RINEHART D R,LEZATTE S,et al. Intracerebral hemorrhage after external ventricular drain placement:an evaluation of risk factors for post-procedural hemorrhagic complications[J]. BMC Neurology,2018,18:1.

[4] KIRMANI A R,SARMAST A H,BHAT A R. Role of external ventricular drainage in the management of intraventricular hemor-

rhage；its complications and management[J]. Surgical Neurology International,2015,6：188.

［5］ 彭佳华,黄兰青,农胜德,等.血肿腔和脑室早期变化对原发性脑干出血患者住院不良结局的预测价值分析[J].中华神经医学杂志,2019,18(2)：127-135.

［6］ 丁向前,李泽福.脑干出血的外科治疗现状及进展[J].医学综述,2017,23(21)：4252-4255.

［7］ 李健,郑晶.高血压性脑干出血的显微外科治疗体会[J].中华神经外科杂志,2017,33(2)：184-185.

［8］ 张银清,叶金练,吴文彬,等.微创锥颅手术治疗 32 例高血压性重症脑干出血[J].中国微侵袭神经外科杂志,2017,22(12)：562-563.

［9］ 彭昌海,陈汉明,夏俊标.侧脑室穿刺外引流术治疗高血压重症脑干出血患者的疗效观察[J].中国社区医师,2017,33(31)：67-69.

［10］ 曾国亮,孙建中,袁洪恩.侧脑室穿刺引流治疗重症脑干出血临床分析[J].河北医药,2015,3：408-409.

［11］ 陈立华,徐如祥.高血压脑干出血的微创治疗[J].中华神经创伤外科电子杂志,2016,2(4)：252-254.

［12］ 李浩,刘文科,林森,等.高血压相关性脑干出血的治疗探讨[J].中华神经外科杂志,2013,29(4)：339-341.

［13］ 何宗亮,王晓鸥.重型高血压脑干出血侧脑室引流临床效果分析[J].白求恩医学杂志,2014,12(2)：160-161.

第二十一章

高血压性脑干出血术后重症监护治疗

第一节　概　述

高血压性脑干出血术后收入神经外科重症监护病房（neurosurgical intensive care unit，NSICU）后除常规止血、抗感染、预防癫痫等治疗外，应结合多种神经重症监测手段，及时调整系统性治疗目标及方案，使实施的治疗措施能够有效维持高血压性脑干出血术后患者的基本生命体征。

第二节　重症单元的定义

高血压性脑干出血重症单元是指掌握了神经外科基本理论、基础知识和基本操作技术，同时又掌握了重症医学监测技术和重症医学理念的专科化多学科协作医疗团队，利用现代重症医学的理念和监测技术，依托先进的设备、仪器，对重症脑干出血患者实施有效的集中治疗和护理的单元。理想的 NSICU 可对患者实施合理的神经重症治疗，包括颅高压阶梯治疗、脑灌注压（cerebral perfusion pressure，CPP）维持、高渗治疗、低温治疗、巴比妥疗法、过度通气、去骨瓣减压、癫痫的预防及控制、改善微循环和扩张血管、神经内分泌障碍、激素替代、脑保护等治疗策略，全面保护脑功能。再者，要全面掌握重症医学监测和治疗，包括血流动力学监测、脏器功能评估、镇痛镇静、液体容量治疗、机械通气、营养治疗、感染、深静脉血栓预防、血糖控制、应激性溃疡预防、水电解质平衡、血液净化等治疗，通过实施重症监测和治疗全面保证患者的安全。

第三节　急重症患者处理流程及监护

　　脑干出血起病急，病情凶险，预后较差，是所有脑卒中中病死率最高、预后最差的疾病，需要作出迅速处理和治疗。其处理流程见图 21-3-1。

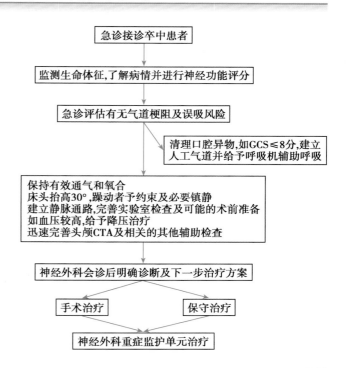

图 21-3-1　脑干出血急诊与重症患者处理流程

第四节 患者的全身及专科功能评估

一、全身查体及基本生命体征的维护

要对收入神经外科重症单元的高血压性脑干出血患者进行系统全身查体,包括循环系统、呼吸系统、血液系统、内分泌等进行初步评估,掌握患者的整体状况。同时利用心电图、无创血压、有创连续动脉压、中心静脉压(CVP)、颅内压(ICP)、脑温、脑氧、肝肾功能、血尿渗透压、凝血功能、体温以及外周氧饱和度等的监测结果,及时调整系统性治疗目标及方案,使实施的治疗措施能够有效维持高血压性脑干出血患者的基本生命体征。

二、高血压性脑干出血查体及神经功能监测

1. 神经系统查体及评分 术后患者进入 NSICU 后,要对神经系统的一般反应、瞳孔状况、脑神经反应、运动感觉、生理反射以及病理反射等进行系统查体,评估 GCS 评分,掌握患者的基本状况。但因高血压性脑干出血术后患者有气管插管、镇静等,GCS 评分不能正确评价其基本状况,可行全面无反应性量表(FOUR)评分(表 21-4-1)。

表 21-4-1 全面无反应性量表(FOUR)

FOUR Score(E)		
	临床表现	评分
眼部反应	睁眼或被动睁眼后,能随指令追踪或眨眼	4
	睁眼,但不能追踪	3
	闭眼,但较强的声音刺激时睁眼	2
	闭眼,对疼痛刺激时睁眼	1
	闭眼,对刺激无反应	0

FOUR Score(M)		
	临床表现	评分
运动反应	能完成竖指、握拳、V 字手势指令	4
	对疼痛有定位反应	3
	疼痛时肢体屈曲反应	2
	疼痛时肢体过伸反应	1
	疼痛无反应或肌阵挛状态	0

FOUR Score(B)		
	临床表现	评分
脑干反应	瞳孔和角膜反射灵敏	4
	一个瞳孔散大并固定	3
	瞳孔或角膜反射消失	2
	瞳孔和角膜反射均消失	1
	瞳孔和角膜反射及呛咳均消失	0

FOUR Score(B)		
	临床表现	评分
脑干反应	未插管,规律呼吸模式	4
	未插管,潮湿呼吸	3
	未插管,呼吸模式不规律	2
	呼吸频率高于呼吸机设置	1
	呼吸频率等于呼吸机设置,或无呼吸	0

2. 颅内压及脑灌注压监测 目前临床常规采用有创颅内压监测的方法有脑室内、脑实质内两种。脑室内置管是目前的金标准,其在监测颅内压的同时,可通过释放脑脊液来降低颅内压。颅内压探头的置入手术要严格遵守无菌操作规程,根据颅内水肿情况,一般监测的时程不超过 14 天。

3. 脑血流(CBF)监测 在脑损伤后,脑组织血液循环发生改变,如灌流不足或过度充血。颅内压增高、脑水肿、血管痉挛等都可能是灌流不足的原因。正常成人的平均脑血流量约为(50±5)mL/(100g·min)。静息状态下脑灰质的平均脑血流量为(76±10)mL/(100g·min),而白质仅为(20±4)mL/(100g·min)。脑血流下降会导致蛋白合成障碍以及无氧酵解的增加,不利于脑组织恢复,因此 BSH 术后患者进入 NSICU 后行脑血流监测。目前临床常规采用的 CBF 监测手段为经颅多普勒超声(TCD),其利用低频超声波穿过颅骨较薄的地方检测颅底大动脉血流速度,可根据动脉平均流速(mean velocity,MV)、搏动指数(pulsatility index,PI)的大小及波型改变判断低脑血流、高脑血流、血管痉挛及脑死亡等情况。正常人大脑中动脉平均血流速度为(65±17)cm/s,脑损伤越重,低血流速度持续时间越久。高血流速度并颈静脉氧饱和度(SjvO$_2$)增高提示脑充血,高血流速度也是脑血管狭窄、大脑中动脉痉挛的反映。经颅多普勒超声检查(TCD)可评价占位效应及颅内压的变化。高颅压和脑灌注压下降在 TCD 上可有波形的变化。

4. 神经电生理监测 高血压性脑干出血术后患者昏迷程度较深及 NSICU 治疗期间因镇静镇痛药物使用等原因,常规评分量表无法有效评估其意识状态,行脑电监测是评估重症患者意识水平的良好手段。近年来有研究报道,高血压性脑干出血后隐匿性癫痫发生率较高,因此对于意识模糊、迟钝甚至昏迷的患者使用脑电生理监测可帮助临床医生判断非惊厥性的癫痫活动,监测过程中可对患者预后进行诊断性评估。

5. 神经影像学监测 移动 CT 技术、术中 MRI 技术及术中超声等为神经外科的围手术监测提供了良好的支持,结合功能 MRI、PET 等其他代谢影像监测技术可以很好地指导临床治疗。

6. 其他脑监测技术 除了以上脑功能监测技术以外,目前已被临床应用的有脑温、脑氧以及微透析等技术。这些监测手段获取的资料可以帮助我们了解脑内局部或者整体的病理生理变化,更好地指导临床治疗。

7. 颅内压增高的控制策略 在脑损伤患者中已开展了一系列针对高颅内压的治疗方法,但是这些方法在高血压性脑干出血患者可能不适用。"隆德概念"认为是血-脑屏障的破坏,并推荐降低静水压及提高渗透压。一些其他的以脑灌注压为指导的基本治疗措施建议使脑灌注压维持>70mmHg 水平,目的是使反射性血管舒张效应及缺血损害降至最低水平,此方法目前已成为高颅压的常规治疗。但研究表明平均动脉压升高的大多数患者颅内压也相应地升高。

ICH 患者颅内压升高的发生率目前还不明确。少量出血的患者颅内压可能不高,且不需要治疗,这种情况也适于许多缺血性卒中患者。但是,对于有证据表明颅内压升高的患者,要充分利用 ICU 的监测设备来降低颅内压,譬如头的位置、镇静、镇痛,并逐步施行临床上侵入性措施。

(1)抬高床头 床头抬高 30°可增加颈静脉回流和降低颅内压。患者的头部应保持在中线位置,避免头偏向一侧。对于低血容量患者,抬高床头可使血压及脑灌注压下降,因此,行此措施时应排除低血容量的患者。

(2)脑脊液引流:BSH 患者建议放置脑室外引流。脑室内放置导管可以监测颅内压,也是降低颅内压的有效方法。可根据颅内压的情况,间断、短时间释放脑脊液。脑室造口引流术的主要风险是感染和出血。多数研究报道细菌聚集而非系统性感染的发生率为 0 ~ 19%,与之相关的脑膜炎的发生率为6% ~ 22%。

(3)渗透性治疗:对于肾功能好、高颅压不易控制而脑水肿明显者,建议渗透性治疗的目标值为 300 ~ 320mmol/L;对于老年患者及肾功能容易受损的患者,治疗目标可为 290 ~ 300mmol/L。渗透性治疗可选用甘露醇、甘油果糖、白蛋白、人工胶体、高渗盐水、甚至辅助以利尿剂。

(4)渗透性治疗:需综合考虑颅内压水平、脑水肿严重程度、心功能贮备、肾功能及液体管理要求等,具体选择最佳方案,监测血浆渗透压可使其更合理化。

8. 镇痛和镇静 高血压性脑干出血术后患者疼痛、躁动和兴奋可引起血压增高、心率增快和焦虑,这些都会增加再出血、颅内压增高、导管脱落和误吸等风险,因此必须进行处理。该类患者镇痛镇静的目的在于:①消除或减轻患者的疼痛及躯体不适感,减少不良刺激及交感神经系统的过度兴奋;②帮助和改善患者睡眠,减少或消除患者疾病治疗期间对病痛的记忆;③减轻或消除患者焦虑、躁动甚至谵妄,防止患者的无意识行为干扰治疗,保护患者的生命安全;④诱导并较长时间维持一种低代谢的"休眠"状态,减少各种应激和炎性损伤,减轻器官损害,降低代谢,减少氧耗、氧需;⑤短效镇静有助于患者配合治疗和护理;⑥部分镇静药物可提高癫痫阈值及抑制皮质播散去极化。一般建议应用短效且不良反应可控的镇静药物,如丙泊酚、咪达唑仑和右美托咪定,但应熟知各种药物的利弊,合理选择镇静镇痛药物。可通过脑电双频指数(BIS)及重症监护室疼痛观察工具法(CPOT)来指导患者镇静镇痛药物使用。

9. 营养治疗   建议早期开始营养治疗。应在发病后24~48小时内开始肠内营养,争取在48~72小时后到达能量需求目标。应结合临床进行全面评估,包括体重减轻、疾病严重程度、既往营养摄入、并发疾病、胃肠功能等,临床常用的营养风险筛查与评估可选择营养风险筛查2002(NRS2001)等工具,根据营养风险程度决定营养支持策略。对需要长时间肠内营养的患者(>4周),条件具备可以使用经皮内镜下胃造瘘。重症患者应激期可采用20~25cal/(kg·d)作为能量供应目标,肠内营养蛋白质提供能量比例16%,脂肪提供20%~35%,其余是糖类,热氮比在130:1左右。肠外营养糖脂比5:5,热氮比100:1;肠外营养时糖类最低需求为2g/(kg·d)以维持血糖在合适的水平,静脉脂肪混乳剂1.5g/(kg·d),混合氨基酸1.3~1.5g/(kg·d)。

10. 血糖的控制   对于糖尿病和非糖尿病患者,高血糖症可预示28天时高的病死率。中枢神经损伤导致的应激反应、下丘脑损伤和儿茶酚胺激增等可诱发应激性高血糖,其比例高达30%~70%。而高血糖可进一步导致患者转归不良、增加死亡率。另外,也应该避免低血糖(血糖<4.4mmol/L)。应常规监测血糖,围手术期患者应保持血糖在5~7.2mmol/L之间,餐后2小时血糖不超过10mmol/L。控制血糖可以配制适宜浓度的胰岛素静脉输注或者静脉泵入,葡萄糖和胰岛素混合输注可避免低血糖,根据血糖监测结果每天调整胰岛素用药量。进行规律胃肠营养的患者必要时可以考虑予以长效胰岛素控制血糖。高度警惕由于血糖控制不良导致的糖尿病酮症酸中毒(DKA)和非酮症高渗性糖尿病(HONK),因血糖具有渗透利尿作用,DKA和HONK可导致血容量不足,如发生此类并发症应以15~20mL/(kg·d)的速度替代性补充生理盐水,及时应用胰岛素控制血糖。胰岛素输注后须严密监测血钾浓度,当血pH<7.0或存在致命高钾血症时,可给予碳酸氢钠治疗。

11. 体温的控制   脑的温度是缺血性脑损伤的一个较强的影响因素。实验研究发现,低体温可改善脑损伤,其保护机制是氧的再分配和糖的代谢减少,延长脑对氧的耐受性。发热可使预后不良,治疗性降低温度作为控制颅内压和神经保护的一种策略在急性脑损伤中已得到了广泛研究。体温降至32~34℃对降低顽固性高颅压是有效的,但是长时间(24~48小时)低体温会使并发症的发生率升高,如肺部感染、血液凝固及电解质紊乱等问题。当体温恢复时,也存在颅内压反弹的风险。

12. 深静脉血栓和肺栓塞的预防   深静脉血栓和肺栓塞是ICH患者发生致残和致死的常见但可预防的原因。在没有增加颅内再出血风险的情况下如何预防和治疗静脉栓塞并发症是一个临床难题。抗凝、抗血小板、肝素和肝素类似物、机械疗法如间断性空气压迫及弹力袜是脑缺血患者预防静脉血栓栓塞常用的方法,且具有不同的证据。

另一治疗方法是在下腔静脉放置滤器,在最初几周可降低深静脉患者肺栓塞的发生率,但可使长期的深静脉血栓栓塞的发生率升高。

(王玉海   卓文燕   王华松   杨小朋   朱洁)

参 考 文 献

[1] BRODERICK J,CONNOLLY S,FELDMANN E,et al. Guidelines for the management of spontaneous intracerebral hemorrhage in adults:2007 update:a guideline from the American Heart Association/American Stroke Association Stroke Council, High Blood Pressure Research Council,and the Quality of Care and Outcomes in Research Interdisciplinary Working Group[J]. Circulation,2007,116(16):391-413.

[2] HEMPHILL J C,GREENBERG S M. Guidelines for the Management of Spontaneous Intracerebral Hemorrhage:A Guideline for

Healthcare Professionals From the American Heart Association/American Stroke Association［J］. Stroke,2015,46（7）：2032-2060.

［3］ 中华医学会神经外科学分会. 神经外科重症管理专家共识(2013 版)［J］. 中国脑血管病杂志,2013,10(8):436-448.

［4］ 中华医学会重症医学分会. 中国重症加强治疗病房患者镇痛和镇静治疗指导意见(2006)［J］. 中华外科杂志,2006,44(17):1158-1166.

［5］ Society of Critical Care Medicine Chinese Medical Association. Guideline for analgesia and sedation for patients in intensive care unit,China(2006)［J］. China J Surg,2006,44(17):1158-1166.

［6］ BALAS M,BUCKINGHAM R,BRALEY T,et al. Extending the ABCDE bundle to the post-intensive care unit setting［J］. J GerontolNurs,2013,39(8):39-51.

［7］ BARR J,FRASER GL,PUNTILLO K,et al. Clinical practice guidelines for the management of pain,agitation,and delirium in adult patients in the intensive care unit［J］. Crit Care Med,2013,41(1):263-306.

［8］ VINCENT JL,SHEHABI Y,WALSH TS,et al. Comfort and patientcentred care without excessive sedation:the eCASH concept ［J］. Intensive Care Med,2016,42(6):962-971.

［9］ ATKINS D,BEST D,BRISS P A,et al. Grading quality of evidence and strength of recommendations ［J］. BMJ. 2004,328(7454):1490.

［10］ GUYATT G H,OXMAN A D,VIST GE,et al. GRADE:an emerging consensus on rating quality of evidence and strength of recommendations ［J］. BMJ,2008,336(7650):924-926.

［11］ The GRADE Working Group. GRADEpro GDT:an introduction to the system ［EB/OL］. ［2017-09-19］. http://gdt. guide-linedevelopment. org/app/help/user_guide/index. html.

［12］ GUYATT G H,SCHUNEMANN H J,DJULBEGOVIC B,et al. Guideline panels should not GRADE good practice statements ［J］. J Clin Epidemiol,2015,68(5):597-600.

［13］ ANON. Pain terms:a list with definitions and notes on usage. Recommended by the IASP Subcommittee on Taxonomy ［J］. Pain,1979,6(3):249.

［14］ PUNTILLO K A,MAX A,TIMSIT J F,et al. Determinants of procedural pain intensity in the intensive care unit. The Euro-pain® study ［J］. Am J Respir Crit Care Med,2014,189(1):39-47.

［15］ CHANQUES G,JABER S,BARBOTTE E,et al. Impact of systematic evaluation of pain and agitation in an intensive care unit ［J］. Crit Care Med,2006,34(6):1691-1699.

［16］ CHANQUES G,SEBBANE M,BARBOTTE E,et al. A prospective study of pain at rest:incidence and characteristics of an un-recognized symptom in surgical and trauma versus medical intensive care unit patients ［J］. Anesthesiology,2007,107(5):858-860.

［17］ BATTLE CE,LOVETT S,HUTCHINGS H. Chronic pain in survivors of critical illness:a retrospective analysis of incidence and risk factors ［J］. Crit Care,2013,17(3):1-8.

［18］ PERPIÑÁ-GALVAÑ J,RICHART-MARTÍNEZ M. Scales for evaluating selfperceived anxiety levels in patients admitted to in-tensive care units:a review ［J］. Am J Crit Care,2009,18(6):571-580.

［19］ TATE J A,DEVITO DABBS A,HOFFMAN L A,et al. Anxiety and agitation in mechanically ventilated patients ［J］. Qual Health Res,2012,22(2):157-173.

［20］ FRASER G L,PRATO B S,RIKER R R,et al. Frequency,severity,and treatment of agitation in young versus elderly patients in the ICU ［J］. Pharmacotherapy,2000,20(1):75-82.

［21］ BOYKO Y,JENNUM P,TOFT P. Sleep quality and circadian rhythm disruption in the intensive care unit:a review ［J］. Nat Sci Sleep,2017,9:277-284.

［22］ PISANI M A,FRIESE R S,GEHLBACH B K,et al. Sleep in the intensive care unit ［J］. Am J Respir Crit Care Med,2015,191(7):731-738.

［23］ BOYKO Y,JENNUM P,NIKOLIC M,et al. Sleep in intensive care unit:The role of environment ［J］. J Crit Care,2017,37:99-105.

［24］ COOKE M,CHABOYER W,SCHLUTER P,et al. The effect of music on discomfort experienced by intensive care unit patients during turning:a randomized cross-over study ［J］. Int J NursPract,2010,16(2):125-131.

［25］ GORJI H M,NESAMI B M,AYYASI M,et al. Comparison of ice packs application and relaxation therapy in pain reduction during chest tube removal following cardiac surgery ［J］. N Am J Med Sci,2014,6(1):19-24.

[26] SANDERS R D,MAZE M. Contribution of sedative-hypnotic agents to delirium via modulation of the sleep pathway [J]. Can J Anaesth,2011,58(2):149-156.

[27] WEINHOUSE G L,SCHWAB R J,WATSON P L,et al. Bench-to-bedside review:delirium in ICU patients-importance of sleep deprivation [J]. Crit Care,2009,13(6):234.

[28] FIGUEROA-RAMOS M I,ARROYO-NOVOA C M,LEE K A,et al. Sleep and delirium in ICU patients:a review of mechanisms and manifestations [J]. Intensive Care Med,2009,35(5):781-795.

[29] LITTON E,CARNEGIE V,ELLIOTT R,et al. The Efficacy of earplugs as a sleep hygiene strategy for reducing delirium in the ICU:a systematic review and Meta-analysis [J]. Crit Care Med,2016,44(5):992-999.

[30] AKANSEL N,KAYMAKÇI S. Effects of intensive care unit noise on patients:a study on coronary artery bypass graft surgery patients [J]. J Clin Nurs,2008,17(12):1581-1590.

[31] VOIGT L P,REYNOLDS K,MEHRYAR M,et al. Monitoring sound and light continuously in an intensive care unit patient room:a pilot study [J]. J Crit Care,2017,39:36-39.

[32] WU N H,WU J Q. Current situation of noise pollution in intensive care unit and countermeasures [J]. J QiluNurs,2013,19(23):54-56.

[33] RYU M J,PARK J S,PARK H. Effect of sleep-inducing music on sleep in persons with percutaneous transluminal coronary angiography in the cardiac care unit [J]. J Clin Nurs,2012,21(5-6):728-735.

[34] BRADT J,DILEO C. Music interventions for mechanically ventilated patients [J]. Cochrane Database Syst Rev,2014(12):6902.

[35] RAHMANI A,NASERI M,SALAREE M M,et al. Comparing the effect of foot reflexology massage,foot bath and their combination on quality of sleep in patients with acute coronary syndrome [J]. J Caring Sci,2016,5(4):299-306.

[36] ROBLEDA G,ROCHE-CAMPO F,SENDRA M À,et al. Fentanyl as preemptive treatment of pain associated with turning mechanically ventilated patients:a randomized controlled feasibility study [J]. Intensive Care Med,2016,42(2):183-191.

[37] de JONG A,MOLINARI N,de LATTRE S,et al. Decreasing severe pain and serious adverse events while moving intensive care unit patients:a prospective interventional study(the NURSE-DO project)[J]. Crit Care,2013,17(2):R74.

[38] JABER S,BAHLOUL H,GUÉTIN S,et al. Effects of music therapy in intensive care unit without sedation in weaning patients versus non-ventilated patients [J]. Ann Fr AnesthReanim,2007,26(1):30-38.

[39] FRIESNER S A,CURRY D M,MODDEMAN G R. Comparison of two pain management strategies during chest tube removal:relaxation exercise with opioids and opioids alone [J]. Heart Lung,2006,35(4):269-276.

[40] SAULS J. The use of ice for pain associated with chest tube removal [J]. Pain ManagNurs,2002,3(2):44-52.

第二十二章

高血压性脑干出血外科治疗并发症及对策

第一节 概　　述

由于脑干是中枢神经系统中最重要的生理功能区域,并有"生命禁区"之称,故其脑干出血术后并发症仍然比较多,且比较重,严重地危及患者的生命,因此,正确防治重症脑干出血术后并发症的发生具有较高的临床意义。脑干出血位于中脑上部时预后差,可能与下丘脑受影响有关,脑桥出血相对较好,而延髓出血因直接压迫呼吸心搏中枢致病情极为严重。尤其是发病后昏迷发生早、程度深,持续时间长,并发症多,其死亡率高达 80% 以上,重残和植物生存占比相当高。在脑干的网状结构中有许多神经调节中枢,如心血管运动中枢、血压反射中枢、呼吸中枢及呕吐中枢等,对维持机体正常呼吸、循环等基本生命活动起着极其重要的作用,故被称为"生命中枢"。脑干出血后由于自主神经中枢受损,神经-体液调节功能紊乱,可导致肺部感染、消化道出血和水电解质平衡紊乱等多种临床并发症,加之患者多数有高血压及糖尿病、冠心病等慢性病史,从而极易合并发生心、肺、肾等脏器功能障碍。

第二节　手术相关并发症及对策

一、术后出血

术后出血为常见并发症。

【原因】

1. 脑干出血患者通常血压极高,收缩压平均在 190mmHg 以上,血管长期受到血流高压冲击导致病理生理变化,血管弹力纤维受损,容易发生再次出血。

2. 在首次出血后 6 小时,血肿尚未完全稳定,脑干出血 6 小时以内血肿再次扩大或者再次出血的概率明显高于幕上出血。

3. 高血压性脑干出血术后,患者血压往往会发生较大幅动的波动,如果没有及时地保持呼吸道通畅,留置胃管甚至不适当地使用甘露醇,也增加了再次出血的概率。

4. 由于脑干血肿位置深在,操作空间狭小,因此可能造成脑干实质出血部位难以完全暴露的问题,从而导致无法彻底止血。并且,一些出血小动脉没有做到彻底止血,则容易出现动脉血管内的出血现象暂时消失,但是随着术后高血压性脑干出血患者的血压波动,就会再次引发出血的现象。

5. 术后血压过高会导致再出血,术中抽吸量过多、抽吸力度过大、过快等因素都容易导致再出血;术中首次抽吸量对再次出血影响很大,大量抽出血肿后可能导致血肿腔内产生负压,打破了脑出血初期形成的颅内压力平衡,使受压的血管压力解除,微血栓破坏可引起再次出血。

6. 用尿激酶溶栓后,解除血管压迫,可发生再出血。

7. 有些患者长期服用抗凝药物,如阿司匹林也容易引起凝血障碍。此外,既往有酗酒、肝功能障碍者也易发再出血。

【处理措施】

1. 强化降压对于脑干血肿来说是否有益目前尚无定论,但把血压控制到 150~160mmHg 可能是合适的,在控制血压的同时也要保证基本的脑灌注压;这些均需要前瞻性研究来证实,但无论如何维持血压稳定而不产生较大的波动应该是减少再出血最基本的要求。

2. 手术的时机最好在 6 小时左右,急性期实施手术血肿易于清除,但出血小动脉不稳定,此外血肿周围水肿带尚未完全稳定,因此失去血肿压迫后血管易于再次出血,此外,不同于幕上出血,少量渗血在脑干出血就会显得很多,因为脑干容积非常有限,所以手术时机应该在出血后 6 小时左右。

3. 手术操作轻柔,吸引器主要作用是吸附血肿而不是吸除血肿,用取瘤镊轻轻夹碎血肿后取出,如果血肿与脑组织粘连紧密,不应强行分离,以免破坏水肿带,造成新的出血。

4. 首次抽吸血肿时不应过快过多,不应追求一次性清除血肿。

5. 穿刺手术过程中采用缓慢进管、尽量避免抽吸血肿过快。当抽吸量超过术前计算量,并且出现术侧瞳孔改变,伴随意识改变、症状加重,需要紧急止血,甚则更换手术方式。

6. 对于凝血功能障碍和血小板功能异常的患者,应该在纠正后视情况决定是否采取手术治疗。

二、血肿残留

血肿过多残留是次常见并发症。

【原因】

1. 由于视野非常受限,操作时可能发生血肿残留。

2. 操作技巧不娴熟,不习惯在狭小空间操作。

3. 入路选择不正确。

【处理措施】

1. 清除血肿时,按一定方向进行,清除完后垫上脑棉,然后再换一个方向进行。在清除血肿时,通过充分利用体位、显微镜角度和转动头位来最大限度地暴露血肿腔。

2. 选择恰当的手术操作器械,选用 1.5mm 吸引器和最小口径的取瘤镊,双手配合,取瘤镊同时作为动态牵拉的利器。当然,在对脑干组织保护的同时完全清除血肿需要经验的积累。

3. 选择恰当的手术入路,采用两点定位法选择手术入路,通过血肿的中央和血肿距离脑干最表浅的两点做一条直线,这条直线所对的位置就是入路选择的基础。颞下经天幕入路、后正中小脑延髓裂入路、乙状窦后入路是脑干出血的常用入路。90% 的血肿位于脑桥,对于血肿位于脑桥中下部明显偏一侧者,可选用乙状窦后入路,脑桥中上部波及中脑者可选用颞下经天幕入路,对于血肿破入四脑室或者位于脑桥下部波及延髓者,选用后正中小脑延髓裂入路。

三、穿刺道出血

【原因】

1. 局部解剖不熟悉。

2. 术前影像学资料分析欠缺,手术计划不到位。

3. 穿刺和拔管过程中动作粗鲁,用力过大过快。

4. 老年患者,血管变性,容易出血。

【处理措施】

1. 术前应详细了解和掌握相关局部解剖。

2. 术前应仔细分析影像学资料,做到精确定位,尽可能避开血管区。

3. 穿刺和拔管过程中动作轻柔、缓慢。

4. 对于老年患者,手术过程应更加引起高度重视。

四、脑脊液漏皮下积液和颅内感染

【原因】

1. 处理骨质时,乳突气房没有严密封堵。

2. 硬膜打开后闭合不严密。

3. 无菌观念和意识不强、术野清理不干净。

4. 手术操作时间长。

5. 皮肤和皮下对合不佳,切口愈合不良。

6. 部分需要磨除骨质的手术操作,颅底修补欠佳。

【处理措施】

1. 对涉及乳突气房的入路,如乙状窦后入路和颞下入路都应该用骨蜡、肌肉或者脂肪严密封堵。

2. 硬膜应该不透水缝合,如果硬膜收缩或者无法原位缝合,应该取浅筋膜或者肌肉严密修补。

3. 术中操作轻柔,减少机械性损伤,减少骨渣、血肿等在术野的残留,反复冲洗术野,手术操作时间长、感染可能性大的应预防性使用抗生素。

4. 如果术中进行骨质磨除(如岩骨)的操作,术后应使用脂肪闭塞硬膜外的死腔,然后用生物胶或者耳脑胶加明胶海绵严密封堵颅底。

五、脑干功能衰竭(最严重并发症)

脑干功能衰竭为最严重的并发症。

【原因】

1. 血肿占位效应压迫脑干,此外继发性损伤造成脑干水肿和重要功能核团受损。

2. 操作时动作过大,加重脑干组织的副损伤。

3. 破坏血肿与正常组织交接区半暗带脑干组织,加重脑干功能衰竭。

4. 手术过程损害重要的供血血管和回流静脉。

5. 延髓内存在呼吸和心血管中枢,术后容易发生呼吸和/或循环衰竭,也是导致死亡的重要原因。有脑干出血患者,术后第 3 天突然发生呼吸停止导致死亡,可能是脑干水肿或者肿胀所致。

【处理措施】

1. 手术是解除血肿机械性压迫的唯一途径,尽早在安全期清除血肿减缓继发性损害也是策略之一,手术时尽量避开重要额功能核团,如:面丘、闩部、网状上行显微、锥体束等;这就要求我们实施手术前对脑干的解剖结构了然于胸。

2. 操作动作尽量轻柔,严禁使用大口径吸引器和体积比较大的操作器械;尽量用止血纱保护血肿周围正常脑干组织。

3. 深部操作可能会忽视血肿周边可能的副损伤,要随时调整视野观察,操作的时候务必小心保护血管,尽量不使用双极电凝烧灼,压迫止血为主。

4. 在清除血肿同时损伤血肿与脑组织交界区的脑组织是造成术后脑水肿的重要原因。在进行显微手术时,脑组织水肿带尽量不要破坏。清除血肿不要大力吸引,以免造成水肿带的破坏。血肿腔内的附壁小血块粘连紧密者,不必强行吸除。对于静脉性出血,采用速记纱棉片压迫止血即可;对于动脉性出血,找准出血动脉,双极电凝电量调低,轻轻电凝止血即可。

5. 脑干出血特别是脑桥下部的出血即便术后呼吸恢复,也要严密观察,建议延髓手术后至少监护 5~7 天。在出现呼吸衰竭的患者中,即使恢复后出院,在早期也应注意避免误吸或感冒,特别是肺部感染,容易诱发中枢性呼吸衰竭。

六、脑神经和核团损害

【原因】

1. 出血部位本身造成的核团损伤　主要是被盖部和中央灰质附近的损伤容易造成脑神经和核团的

损害。

2. 显微操作尽管损伤小,对于没有到达脑干表面的血肿,手术所必须切开神经纤维有一定损伤。

3. 特定手术入路可能增加入路视野范围内脑神经损伤的概率。

4. 清除血肿过程中破坏了相应的脑干组织所包含的核团和神经组织。

5. 血肿周围重要脑干组织在操作过程中可能的副损伤。

【处理措施】

1. 出血由于本身的机械性损伤和压迫和后期血肿溶解释放的毒性物质必然会对脑干组织带来的损伤,因此,脑干出血患者更应该强调早期手术缓解压迫,减少继发性损伤的可能性。

2. 沿纤维纵行走行的方向切开脑干,用锋利的刀片或者非接触式激光刀切开脑干,尽量避免烧灼。

3. 颞下入路容易损伤滑车神经和动眼神经,应注意保护;乙状窦后入路容易损伤后组脑神经、面听神经、三叉神经及其核团,后正中入路从菱形窝底部切开,容易损伤面神经核,迷走神经或者舌下神经三角;术前做好充分准备,选择脑干安全区域进入,可以减少损伤的概率。

4. 切开脑干的位置避免选择在重要的功能区,尽量在血肿腔内操作,减少损害周围正常脑干组织的机会。

七、运动和感觉功能障碍

【原因】

脑桥基底部、延髓椎体和中脑大脑脚受损害,可产生严重的运动和肢体感觉障碍。中脑病变术后除感觉运动障碍外,主要是眼球运动功能障碍,其原因是动眼神经核团以及内侧纵束受影响。脑桥基底部主要是大量的上下行纤维束,损伤后容易导致意识障碍、四肢瘫痪和植物生存状态,延髓损伤主要表现为肢体出现交叉瘫。不易恢复的并发症主要为深浅感觉功能障碍。大脑脚同样是运动纤维集中通过的地方,受损后也容易导致运动功能障碍。

【处理措施】

如果血肿位于这些纤维束集中的区域,首先能够依靠纤维束重建鉴别血肿是挤压性损伤还是破坏性损伤是最理想的,如果不能鉴别,就选择适合的手术入路从远离纤维束的地方进入血肿腔。位于这些位置的血肿减少纤维的二次破坏是最重要的措施。

八、远期并发症

【原因】

1. 脑积水　血肿破入四脑室,或者血肿位置较高,从脑干破入导水管,堵塞导水管开口,术后都有可能产生梗阻性脑积水。

2. 肺部感染　许多脑干出血由于后组脑神经相关的核团和神经受到损害,吞咽呛咳能力下降,容易产生误吸,会反反复复发生肺部感染;此外,脑干出血的患者大多长期昏迷,需要气管切开和长期卧床,也容易产生肺部感染。

3. 面瘫、眼球活动障碍及角膜溃疡　这些是和眼球和面部活动相关的脑神经或者核团受影响后导致的一些临床表现。

【处理措施】

1. 对梗阻性脑积水应及时行脑室腹腔分流术,症状可迅速缓解。

2. 维持内环境的稳定。保持水电解质在正常范围,维护酸碱平衡,保证热量和各种营养素的供应。如吞咽困难,为防止呛咳,予鼻饲。

3. 保证充足供氧。术后如出现通气不足,应及时人工辅助或控制呼吸,直到恢复有效呼吸,避免因缺氧引起的损伤。

4. 脑干出血患者鼻饲时间可适当延长,在脑干出血一年以内尽量避免用力打喷嚏,咳嗽和大笑。做好保暖措施,减少感冒的概率和风险。同时早期介入神经康复训练,促进神经功能恢复。

第三节　非手术相关并发症及对策

一、术后发热

术后体温可表现为高热,主要是中脑及视丘下部体温调节中枢功能失衡和超高代谢的结果,另一方面与是否合并感染有关。脑干出血微创穿刺术后患者出现发热主要有以下四种情况:

(一) 术后感染性发热

【原因】

1. 术后肺部感染是感染性发热的主要原因。

(1) 脑干出血伴有意识障碍、吞咽困难的患者,呕吐或口腔分泌物堵塞气管可发生吸入性肺炎或坠积性肺炎而引起发热。

(2) EICU 的患者肺部感染还可源于机械辅助呼吸措施不当导致的医源性感染以及长时间住院引发的交叉感染等。

2. 术后泌尿道感染是感染性发热次要原因　感染细菌多为寄居于皮肤黏膜的革兰氏阴性杆菌。长期留置导尿 1 周以上者应注意防止泌尿道感染,尤其是女性患者。

3. 颅内感染　比较少见,主要是手术中和术后液化无菌操作不当,引流时间过长。

【处理措施】

1. 尽可能抬高床头 30°,意识障碍者应取侧卧位并将口角低位,以利咽部分泌物的排出,呕吐患者呕吐后应将口腔内异物用床旁吸引器吸干净,以防吸入气管。

2. 为防止鼻饲饮食反流,鼻饲速度不应过快,并须注意温度适宜,鼻饲前先充分吸痰,鼻饲后将床头抬高 30°持续 2 小时,短时间内尽量不吸痰,以防引起呕吐。在出现胃液反流时,可适当减少每日鼻饲量,严重者暂勿进食。拔管时要注入少量气体,以免管头食物在抽出时落入气管。

3. 加强呼吸道护理,意识障碍不能进食者必须加强口腔护理,每 2~3 小时翻身拍背一次。更应重视吸痰问题,并发肺炎患者痰多如果不能彻底吸出,即使使用大量抗生素,亦不能使肺炎得到满意控制。

4. 严重的肺部感染造成体温高、痰黏稠不易咳出,并且意识障碍在短时间内不能恢复,经药物治疗无效或有窒息者,可考虑气管切开,以利排痰、气管内给药和减少经咽部吸痰所造成的黏膜损伤。

5. 积极治疗脑干出血,控制脑水肿,争取早期恢复意识,以利肺部感染早期控制。

6. 如已有肺部感染,则必须应用广谱抗生素治疗。重症脑干出血并发呼吸道感染多为医院内病原菌感染,以革兰氏阴性菌感染最多见(约占 50%~60%),如大肠埃希菌、肺炎杆菌、铜绿假单胞菌等,葡萄球菌约占 10%,肺炎球菌较少见(5%)。

7. 为减少泌尿道感染应尽量避免导尿,如确需导尿时应严格消毒,并采用消毒封闭引流系统。无症状的菌尿症一般不必治疗,以免引起耐药菌寄殖。有症状者可依据药敏试验选用抗生素,多数菌尿症在导尿管拔除或加用抗生素后消除。

8. 术中、术后认真执行无菌手术操作规程,引流管不能停留时间过长,尽量在术后 3 天内拔除引流管。

(二) 术后中枢性发热

【原因】

高热、尿崩。这主要是脑干出血患者急性期体温调节中枢损害及丘脑下部体温调节中枢受损所致,临床表现为持续性高热,体温多可在 39~40℃以上,无汗,躯干皮温高而肢端发凉,不伴寒战,没有与体温改变相应的心率改变,用解热药无效。

【处理措施】

1. 退热的处理以物理降温为主,采用的方式有:温水擦浴、酒精擦浴,冰袋冷敷,冰毯降温。

2. 对于身体条件许可者,采用冬眠亚低温治疗,其治疗开始时间越早越好,一般在发病后 6 小时内为最佳,降温范围以 32~34℃为宜,时间为 3~5 天,使用冬眠药物后半小时内不宜翻身或挪动患者,当血压低于 60mmHg,则应停药。体质虚弱的老年患者,使用解热药需慎重,防止虚脱。

3. 条件许可又有适应证时,可选用亚低温疗法。有报道,中枢性高热与脑内多巴胺受体功能失调有关,故使用该受体的激动剂溴隐亭可能有效。

4. 尿崩者必要时给予去氨加压素处理,注意防止电解质紊乱。

（三） 术后脱水热

【原因】

1. 脑干出血术后如果脱水过度,水分补充不足,导致血液浓缩,颅内体温调节中枢受累而引起的发热。

2. 脱水过度还可导致患者因体液不足致排痰困难,也增加了感染性发热的发生。对于治疗过程中患者出现不明原因的发热、皮肤干燥、尿量减少而血细胞比容增大,应考虑到脱水热的可能。

【处理措施】

1. 调整脱水药的用药剂量。

2. 进行物理降温。

（四） 术后吸收热

【原因】

系血液吸收过程中,红细胞溶解释放出各种产热因子而引起的发热,常见于发病后的第 1~2 周内,以低至中度热居多,不伴有感染中毒征象和下丘脑受损症状。

【处理措施】

主要处理采用物理降温。

二、肺部感染

【原因】

脑干出血后呼吸中枢最容易受到影响而出现呼吸骤停,通常需要采取气管插管、气管切开、呼吸机辅助呼吸,而气管切开者无鼻毛过滤功能会加重呼吸道的感染。

【处理措施】

1. 要加强翻身、拍背护理以助排痰。

2. 后无上呼吸机者建议早期即采取抬高床头甚至半坐位,以增强呼吸动度。

3. 有感染症状者建议早期取痰培养+药敏试验（多次留取痰液）,根据药物+药敏试验结果选用敏感抗生素（重症监护室气管切开者多数存在铜绿假单胞菌,肺炎克雷伯杆菌、大肠埃希菌、鲍曼不动杆菌等引起感染者多见）。

三、术后神经源性肺水肿（NPE）

【原因】

脑干出血后呼吸系统并发症除呼吸道感染外,还有神经源性肺水肿（NPE）。NPE 是由于下丘脑受损而引起大量的交感神经物质释放,周围血管收缩导致血压升高,血液从高阻力的周围循环转移到阻力低下的肺循环,结果使肺动脉内液体静压升高而损害毛细血管,液体渗出到肺泡内。近年的研究表明,NPE 主要是由于血氧过低引起。NPE 发生率与病情密切相关,脑干出血患者 NPE 发生率高。NPE 多呈暴发性发病。

【处理措施】

1. 如不及时治疗多数在 24 小时内死亡,故应及早给予高浓度吸氧。

2. 近年推荐应用的硝苯地平 10~20mg 舌下含化,可迅速降低周围和肺动脉压力,对 NPE 有良好效果。多巴酚丁胺治疗可提高心肌收缩力,同时也能加快心脏的血流,往往是 NPE 治疗的首选药物。

四、术后消化系统并发症

【原因】

1. 脑干出血常常出现上消化道出血,它是脑干出血严重并发症之一,病情越严重,消化道出血发生率越高。合并消化道出血的患者预后较差,病死率可达半数以上。

2. 引起消化道出血的病变包括溃疡、黏膜出血性糜烂、出血性胃炎、慢性溃疡急性发作等。消化道出血的发生时间以脑出血后第 1~2 周居多。

【处理措施】

上消化道出血防治的重点是保护胃黏膜,降低和中和胃酸,使胃 pH 控制在 4 以上和积极治疗脑干出血。具体措施如下:

1. 顽固性呃逆和反流　呃逆采取针灸、理疗、氯丙嗪等药物封闭治疗;反流进食时采取半坐位,餐前半小时餐后 1 小时给予其腹部按摩 20 分钟,促进胃肠蠕动,以助消化。

2. 消化道应激性溃疡出血　表现为胃出血(胃黏膜的广泛性出血),一般在发病后即可出现,如果发生消化道应激性溃疡出血给予插胃管进行胃肠减压,严重者要禁食,给予肾上腺素 4~8mg、云南白药 1 小瓶加冰冻盐水 100mL 分 2 次从胃管内注入并保留 30 分钟,应用洛赛克(注射用奥美拉唑钠)40mg 静脉滴注每天一次,连用 3~7 天。

3. 纠正供氧不足　改善机体的氧供,首先要保证呼吸道的通畅与肺的交换功能。在危重的脑干出血患者应注意氧的供给。

4. 维持水、电解质、酸碱平衡　上消化道出血虽是胃局部的表现,但它是全身反应中的一部分,内稳态对它有着直接或间接的影响。应维持合适、有效的血容量,但水过多将引起心、肺的损害。动脉的 pH 也将引起胃黏膜 pH 的改变,酸血症能增加胃黏膜的酸度。因此,维持水、电解质与酸碱平衡紊乱也是上消化道出血的预防措施之一。

5. 及早给予营养支持　胃黏膜需要能量以再生、分泌黏液保护黏膜。肠内营养具有促进胃肠道恢复、刺激内脏与肝循环、改善黏膜血流、预防黏膜内酸中毒与渗透障碍等作用。脑出血患者,可及早给予肠内营养,在 24~48 小时内应用配方饮食,从 25mL/h 逐渐增至 100mL/h,并增加谷胱甘肽、维生素 E 与 β 胡萝卜素等抗氧化剂,饮食纤维可改善结肠黏膜的营养以预防肠源性感染,每日的需要量应在 10g 以上。在不能口服时,肠外营养中增加谷氨酰胺也将有利于胃黏膜的生长,并为胃黏膜提供必需的能量。

6. 止血剂　可使用卡巴克洛、血凝酶等药,也可用冰水 100~200mL 加去甲肾上腺素 4~8mg 胃内灌注。

7. 手术　上述止血措施无效时,应及早行内镜检查,试行镜下止血,或外科手术治疗。

此外,需严密观察病情,了解呕吐物和大便情况,注意神志变化和肢体皮温色泽;监测血压和脉搏,定期复查红细胞计数、血红蛋白、血细胞比容等;做好胃管的护理,每次注药或进食前应回抽胃液肉眼观察,必要时行潜血检查。

五、术后肺及下肢深静脉血栓形成

(一) 术后肺栓塞

【原因】

1. 脑干出血患者由于网状结构功能受损常常处于昏迷状态,肢体功能障碍及长期卧床,导致血液循环减慢,机体处于高凝状态,极易导致深静脉血栓形成,造成急性肺栓塞。

2. 急性肺栓塞是指内源性或外源性栓子堵塞肺动脉或其分支引起的肺循环障碍的临床和病理、生理综合征。具有高发病率、高误诊率和高病死率的特点,未经治疗的肺栓塞病死率为 25%~30%,而得到及时诊断和治疗后病死率仍达到 2%~8%。肺栓塞临床表现多样,症状和体征无特异性,可以从无症状到血流动力学不稳定,甚至发生猝死。

【处理措施】

1. 溶栓治疗是治疗急性肺栓塞首要的方法,可以迅速溶解部分或全部血栓,恢复肺组织再灌注,是目前临床治疗急性肺栓塞的溶栓方法。采用重组组织型纤溶酶原激活物（rt-PA），其具有纤维蛋白特异性，溶栓作用强，半衰期短，减少了出血的不良反应。

2. 抗凝治疗在急性肺栓塞治疗中占有重要的地位，可有效防止血栓再形成和复发，需与溶栓治疗并举。抗凝剂首选普通肝素或华法林或新型抗凝药物。

（二）下肢深静脉血栓形成

下肢深静脉血栓（deep venous thrombosis，DVT），表现形式是一侧肢体肿胀，血液在深静脉腔内不正常凝结，堵塞静脉管道，导致静脉回流障碍，出现下肢肿胀、浅表静脉扩张、局部皮温升高、患侧肢体疼痛、患侧明显较健侧肢体同区域增粗。如果再发展可能会发展为肺栓塞，然后造成瞬间、短时间内死亡。

下肢 DVT 是脑干出血常见的并发症，下肢深静脉血栓形成过程不易发觉，也可因栓子脱落而导致肺栓塞危及患者的生命。脑干出血后下肢深静脉血栓形成不仅和肢体活动障碍、血管刺激性药物的应用、机体脱水及血液高凝状态因素有关，也和患者高龄、肥胖、糖尿病、血管硬化等因素密切相关。

【原因】

1. 肢体活动障碍　脑干出血患者常常出现昏迷，长期卧床，肢体自主活动不能，进而导致血流滞缓。

2. 血管刺激性药物的应用　甘露醇、吡拉西坦及抗生素等对血管刺激性较强的药物，长期反复使用上述药物可导致血管壁损伤，血管通透性增加。由于血管内皮损伤可引起多种血管活性物质释放，导致血小板聚集、黏附，易于形成血栓。

3. 机体脱水　为治疗脑水肿常常给予甘露醇、呋塞米等脱水药物，脑干出血患者反复呕吐造成胃液大量丧失，均造成血液中水分减少，血液浓缩而处于高凝状态。同时患者由于应激出现的消化道溃疡出血及高血糖和/或下丘脑功能障碍出现的高热、尿崩等症状均易于造成水分丧失，血液黏稠度增加。

4. 凝血机制　脑干出血患者由于肺部感染或应激，导致凝血系统处于应激活跃状态，止血药物等应用也可促使血液处于高凝状态，易于血栓形成。高凝状态、酸中毒和失血均可使凝血时间缩短，导致深静脉血栓形成。

【处理措施】

1. DVT 预防性方法与措施

（1）预防性护理：间歇使用腓肠肌泵，或间歇挤压腓肠肌、比目鱼肌及给予下肢肢体按摩。尽早帮助患者进行肢体活动，对于昏迷患者或者肢体偏瘫患者给予被动肢体按摩，促进血液回流，防止血液滞留。使用气压治疗仪压迫浅静脉以利深静脉血液回流。亦可抬高下肢 20°～30°，使下肢远端高于近端，尽量避免膝下垫枕，过度屈髋，影响静脉回流。

（2）尽量避免患者股静脉穿刺及下肢静脉输液，尤其偏瘫侧输液，避免在同一部位、同一静脉反复穿刺，注意预防并尽可能地减少静脉炎的发生。输液中应加强巡视，及早发现药液渗漏情况，及早更换穿刺部位。在密切观察患者病情的同时应注意观察下肢的皮肤温度、色泽、水肿及足背动脉搏动情况。一旦发现穿刺静脉局部红肿时，尽早给予抬高患肢，并给予 95% 乙醇或 50% 硫酸镁湿敷。

（3）诊疗过程中尽可能减少止血药物长时间应用以免血液处于高凝状态，必要时可以给予低分子肝素钙皮下注射以抗凝，静滴低分子右旋糖酐活血化瘀及增加静脉张力。同时注意高危人群（如高龄、肥胖、伴有糖尿病和心血管病者等）的病情严密观察，尤其血糖过高时应及时控制。

2. DVT 形成后的处理方法及措施

（1）肢体护理：患者肢体肿胀并经血管彩超或血管造影检查证实为下肢 DVT 形成后，应让患者绝对卧床并抬高患肢 20°～30°，避免挤压或者按摩患肢，禁止对患肢压迫性的操作或检查，以免栓子脱落造成其他部位出现血栓而导致病情加重，甚或危及生命。同时注意观察患肢肿胀情况，可以每晨在患肢同一部位测量周径，了解消肿情况。

（2）治疗原则包括非手术治疗和手术取栓两类，急性期以血栓消融为主，中晚期则以减轻下肢静脉淤血和改善生活质量为主。

1）非手术治疗：包括一般处理、溶栓、抗凝和祛聚疗法。

①一般处理：卧床休息，抬高患肢，适当利用利尿剂以减轻肢体肿胀。全身症状和局部压痛缓解后，可

进行轻便活动。

②溶栓疗法:适用于病程不超过 72 小时者。常用有尿激酶、重组链激酶、重组组织纤溶酶原激活物等药物,溶于液体中经静脉滴注,共 7~10 天。

③抗凝疗法:适用于范围较小的血栓。通过肝素和香豆类抗凝剂预防血栓的繁衍和再生、促进血栓的消融。大多先用肝素,继以香豆类药物,一般用华法林,维持约 3~6 个月。

④祛聚疗法:祛聚药物有右旋糖酐、丹参等药物,能扩充血容量、稀释血液、降低黏稠度。

2)手术治疗:常用于下肢深静脉,尤其髂骨静脉血栓形成不超过 48 小时者。对已出现股青肿征象、即使病期较长者,亦应行手术取栓以挽救肢体。采用 Fogarty 导管取栓,术后辅以抗凝、祛聚疗法、防止再发。

六、术后脑心综合征

脑心综合征是指原无冠心病及相应的心电图改变,在脑卒中发作后伴有心肌缺血、类心肌梗死或心律失常的症状或相应的心电图改变,其病情和心电图随卒中症状改善而逐渐恢复正常或遗留轻度异常。脑干出血时心脏损害颇为常见,可引起心肌损害、心律失常、急性心肌梗死。可伴有 GOT、LDH、CPK 增高,CK-MB 同工酶升高对诊断意义大。

【发生机制】

脑源性心功能及 ECG 异常的机制是多方面的,其具体机制可通过下列各方面而形成:

1. 下丘脑-垂体-肾上腺皮质系统　丘脑下部包括视前核、视上核、室旁核、灰结节漏斗、乳头体,而以后二者为主要部位;脑干出血常累及下丘脑、脑干诸重要核团导致交感副交感神经失衡。下丘脑受损后通过垂体-肾上腺轴使血液皮质激素增高,引起心率增快,血压升高;过多皮质激素导致电解质紊乱,特别是血清钾下降致心肌复极化过程障碍,可有 ECG 的 ST-T 改变及 U 波出现,血清钾下降可导致心肌兴奋性增加,易致期前收缩,严重者可有室性心动过速或室颤。

2. 交感-肾上腺髓质系统　下丘脑受累后通过交感-肾上腺髓质系统,可直接或通过皮质激素促使儿茶酚胺合成,过多的儿茶酚胺可产生毒害作用,引起心内膜下损害。交感神经功能兴奋、亢进,血浆肾上腺素和去甲肾上腺素浓度增加导致系统高血压,加重心肌缺血缺氧,引起心肌纤维变性及心内膜下缺血致左心室劳损及 Q-T 间期延长、心律失常或传导障碍等各种心电图异常。

3. 通过迷走神经皮质代表区及脑干有关迷走神经核团及迷走神经节　额叶眶面 13 区有迷走神经皮质代表区,该部位受刺激可出现 ECG 异常;脑干中上部损害可致窦性心动过速、一过性期前收缩或心肌缺血;脑干下部受损可致窦性心动过缓或心肌缺血;大脑深部、脑室或中脑出血则有明显 ECG 异常。在动物试验时,刺激第三脑室底部或脑底动脉环(感觉反射区)可有 ECG 及心律失常。

综上所述脑心综合征为神经系统多水平的神经-体液调节异常而形成,而其中以神经机制为主导。

【处理措施】

1. 病因治疗　积极治疗原发病。

2. 保护心脏功能　营养心肌,改善心肌代谢。

3. 防止医源性损伤　对心脏功能不佳的患者先用呋塞米脱水后再用甘露醇。

4. 注意维持水电解质平衡。

5. 异位心律失常可分为主动性和被动性,前者与心脏的交感神经释放儿茶酚胺有关,用 β 受体阻滞剂或左侧星状神经节封闭;后者与迷走神经释放乙酰胆碱增加有关,用节后抗胆碱能药物,如阿托品。

6. 心脑综合征死亡原因以心律失常和心衰多见,更多的治疗集中到脑出血上而忽视了对继发性心脏损害的治疗,加之患者有失语、意识障碍等,不能很好地叙述症状未能早期发现而延误了治疗时机。因此在脑干出血的急性期,应加强心脏功能监护,治疗脑出血的同时,兼顾心脏情况,避免盲目脱水,过度输液及长时间应用止血剂等。

七、术后水电解质平衡紊乱及营养不良

【原因】

1. 急性期会出现低钠、低钾血症,昏迷严重者会出现高钠血症,需及时纠正、监测电解质。脑干出血

时约 5%~30% 的患者出现低钠血症,主要由抗利尿激素分泌改变和游离水潴留引起。波及丘脑可导致脑耗钠综合征,细胞外液量减少、钠负平衡及血中氮质潴留是脑性盐耗综合征的特点,该综合征在低钠血症的同时,不伴有体内水分的积聚,而伴有细胞外液的减少,这是由于大量的钠自尿中排出,造成高尿钠和血容量减少。血中抗利尿激素正常。脑干出血后 2 周内发生的低血钠往往是由于脑耗盐综合征引起的。

2. 恢复期会出现贫血、营养不良等,这主要是由于进食少、消化吸收功能减弱造成,贫血、营养不良。

3. 对意识障碍、吞咽困难、进食进水少和进行脱水治疗的重症脑干出血患者易出现高渗综合征。

【处理措施】

1. 对低钠血症的患者应及时监测患者血清钠、尿钠、尿比重、血及尿渗透压,有条件的可监测血抗利尿激素浓度,可应用 3%~5% 高渗氯化钠静脉输入及口服氯化钠溶液,同时补充血容量,补钠速度不宜过快,1 小时不应超过 0.7mmol/L,每天血钠变化不超过 20mmol/L,不恰当的补钠有可能引起脑桥中央髓鞘溶解综合征。

2. 对高钠血症的患者应限制钠的摄入,严重的胃管内注入清水,可给予 5% 葡萄糖溶液静滴,纠正高钠血症不宜过快,以免引起脑水肿。

3. 加强术后营养补充及喂养。

八、术后持续昏迷

【原因】

1. 昏迷 脑干出血使中枢神经系统损害导致患者昏迷较深、而且时间较长。

2. 长期昏迷容易出现关节的僵硬及肌肉的失用性萎缩。

【处理措施】

1. 短时间内昏迷者可行高压氧治疗及使用促醒、营养神经、改善脑代谢等药物治疗,长时间昏迷者需要防止各部位感染、深静脉血栓形成、肺栓塞等并发症发生。

2. 防治关节的僵硬和肌肉的萎缩。在恢复期要积极加强功能锻炼,尤其颈部、腰背肌肉的力量锻炼及四肢关节的伸屈活动等康复、中医中药、针灸理疗等治疗。

(张洪钿 杨进华 任思颖 伍国锋 梁俊君)

参 考 文 献

[1] 饶明俐,王文志,胡长林,等.颅内血肿微创穿刺清除技术规范[M].人民卫生出版社,2014:299-313.

[2] 饶明俐,吴江,贾建平,等.神经病学[M].3 版.人民卫生出版社,2017:191-196.

[3] MANGIARDI J R,EPSTEIN F J. Brainstem haematomas;review of the literature and presentation of five new cases[J].J. Nerrol Neurosurg Psychiatry,1988,51:966-976.

[4] ZHIGANG LAN SEIDU A,RICHARD,LI HAO,et al. Spontaneous hypertensive brainstem hemorr-hage:Does surgery benefit the severe cases?[J].Interdisciplinary Neurosurgery,2019,15:66-70.

[5] JANG J H,SONG Y G,KIM Y Z. Predictors of 30-day mortality and 90-day functional recovery after primary pontine hemor-rrhage[J].J Korean Med Sci,2011,26:100-107.

[6] 陈银娟,黄春梅.自发性脑干出血的救治及预后影响因素分析[J].临床合理用药杂志,2017,10:118-120.

[7] 葛红飞,张超,尹怡,等.原发性脑干出血患者死亡的独立危险因素分析[J].中华神经外科杂志,2019,35(6):588-591.

[8] 王丽君.高血压性脑出血患者并发肺部感染的危险因素及护理对策分析[J].中国医院统计,2019,26(1):53-56.

[9] 于红春,杨伟.脑出血患者下肢深静脉血栓形成的多因素回归分析[J].脑与神经疾病杂志,2015,(5):329-331.

[10] 曹勇,张谦,于洮,等.中国卒中学会中国脑血管病临床管理指南撰写委员会.中国脑血管病临床管理指南(节选版)——脑出血临床管理[J].中国卒中杂志,2019,14(8):809-813.

[11] 田月玲.脑干出血的术后护理观察[J].中国实用神经疾病杂志,2016,19(19):142-142.

[12] ZIAI W C,CARHUAPOMA J R. Intracerebral Hemorrhage[J].Continuum(Minneap Minn).2018,24(6):1603-1622.

[13] WILKINSON D A,PANDEY A S,THOMPSON B G,et al. Injury mechanisms in acute intracerebral hemorrhage[J].Neuropharmacology. 2018,134(Pt B):240-248.

[14] CORDONNIER C,DEMCHUK A,ZIAI W,Anderson CS. Intracerebral haemorrhage:current approaches to acute management[J].Lancet,2018,392(10154):1257-1268.

第二十三章

高血压性脑干出血术后康复及中医治疗

第一节　高血压性脑干出血术后高压氧治疗

在高压(超过常压)的环境下,呼吸纯氧或高浓度氧以治疗缺氧性疾病和相关疾患的方法,即高压氧治疗。高压氧治疗医学用于临床至今50余年,医用高压氧舱有两种:一是纯氧舱,用纯氧加压,稳压后患者直接呼吸舱内的氧。优点:体积小,价格低,易于运输。缺点:加压介质为氧气,化纤织物绝对不能进舱,进舱人员必须着全棉衣物进舱(图23-1-1A)。二是空气加压舱,用空气加压,稳压后根据病情,患者通过面罩、氧帐,直至人工呼吸吸氧。优点:安全;体积较大,一次可容纳多个患者进舱治疗,治疗环境比较轻松;允许医务人员进舱,利于危重患者和病情不稳定患者的救治。缺点:体积较大,运输不便,价格昂贵(图23-1-1B)。

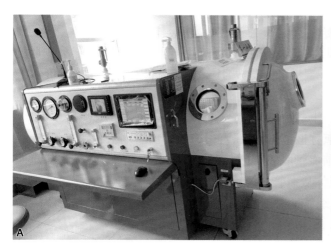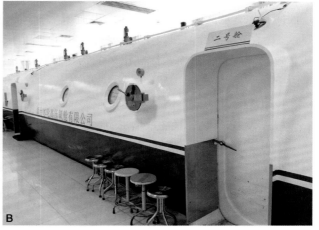

图 23-1-1　高压氧舱
A.医用高压氧纯氧舱;B.医用高压氧空气加压舱。

脑干出血手术后采用高压氧治疗可促使患者神经功能缺损症状康复。脑干血管破裂出血后,脑干组织的血液来源便阻断,导致脑干功能障碍,手术治疗可以解除血肿急性压迫等问题,但很难改善脑干因缺血继而出现的功能障碍,脑干血肿术后脑干功能恢复其中一个重点在于提高脑干的血运及氧气浓度,实验证明,在2~2.5倍大气压环境中,吸纯氧的人和动物的血液和脑脊液内的乳酸盐/丙酮酸盐比值下降,说明脑组织的氧供充足。尤其是缺血缺氧的脑组织在进行高压氧治疗时,血及脑脊液的乳酸盐/丙酮酸盐比值下降更为明显。1974年Hayakawa发现动物在2倍大气压环境中吸纯氧时,颈动脉的血流量减少,椎动脉血流量反而增加18%,这一现象对脑干脑血管病的治疗有很重要的意义,脑干组织在进行高压氧治疗时可使脑干组织获得充足的氧气。研究表明,高压氧治疗可降低颅内压,常压下吸纯氧颅压可降低15%,在2倍大气压下吸纯氧颅压可降低36%,3倍大气压下吸纯氧颅压可降低40%,脑干血肿后可伴有脑组织水肿、颅压升高等情况,进行高压氧治疗可加强脱水药物疗效,进一步降低颅压,有助于脑干功能恢复。

一、适应证及禁忌证

【适应证】

1. 脑干出血比较局限,患者生命体征基本稳定。

2. 脑干血肿进行了清除手术,术后病情稳定。

3. 无局限性脑疝形成;

4. 患者无局部出血加重征象。

5. 全身无出血征象。

【禁忌证】

1. 脑干出血范围广,并破入蛛网膜下腔。

2. 脑干血肿较大,未经外科处理者。

3. 生命体征不稳定,意识障碍重。

4. 有脑疝形成。

5. 患者躁动、抽搐,不能配合吸氧者。

6. 血压过高,超过 200/110mmHg。

二、治疗机制与时机的选择

高压氧治疗脑干出血术后的情况,目前就供氧角度来说,高压氧其最经济,最确实,最安全的供氧方式是任何其他方法无法替代的。脑干出血术后何时开始治疗是十分关键的,在最佳治疗时机期间,疗效较好,远离了最佳治疗时机,疗效就要打折扣了。高压氧结合其他药物对急诊或早期治疗脑干出血水肿是极其有效的。对脑干出血术后高压氧的治疗轻症要数周,重症可能要数月;对于植物状态的治疗有时可达半年以上。

1. 治疗机制

(1) 高压氧下血氧含量增加,血氧分压增高,血氧弥散范围增大,可迅速改善出血脑组织缺氧状态。

(2) 减轻脑水肿、降低颅内压。高压氧治疗下,脑血管收缩,脑血流量减少,在 2 倍大气压下,脑血流量减少 21%,在 3 倍大气压下,脑血流量减少 25%,液体从血管内外渗也随之减少。高压氧治疗纠正了缺氧状态,乳酸生成减少,脑组织能量代谢恢复,脑神经细胞的肿胀也减轻,于是颅内压下降,因此高压氧治疗对防治脑出血后脑水肿极为有效。

(3) 高压氧治疗下颈动脉血流量降低,而椎动脉血流量增加,在 2 倍大气压下吸纯氧,椎动脉血流量可增加 18%,网状激活系统和脑干的血流量不减少,氧分压增高,有利于昏迷患者的苏醒和生命功能活动的维持。

2. 治疗时机的选择

(1) 一般患者生命体征平稳,头颅 CT 或 MRI 检查无活动性出血者,于脑出血 6~8 小时可行高压氧治疗。

(2) 多数学者认为最好在脑出血后或术后 7~10 天进行高压氧治疗(图 23-1-2)。

三、治疗方案及注意事项

【治疗方案】

急性期危重患者尽量采用多人舱(图 23-1-3),应有医护人员陪护,治疗过程中对生命体征密切监护,备好舱内气动呼吸机、吸痰装置及必要的抢救用具与药物。初次治疗宜用较低治疗压力,一般用 1.8~2.0 ATA,随着治疗开展次数的增多,视患者病情、耐受程度及病情改善情况可调整治疗压力。

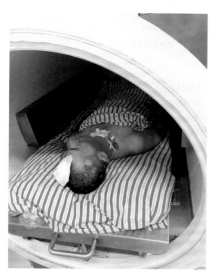

图 23-1-2　脑干出血术后生命体征稳定者尽早高压氧治疗

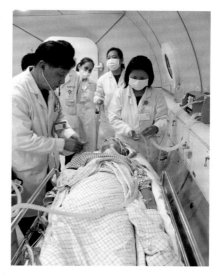

图 23-1-3　急性期危重患者尽量采用多人舱,有医护人员陪护,备好舱内气动呼吸机、吸痰装置及必要的抢救用具与药物

【注意事项】

1. 在进行高压氧治疗疗程中,强调必须综合治疗,即高压氧治疗+X 方案,高压氧治疗作为辅助治疗,常规的脑干出血术后治疗不能停止。

2. 高压氧治疗过程中升压、减压速度要慢,尤其是对颅内高压的患者,减压宜尽量缓慢,并配合应用脱水剂及皮质激素,以防颅内压反跳现象。

3. 高压氧治疗过程中若出现病情恶化,应立即停止高压氧治疗,进行 CT 或 MRI 检查,确认有无继续出血,以便及时处理。

4. 每次治疗的时间不宜过长,一般控制在 60~90 分钟,要采取间接吸氧。

5. 患者不得将火柴、打火机、易燃、易爆物品带入舱内,不能穿化纤衣物进舱,以免发生火灾。

6. 患者进舱前不吃产气多的食物,如豆制品、薯类等。进舱前还应排空大小便。

第二节　高血压性脑干出血术后康复治疗

康复医学认为脑干出血术后常见的功能障碍是意识障碍、运动障碍、感觉障碍、认知障碍、言语障碍、睡眠障碍、二便障碍等。康复医学是医学的一个重要分支,是促进病、伤、残者康复的医学,主要利用康复措施治疗因脑干出血后遗留的功能障碍,导致生活、工作能力暂时或永久地减弱或丧失的躯体残疾,使其功能复原到最大的限度,为他们重返社会创造条件。最大程度减轻脑干出血术后所致的神经损伤,最大限度地降低脑干出血术后的残疾率,最大可能地提高患者的日常生活能力及生存质量。

在及时抢救治疗脑干出血的同时,应尽早有效地开展康复干预。对于伴有各种功能障碍的脑干出血术后患者尽早开展科学有效的康复宣教、康复评定及康复治疗,积极管理影响脑干出血术后功能障碍恢复的可干预因素,减少各种脑干出血术后并发症很有必要。多学科合作,以功能为导向,为患者提供系统、全面、安全、高效、优质的康复治疗,促进患者早日重返工作岗位、回归家庭与社会。

一、康复评定

(一)神经功能缺损程度综合评定

1. 美国国立卫生研究院卒中量表(NIH stroke scale,NIHSS)　NIHSS 是目前国际上最普遍使用的脑功能评定量表,其包括 11 项评定内容,得分越高提示神经功能损害程度越严重。

2. 斯堪的那维亚卒中量表（Scandinavian stroke scale,SSS）　SSS 包括意识、定向力、眼球运动、语言、面瘫、上肢肌力、手的肌力、下肢肌力、步行能力等方面,是神经专科评估神经功能缺损严重程度的常用定量评价工具。

（二）意识障碍评定

1. 格拉斯哥昏迷量表（Glasgow coma scale,GCS）　GCS 是目前国际上使用频率最高的意识障碍评定量表,由 Glasgow 大学神经科学研究所的 Jennett、Teasdale 研制,包括睁眼反应（E）、言语反应（V）、运动反应（M）三大部分,共 15 条子项,总分为 3~15 分,其中最高为 15 分,表示意识清楚;12~14 分为轻度意识障碍;9~11 分为中度意识障碍;8 分以下为昏迷;分数越低表示意识障碍越严重。

2. 昏迷恢复量表-修订（CRS-R）　CRS-R 包括视觉、听觉、运动、言语、沟通和觉醒六个层次排列的亚量表,是对植物状态与最小意识状态进行诊断、鉴别诊断更为敏感的评定量表。CRS-R 具有良好的内容效度、可接受的标准化管理和评分程序,可作为评估意识障碍患者的金标准,其中运动功能亚量表中的"功能宾语使用",是区分植物状态与最小意识状态的关键项目。

3. 诱发电位（evoked potential,EP）　借助 EP 可以了解患者某些神经通路损伤与意识障碍程度、预后的相关性。目前临床常用的诱发电位主要包括躯体感觉诱发电位（somatosensory evoked potentials,SEP）和脑干听觉诱发电位（brainstem auditory evoked potentials,BAEP）。在 SEP 中因上肢电位 N20（顶叶后中央回）与意识皮质环路相关,从而更多被临床所关注;BAEP 可反映耳蜗神经至脑干通路的功能状态,尤其是脑干中的脑桥及中脑以下通路的功能。

（三）运动功能综合评定

1. Fugl-Meyer 评定法（Fugl-Meyer assessment,FMA）　FMA 是临床常用的综合躯体功能评定量表,其内容包括运动、平衡、感觉、关节活动度及疼痛,总分为 226 分,其中运动占 100 分、平衡占 14 分、感觉占 24 分、关节活动度 44 分及疼痛 44 分。具有内容详细并量化,信效度和敏感度较高的特点,适用于脑干出血患者上、下肢功能的评估。

2. Brunnstrom 运动功能评定法　Brunnstrom 将脑卒中运动功能恢复分为 6 期,依据患者上肢、手、下肢肌张力与运动模式的变化来评定运动功能恢复情况。该量表具有内容精简、省时、依从性较高、可重复性强等优势,适用于临床康复结局的预测。

3. 上田敏评定法　该评定法基于 Brunnstrom 评定法分为 12 级,并进行了标准化,可信度高而适当。其特点是患侧下肢的功能障碍与移动能力之间有高度相关的意义,下肢的分级对步行有 50% 的决定作用,适宜脑干出血患者上下肢功能的评定。

4. Rivermead 运动指数（Rivermead mobility index,RMI）　RMI 是康复治疗中对患者运动障碍程度和治疗进展情况进行简便的定量测定方法之一,侧重于评定在日常实际中的综合运动功能评估。

（四）平衡与协调功能评定

1. Berg 平衡量表（Berg balance scale,BBS）　BBS 是目前临床常用的脑卒中平衡功能评定量表,既可以检测受试者在静态与动态下的平衡能力,也可预测正常情况下摔倒的可能性,总分为 56 分,小于 40 分提示有跌倒风险。

2. 站立-走计时测试　检测受试者从座椅站起,向前走 3m,折返回来的时间并观察患者在行走过程中的动态平衡,该方法操作简便,且可用于预测受试者摔倒的危险性。

3. 平衡测量仪　平衡测量仪可以较为客观地评定受试者的静态与动态平衡功能,具有参数客观量化、信效度均较高的特点,但评定过程中需要受试者积极配合,注意受试者的安全,避免发生意外。Balance Performance Monitor、Balance Master、Smart Balance、Equitest 是国外较为常用的平衡测试仪器。

（五）步行与步态分析

1. RLA 八分法　RLA 由美国加州 Rancho Los Amigos 康复医院步态分析实验室设计的步态目测观察分析法,其观察内容详尽、系统,检查能够系统地对每一个关节或部位在步行周期的各个分期中的表现进行逐一分析,能够帮助康复治疗师发现患者步行中存在的何种异常及何时出现该异常。

2. 四期分析法　该方法包括两个双支撑相、一个单支撑相、一个摆动相,是步态分析中最常用的步态定性分析法。

3. Holden 步行功能分级　将步行功能分为 6 级,是一种客观的分级方法,具有较好的信效度,准确性较高,适用于脑卒中后运动功能障碍患者下肢功能评定。

4. 足印分析法　选用走廊、治疗厅等可留下足印的地面作为步道,宽 45m,长 1100m,在距离两端各 250cm 处画一横线,中间 600m 作为测量正式步态用。通过足印测量受试者步长、步幅、步宽、足角等,并计算步速与步频。该方法是一种简便、定量、客观而实用的临床康复评定方法。

5. 步态分析系统　采用步态分析仪,收集运动学参数、动力学参数、能量参数等,深入细致分析受试者步态,该仪器较贵,目前难以普及应用,但具有客观、准确定量等优势,特别适用于临床康复科研工作。

（六）认知功能评定

1. 简易智力状态量表（Mini-Mental state examination,MMSE）　MMSE 由 Folstein 等编制而成,包括定向力、记忆力、注意力、计算力、命名能力、复述能力、三步指令、阅读与书写能力、结构能力等方面,是用于评估认知功能的简易工具,可判断认知损伤的严重程度。其总分为 30 分,认知功能正常的判定标准为:高中文化水平,分数>27 分;初中文化水平,分数>24 分;小学文化水平,分数>20 分;文盲,分数>17 分。

2. 蒙特利尔认知评估量表（Montreal cognitive assessment,MoCA）　MoCA 由加拿大 Charles LeMoye 医院神经科临床研究中心 Nasreddine 等编制,包括视空间与执行能力、命名、记忆、注意、复述、计算、定向等方面,主要适用于教育年限≥7 年的老年患者。其总分为 30 分,≥26 分为正常。

（七）吞咽功能评定

1. 洼田饮水试验　让患者像平常一样喝下 30mL 温开水,然后观察和记录饮水时间、有无呛咳、饮水状况。评价分级如下:1 级:5 秒内能将 30mL 温水顺利地一次咽下;2 级:5 秒以上分两次不呛地将 30mL 温水咽下;3 级:5 秒以上能一次咽下但有呛咳;4 级:5 秒以上分两次以上咽下,有呛咳;5 级:屡屡呛咳,10 秒内全量咽下困难。

2. 才藤吞咽功能分级　7 级为正常:摄食咽下没有困难,没有康复医学治疗的必要;6 级为轻度问题:摄食咽下有轻度问题,摄食时有必要改变食物的形态,如因咀嚼不充分需要吃软食。但是口腔残留的很少,不误咽;5 级为口腔问题:主要是吞咽口腔期中度或重度障碍,需要改善咀嚼的形态,吃饭的时间延长,口腔内残留食物增多,吞咽时需要他人提示或者监视,没有误咽;4 级为机会误咽:用一般的方法摄食吞咽有误咽,但经过调整姿势或一口量的变化等代偿方法后可以充分地防止误咽;3 级为水的误咽:有水的误咽,使用代偿方法也不能控制,改变食物形态有一定的效果,吃饭只能咽下食物,但摄取的能量不充分。多数情况下需要静脉营养,全身长期的管理需要考虑胃造瘘,如果能采取适当的摄食吞咽方法,可以保证水分和营养的供给,可以采取直接摄食训练;2 级为食物误咽:改变食物的形态没有效果,水和营养基本上由静脉供给;1 级为唾液误咽:唾液产生误咽,不能进食、饮水,不能进行直接的吞咽训练。

3. 电视荧光放射吞咽功能检查（video floroscopic swallowing study,VFSS）　由 Mosher 首次提出使用 X 线荧光透视检查来进行吞咽障碍的评估,称为吞咽 X 线荧光透视检查（VFSS）,可对整个吞咽过程进行详细的评估和分析,是目前公认的最全面、可靠、有价值的吞咽功能检查方法,被称为诊断吞咽障碍、确定口咽功能紊乱机制的"金标准"。

（八）日常生活活动能力评定（activities of daily living,ADL）

1. Barthel 指数（Barthel index,BI）与改良 Barthel 指数（modified Barthel index,MBI）　BI 与 MBI 是目前国际公认的最为常用的 ADL 评定量表,前者可敏感地反映出患者病情的变化或功能进展,适用于临床疗效观察及预后判断;后者在 BI 的基础上对等级进行加权,内容为原 10 项,但将每个评定项目均细分为 5 级,使评定的准确性、敏感性更高。

2. 功能独立性评测（functional independence measure,FIM）　FIM 是目前国际上普遍采用的功能评定量表,其不仅评定躯体功能,而且还评定了言语、认知及社会功能,其重测信度及表面、内容效度、构想效度均较高。

3. 快速残疾评定量表（rapid disability rating scale,RDRS）　RDRS 由 Linn 于 1967 年提出,后于 1982 年修订,包括 18 项条目,每项最高 3 分,最低 0 分,总分为 54 分,残疾程度越严重得分越高,适用于住院与社区中生活的患者,尤其适合于老年患者。

（九）睡眠障碍评定

1. 匹兹堡睡眠质量指数(Pittsburgh sleep quality index,PSQI)　PSQI 是经过验证和使用最为广泛的睡眠障碍评估量表之一,它主要用来评估器质性或非器质性睡眠障碍患者的睡眠质量。PSQI 用于评定受试者最近 1 个月的睡眠质量,其由 19 个自评和 5 个他评条目构成,其中第 19 个自评条目和 5 个他评条目不参与计分,在此仅介绍参与计分的 18 个自评条目。18 个条目组成 7 个成分,每个成分按 0~3 等级计分,累积各成分得分为 PSQI 总分,总分范围为 0~21,得分越高,表示睡眠质量越差。

2. Epworth 嗜睡量表(the epworth sleeping scale,ESS)　ESS 由澳大利亚墨尔本的 Epworth 医院设计,用于评定患者白天过度瞌睡状态。该量表包括 8 项,每项分为"从不、很少、有时、经常",受试者根据最近一段时间的日常生活情况填写最为合适的选项,分别对应"0、1、2、3"分,分值越高,代表瞌睡倾向越明显。

（十）生存质量评定

1. 健康状况调查问卷(medical outcomes study short form 36,SF-36)　SF-36 包括躯体活动功能、躯体功能对角色功能的影响、躯体疼痛、健康总体自评、活力、社会功能、情绪对角色功能的影响和心理卫生 8 个方面 36 个条目组成,整个测评耗时约 5~10 分钟,其中文版由中山医科大学方积乾等编制。SF-36 在脑卒中患者生活质量的研究显示,在身体和精神健康评价方面较敏感,在社会功能评定方面敏感性稍差。

2. 脑卒中专用生活质量量表(stroke specific quality of life scale,SS-QOL)　SS-QOL 是目前国内应用较为广泛的生活质量评定法,其由美国学者 William 等研究编制的专门针对脑卒中患者生活质量,包括家庭角色、言语、移动能力、情绪、个性、自理、社会角色、思维、上肢功能、视力、精力和工作能力 12 个方面 49 个条目。该量表针对性强、涵盖面广、信度与效度均较良好。

二、康复介入时机及强度选择

脑干出血术后康复治疗应以安全、有效、循序渐进为原则,患者生命体征平稳,宜早期进入康复治疗,促进机体各系统受损功能的恢复。

对于脑干出血术后康复治疗开始的最佳时间尚无统一认识,一般临床医师判断术后病情稳定 48~72 小时,康复治疗即可与临床诊治同时进行。康复训练强度应该以循序渐进的方式进行,根据全国脑防办脑卒中康复指南,在脑卒中康复开始阶段,卒中患者每天接受至少 45 分钟的相关康复训练,能够提高患者的功能目标,在一定范围内,相对增加训练强度可提高训练效果。但脑干出血患者,要慎重考虑患者的安全性,评估患者术后机体的耐受程度,灵活安排适当的康复治疗。一般认为,住院康复机构在患者能耐受的情况下,开展每天 3 小时、每周 5 天的康复训练是可行的,包括物理治疗、作业疗法、言语训练以及必要的康复护理。

积极处理原发病与各类并发症,稳定病情,缓解症状,可消除影响康复疗效的因素,有利康复治疗的进行。同时还要注意做好脑干出血康复的风险管理,避免脑干出血复发。

三、分期康复治疗

（一）早期康复治疗

目前多数研究认为,脑卒中患者的早期康复是指在病情相对稳定、不再进展的情况下给予康复介入治疗。《中国脑卒中康复治疗指南(2011 完全版)》中提出早期康复是"患者早期在医院急诊室或神经内科的常规治疗及早期康复治疗""经急性期规范治疗,生命体征平稳,神经系统症状不再进展 48 小时以后"。早期康复介入的时点关键在病情是否稳定。

康复目的:此期患者因病情影响,不能主动配合康复训练,所以该期康复治疗的目的是采用被动活动,促进脑干出血术后患者偏瘫肢体肌力、肌张力的恢复,并通过良肢位摆放、恰当的体位转换,防治如压疮、肢体静脉血栓、骨质疏松、肺部感染、泌尿系感染等并发症,同时为恢复期康复功能训练做准备。此外,积极管理脑干出血术后相关的危险因素,亦是该期康复的重要目的。

康复内容:根据脑干出血术后患者的实际情况,早期康复治疗应包括良姿位(亦称良肢位)摆放、定时翻身、体位转换、床上的主被动活动等,还应鼓励患者重新开始与外界的交流。其中良姿位摆放是脑干出血术后早期康复干预的最基本措施。

1. 良姿位的摆放 保持抗痉挛体位。良姿位又称抗痉挛体位,以保持肢体的良好功能为目的,防止或对抗痉挛模式的出现,预防继发性关节挛缩、畸形或肌肉萎缩,防止压疮、肺炎及深静脉血栓的出现。

(1) 仰卧位:头下垫枕,避免侧屈、过屈或过伸。患侧肩后部垫枕,避免肩后缩。患侧上肢置于体侧方,适当外展,肘关节保持伸展,前臂旋后,拇指指向外方。患侧臀下垫枕,避免臀部后缩。患侧下肢股外侧用枕头支撑避免大腿外旋。患侧小腿或膝下避免垫枕,防止压迫下肢静脉与膝过屈或过伸(图 23-2-1)。仰卧时间不宜过长。

(2) 患侧侧卧位:头下垫枕,躯干稍后仰,其后方可垫枕支撑。患侧肩胛带充分前伸,肩关节前屈90°~130°。患侧肘关节自然伸展,前臂旋后,手呈背屈位。患侧髋关节自然伸展,膝关节可稍屈曲(图 23-2-2)。健侧上肢自然放置,健侧下肢呈踏步状置于枕上。

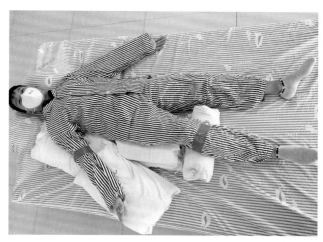

图 23-2-1 仰卧位的良肢位摆放

头下垫枕,患侧肩后部垫枕,患侧上肢置于体侧方,适当外展,肘关节保持伸展,前臂旋后,拇指指向外方。患侧臀下垫枕,患侧下肢股外侧用枕头支撑。患侧小腿或膝下避免垫枕。

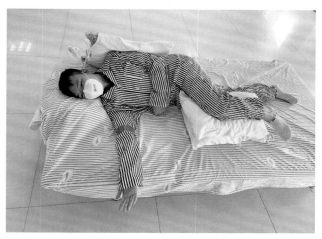

图 23-2-2 患侧侧卧位的良肢位摆放

为增加偏瘫侧的感觉刺激,多主张偏瘫侧卧位。

(3) 健侧侧卧位:头下垫枕,躯干保持垂直。上肢下垫枕,患侧肩胛带充分前伸,肩部前屈 90°~130°,肘关节与腕关节保持自然伸展。患侧髋关节、膝关节自然半屈曲,呈踏步状置于枕上,患足与小腿尽量保持垂直位(图 23-2-3)。健侧侧卧位是脑干血肿术后患者最舒适的体位,有益患侧肢体康复。

2. 体位变换 床上体位转移的实施应当由治疗师、患者、家属、护士和其他陪护人员共同参与,训练的原则应该按照完全被动、辅助和完全主动的顺序进行。被动体位转移:每 1~2 小时变换一次体位,可避免肺部感染和压疮的出现。并且通过不断交替进行仰卧位、患侧卧位和健侧卧位可使患者肢体的伸屈肌张力达到平衡,预防和减轻痉挛模式。其后辅助体位转移和主动体位转移等方式(图 23-2-4)。体位转移的训练内容包括患者床上侧面移动、前后方向移动、被动健侧翻身、患侧翻身起坐训练、辅助和主动翻身起坐训练、床上搭桥训练以及床上到轮椅、轮椅到床上的转移训练等。床上体位转移技术的实施要注意转移过程的安全性问题,在身体条件允许的前提下,应尽早离床。

3. 关节活动度训练 关节活动度训练可以促进肢体血液循环、增加感觉输入、预防关节活动受限,有效防止肌肉失用性萎缩的发生,促进全身功能恢复。关节活动度训练开始时可以完全被动形式进行:分别进行肩关节外展、屈曲和外旋,肘关节伸展,腕关节和手指伸展,髋关节外展、屈曲和伸展,膝关节屈曲和伸展,足背屈和外翻运动(图 23-2-5)。每次每个关节做 2~3 次,肌张力越高被动关节运动次数应适当增多。一般每个关节每天活动 2~3 次。开始肢体弛缓性瘫痪时关节活动范围应在正常范围的 2/3 以内,特别是肩关节,并注意保护关节,避免不必要的损伤,防止异位骨化。以后可以过渡到辅助和完全主动的方式进行。关节活动度训练不仅包括肢体关节,还包括躯干的脊柱关节活动度训练,训练以患侧为主,长期卧床者要兼顾健侧肢体。

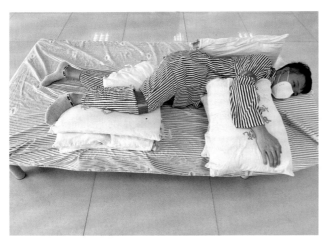

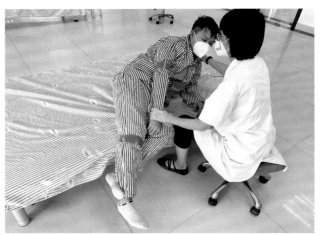

图 23-2-3　健侧侧卧位的良肢位摆放

头下垫枕,躯干保持垂直。上肢下垫枕,患侧肩胛带充分前伸,肩部前屈 90°~130°,肘关节与腕关节保持自然伸展。患侧髋关节、膝关节自然半屈曲,呈踏步状置于枕上,患足与小腿尽量保持垂直位。

图 23-2-4　床上体位变换

治疗师辅助患者实施床上体位的转移、向健侧翻身坐起。

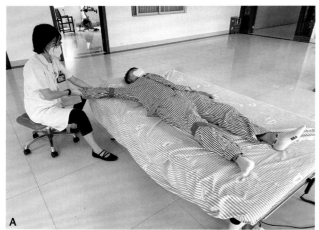

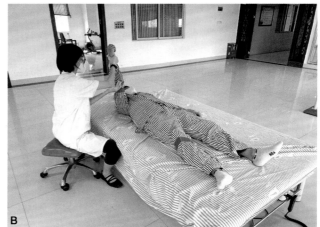

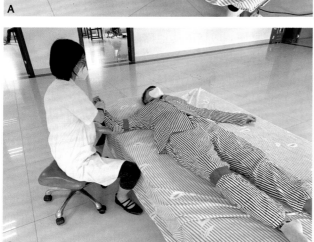

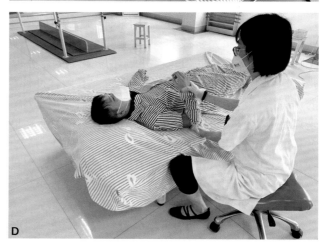

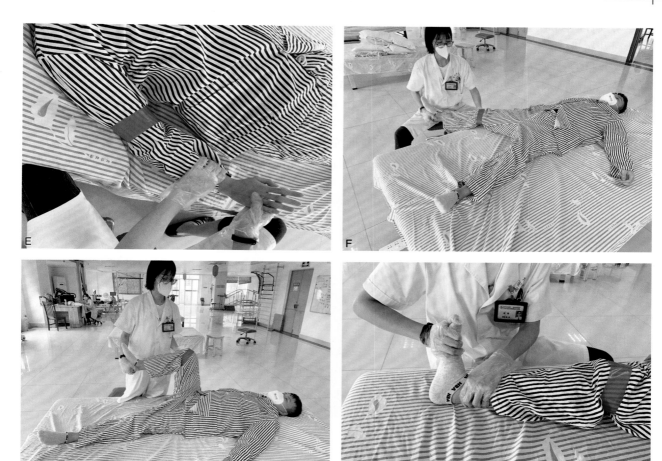

图 23-2-5　关节活动度训练
A. 肩关节外展；B. 肩关节前屈；C. 肩关节外旋；D. 肘关节伸展；E. 腕关节和手指伸展；F. 髋关节外展；G. 髋关节屈曲和膝关节屈曲；H. 踝背屈。

4. 物理因子治疗　物理因子治疗是采用电、热、声、光等物理因子作用于人体，以达到预防和治疗疾病的方法。物理因子治疗具有适应证广，安全性高，禁忌证少的特点，广泛应用于脑干出血术后患者的早期康复。目前早期康复阶段，常采用的物理因子治疗主要包含电疗法（直流电、直流电药物离子导入疗法、低频脉冲电疗法、中频电疗法、高频电疗法等）、磁疗法（静磁场疗法、磁热疗法、脉冲磁场疗法等）、光疗法（红外线疗法、可见光疗法、紫外线疗法、激光疗法等）、超声波疗法、热疗法、冷疗法、水疗法、泥疗法、肌电生物反馈疗法、经颅磁刺激等（图 23-2-6）。结合患者的具体病情、功能状态等，选择相适宜的物理因子疗法，治疗频次、治疗时间、治疗强度等康复处方的设定，应以患者能够耐受、最大程度促进患者功能恢复为关键考量因素。

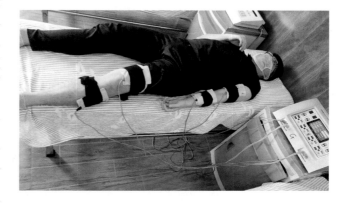

图 23-2-6　低频脉冲电疗法
对弛缓性瘫痪期患者，刺激上肢屈肌，下肢伸肌，以提高肌张力，诱发运动。

（二）恢复期康复治疗

脑干出血术后恢复期患者能够主动活动患肢，患肢逐渐由弛缓性瘫痪期进入痉挛期，肌肉活动均为共同运动,肌肉痉挛明显到痉挛渐减轻,开始出现选择性肌肉活动。脑干出血术后恢复期一般为发病后的第3~4周开始进入。

康复目的:此期患者能够主动活动患肢,患者能够在一定程度主动参与康复训练,康复治疗的目的除了管控脑干出血术后相关的危险因素,还应抑制肢体痉挛、促进分离运动恢复、提高协调性与选择性随意运动、形成正确的运动模式、提高日常生活自理能力,最终实现回归家庭、社会及工作岗位。

康复内容:基于康复功能评定结果,制定个性化的康复训练计划,开展相应的脑干出血术后恢复期康复治疗,鼓励条件允许的患者主动康复训练,康复训练主要包括坐位平衡、移乘、站立、重心转移、正常运动模式训练、ADL训练等。康复训练应循序渐进,康复计划应符合患者的目标,训练时多给患者适当的鼓励。

1. 运动治疗　应用各种运动来进行肢体活动、矫正异常运动的康复训练。在治疗师的指导和监督下,由患者主动地进行运动治疗活动。重新学习受损的运动功能。按照躯干、肩胛带和骨盆,以及肢体近端至远端的顺序,进行翻身、坐位、站位和行走基本动作训练。并针对患者康复进度需要,进行包括肌力训练、关节活动训练、步态训练、平衡功能训练、协调性训练等基础训练。

（1）上肢功能训练:患者仰卧位,上肢前伸,手伸向天花板;或让其用手触摸自己的前额、枕头等。患者坐位,练习用手向前、向上指向物体并逐渐增大范围;坐位,前臂中立位于桌面,手环握玻璃杯并试着将其抬起,之后训练抬起物体—伸腕—屈腕—放下物体（图23-2-7）。

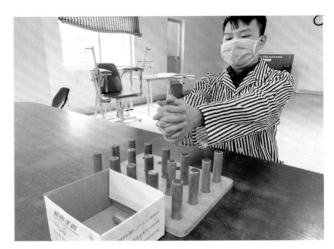

图 23-2-7　上肢功能训练
Bobath握手,用掌心夹起木棒向前伸放入盒子里。

伸腕:坐位,前臂中立位于桌面,伸腕使手背向后移动触碰物体,并逐渐增加移动距离。前臂旋后:环握圆筒形物体,前臂旋后使该物体的末端接触桌面;也可手背压橡皮泥训练。对掌活动:抓住和放开杯子,注意确保前臂中立位及腕伸位。对指活动:前臂旋后,练习拇指和其他手指对指。操纵物体:可练习用手指拾起碗中小物体,然后前臂旋后,将物体放入另一碗中;也可练习用手抓住塑料杯的边缘而不让其变形,并向各个方向移动;或者练习从对侧肩上拾起小纸片。

（2）床上翻身训练:患者双手十指交叉,上肢伸展,做上举、伸向侧方的练习。翻身时,交叉的双手伸向翻身侧,头抬起转向翻身侧,躯干翻转,至侧卧位,然后返回仰卧位,再向另一侧翻身（图23-2-8）。每日多次训练。

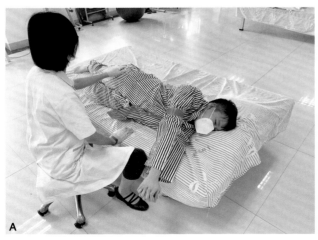
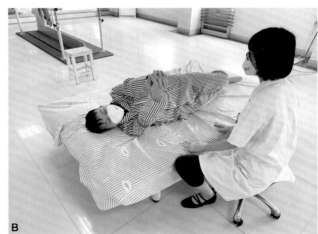

图 23-2-8　床上翻身训练
A.向健侧翻身;B.向患侧翻身。

（3）坐位训练：包括平衡训练和耐力训练。患者在躯干无支撑的状态下，在床边或椅子上取静坐位，髋关节、膝关节和踝关节均屈曲90°，双足踏支持台或地面，分开约一脚宽，健侧上肢撑床或双手置于膝上，训练者协助或指导患者调整躯干和头至中间位，然后松开双手，此时患者可保持该位置一定时间，然后慢慢地倒向一侧。随后训练者指导或帮助患者调整身体至原位，反复进行。此后让患者双手手指交叉在一起或用健侧上肢，在保持躯干良好控制的前提下，伸向前、后、左、右、上和下不同方向，此称为自动态坐位平衡训练（图23-2-9）。当患者在受到突然的推拉外力仍能保持平衡时（被动态平衡），就可认为已完成坐位平衡训练。此后坐位训练主要是耐力训练。

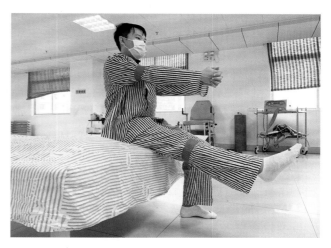

图 23-2-9　坐位平衡训练
减小支撑面，提升自动态平衡能力。

（4）站立及步行训练：研究认为，长期卧床会影响患者的功能恢复潜力，特别是神经肌肉功能和平衡功能的恢复，降低大脑的可塑性和功能重组。脑干出血后偏瘫、步态异常是卒中患者的主要功能障碍，也是影响患者日常生活能力和生活质量的主要因素。脑干出血患者病情稳定，生命体征平稳，且48～72小时内病情无进展，可考虑离床，借助器械进行站立、步行康复训练。

步行基本要素主要有以下几个方面：①颈部、躯干及偏瘫下肢抗重力肌能够抗重力；②患侧下肢能负重、支撑身体；③站立时重心能够前后、左右移动；④患侧下肢髋关节能够屈曲、迈步。根据脑卒中患者离床后的功能状态，针对性地按照上述步行基本要素进行早期步行训练，是临床上简单有效的基本步行康复训练方法。

步行训练前应根据患者康复评估，做好行走相应肌力增强训练、起立床训练及平行杠内训练，手杖、拐杖站立训练等，为步行练习做准备。可利用平行杠、手杖、拐杖进行站立、重心转移、单足支撑、原地踏步或跨步练习。待患者能做到自动态站位平衡，且患腿持重达体重一半以上并能向前迈步时，便可进行步行训练（图23-2-10）。初期训练要少量多次，循序渐进，避免患者过度疲劳、出现足内翻等情况。

2. 作业治疗　上肢和手功能训练：可用滚筒、滑行板、斜面磨砂板、bobath球训练上肢粗大的运动（图23-2-11）；用系鞋带、剪纸、编织等训练双手协同操作；用书写、拾小物品、拧螺丝等训练患手的精细动作。日常生活活动能力训练：训练患者充分利用残存功能、辅助器具独立完成个人卫生、吃饭、更衣等工作，以达到生活自理。

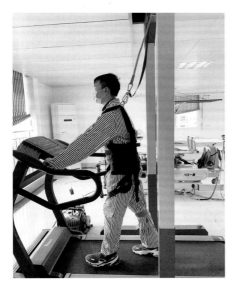

图 23-2-10　步行训练
跑步机步行训练以巩固步态。

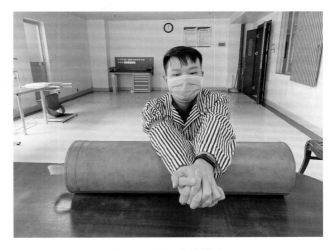

图 23-2-11　作业治疗
滚筒训练易化伸肘。

3. 吞咽训练 吞咽障碍也是脑干出血患者的常见症状,常对患者的生理、心理健康造成严重影响。饮水试验是较常用的临床筛查方法,视频X线透视吞咽检查(VFSS)则是评价吞咽功能的"金标准"。吞咽障碍的治疗与管理最终目的是使患者能够安全、充分、独立地摄取足够的营养及水分。对有吞咽障碍的患者通过训练增强口周肌群力量和协调性(图23-2-12),并运用冰刺激等各种刺激诱发和促使吞咽反射消失或减弱的患者重建正常吞咽反射,配合吞咽电刺激治疗,球囊扩张等技术治疗。观察吞咽反射存在、少量误咽或误吸,能通过随意咳嗽咳出时,进行进食训练。

4. 语言与言语训练 脑干出血患者的失语和构音障碍,康复目标主要是促进交流的恢复,帮助患者制定交流障碍的代偿方法,以及教育患者周围的人们,促使其与患者积极交流、减少对患者的孤立、满足患者的愿望和需求。早期可针对患者听、说、读、写、复述等障碍给予相应的简单指令训练、口颜面肌肉发音模仿训练、复述训练,口语理解严重障碍的患者可以试用文字阅读、书写或交流板进行交流(图23-2-13)。必要的干预措施有助于交流能力得到最大程度的恢复。

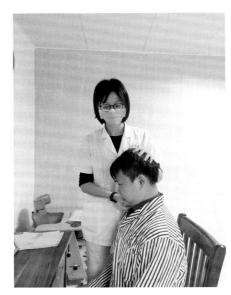

图 23-2-12 吞咽功能训练
shaker训练增强颏下肌群的力量,增大咽腔压力。

5. 物理因子治疗 脑干出血术后恢复期的物理因子治疗主要针对瘫痪上肢的伸肌与瘫痪下肢的屈肌,改善患者的伸肘、伸腕、伸指、屈膝、踝背伸等功能。此外,根据患者伴有的各种并发症,如肩痛、肩手综合征、骨质疏松等,采用适宜的物理因子疗法进行治疗,改善患者症状,提高生存质量。研究证实,低频电疗可兴奋神经肌肉、促进血液循环作用,如低频脉冲电疗仪、痉挛机治疗仪,可用于治疗脑干出血术后弛缓性瘫痪、肌肉萎缩、痉挛等,其中痉挛机治疗电极放置需注意选用拮抗肌(图23-2-14)。中频电疗与低频相比具有作用深度比较大,镇痛作用好,锻炼骨骼肌更优的特点。脑干出血患者术后弛缓性瘫痪、肌肉萎缩、肩痛等症状可选用。中度温热可缓解肌肉痉挛状态,红外线治疗仪、中药热敷、蜡疗等可选。超声治疗、体外冲击波治疗等可改善循环、松解组织粘连,对脑干出血术后康复中出血关节粘连、活动受限治疗有效。

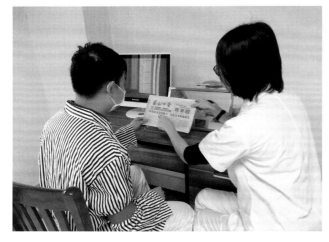

图 23-2-13 语言训练
读报,语言流畅度训练。

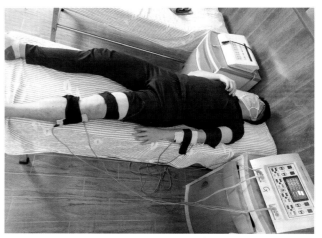

图 23-2-14 物理治疗
对恢复期患者,用低频电刺激,针对偏瘫侧上肢伸肌、下肢屈肌,改善其运动功能。

四、康复护理

康复护理是脑干出血术后康复的重要内容,康复护士是多学科治疗团队的重要成员,康复护士需要接受正规的康复培训,除掌握基本的护理知识外,还要掌握基本的康复护理知识,包括卒中患者的皮肤管理、大小便功能的管理和康复、良肢位的摆放和体位转移、吞咽障碍的临床评估和吞咽康复指导、营养管理和进食管理技术训练、呼吸道管理和基本的呼吸功能康复技术等。有效的康复护理能明显提高卒中患者功能恢复、减少并发症、提高日常生活活动能力。

第三节　高血压性脑干出血术后的中医药治疗

脑干出血中医认为是由于阴阳失调，气血逆乱，上犯于脑所致；具有起病急，变化快的特点；是一组以急性起病，局灶性或弥漫性脑功能缺失为共同特征的脑血管疾病。脑干出血对应的就是出血中风范畴，该病四季均可发病，以冬春多发，死亡、致残率极高。脑干出血一旦发病，病情均较为凶险，具备手术机会的一般都应尽早采取手术治疗。而中医对脑干出血术后患者的治疗具有良好的辅助甚或主导作用，脑干出血术后患者在保证生命体征平稳的情况下应大力开展中医治疗，促进患者的恢复。

一、病因病机

"中风病是在气血内虚的基础上，因劳倦内伤、忧思恼怒、饮食不节等诱因，引起脏腑阴阳失调，气血逆乱，直冲犯脑，导致脑脉痹阻或血溢脑脉之外；临床以突然昏仆，半身不遂，口舌歪斜，言语謇涩或不语，偏身麻木为主症；或以突发眩晕，或视一为二，或言语不清，或不识事物及亲人，或步履不稳，或偏身疼痛，或肢体抖动不止等为主要表现。头为清阳之府、诸阳之会，五脏之精血、六腑之清气皆上注于脑。若年老体弱，积劳内伤，情志过度，饮食不节，房室劳累，致使机体阴阳失调，气血逆乱，脑脉瘀阻不畅，脑失所养；或阴亏于下，肝阳上亢，阳化风动，血随气逆，挟火挟痰，蒙蔽清窍，甚则血溢脉外而发为中风。其病位在脑，与心、肝、脾、肾密切相关。

1. 阴损及阳，阴阳两虚　《内经》中提到："年四十而阴气自半，起居衰矣"。年老体弱，或久病气血亏损，或劳累过度气血再衰，气虚则血行不畅，脑脉瘀阻；阴血亏虚则阴不制阳，风阳动越，挟痰浊、瘀血上壅清窍而致本病。

2. 阴血亏虚，肝风内动　"阳气者，烦劳则张"，烦劳过度，易使阳气升张，引动风阳，内风旋动，则气火俱浮，气血痰火上冲于脑，蒙蔽清窍而发病。

3. 脾失健运，痰浊内生　《内经》有"肥贵人则膏粱之疾"之说，过食肥甘厚味，脾失健运，气不化津，反聚湿生痰，痰瘀化热，或肝木素旺，木旺乘土，致脾不健运，痰浊内生；或肝火内热，炼津成痰，痰热互结，风阳挟痰而横窜经络，发为本病，即《丹溪心法·中风》之所谓"湿生痰，痰生热，热生风也"。

4. 五志所伤，情志过极　《素问玄机原病式·火类》曰："多因喜怒思恐悲五志有损过极而卒中者，由五志过极，皆为热甚故也"。七情失调，肝失条达，气机郁滞，血行不畅；或素体阴虚，水不涵木，复因情志所伤，肝阳骤亢；或五志过极，心火暴盛，风火相煽，血随气逆，上冲犯脑而发为中风。

二、中医诊断及鉴别诊断要点

（一）中医诊断要点

1. 急性起病，渐进加重，或骤然起病，发病年龄多在 40 岁以上，常有烟酒嗜好。

2. 多有劳累、酗酒等诱因，且常有先兆症状如头晕目眩，头痛，耳鸣，突然出现一过性言语不利或肢体麻木，视物昏花，1 日内发作数次，或几日内多次复发。

3. 神志昏蒙，半身不遂，口舌歪斜，言语謇涩或词不达意，甚或言语不利，偏身麻木，饮水呛咳，步履不稳等症状。

4. 具有典型的全脑症状或局限性神经体征。

5. CT、MR 等现代影像学检查显示相应征象。

（二）鉴别诊断要点

1. 痫病　同有猝然昏仆表现，但痫病为发作性疾病，主要特征是四肢抽搐、口吐白沫、口中异样怪叫，醒后如常人，无半身不遂、失语等，常见于青少年患者。

2. 厥证 昏仆不省人事时间短,醒后无半身不遂、口舌歪斜、失语等体征。

3. 痉证 以四肢抽搐,项背强直,角弓反张为特点,偶见昏迷,无半身不遂等体征。

4. 口僻 口眼歪斜,口角流涎,言语不清为主要症状,多因正气不足,风邪入络,气血瘀阻所致。

三、中医辨证施治

【辨证要点】

1. 辨中经络、中脏腑

中经络:中风病而无神志昏蒙者;中脏腑:中风病伴有神志昏蒙者。

2. 辨分期

超急性期:发病 6 小时以内;急性期:发病 2 周以内,神昏者可延长至发病 4 周;恢复期:发病 2 周至 6 个月;后遗症期:发病 6 个月以后。

【治疗原则】

中风为本虚标实、上实下虚之证,急性期虽有本虚,但以标实为主,故应以急则治其标为原则,治当以驱邪为主,常用平肝息风、清化痰热、活血通络、醒神开窍等治法;重症脑干出血手术多在急性期内,故术后早期当以急性期治疗为主;恢复期及后遗症期,多为虚实夹杂,邪实未清,正虚已现,治宜扶正驱邪,并配合针灸、按摩及其他康复治疗。

【重症脑干出血中医分证论治】

1. 急性期(脑干出血术后早期)

(1) 风痰瘀血,痹阻脉络

症见:半身不遂,口舌㖞斜,舌强言謇或不语,偏身麻木,头晕目眩,舌质黯淡,舌苔薄白或白腻,脉弦滑。

治法:息风涤痰,活血通络。

方药:半夏白术天麻汤加减。

组成:法半夏 12g,茯苓 15g,白术 12g,胆南星 9g,天竺黄 12g,天麻 12g,香附 12g,丹参 15g,大黄 6g(后下)。每日 1 剂,水煎服。

方解:方中法半夏燥湿化痰、降逆止呕;天麻入肝经,善于平肝息风而止眩晕,二者配合,起化痰息风之效;茯苓、白术健脾燥湿,以治生痰之本,加强半夏、天麻化痰息风功效;胆南星、天竺黄清热豁痰开窍;香附、丹参行气活血通络;大黄通腑醒神;诸药合用,共奏息风涤痰,活血通络之效。

加减法:瘀血重,舌质紫黯或有瘀斑者,加桃仁 10g、红花 10g、赤芍 15g 以活血化瘀;舌苔黄腻、烦躁不安等有热象者,加黄芩 15g、栀子 10g 以清热泻火;头晕、头痛,加菊花 15g、夏枯草 9g 以平肝息风;风痰互结,瘀血阻滞,日久易从阳化热,故临床上用药不宜过于温燥,以免助热生火。

(2) 肝阳暴亢,风火上扰

症见:半身不遂,偏身麻木,舌强言謇或不语,眩晕头痛,面红目赤,口苦咽干,心烦易怒,尿赤便干。舌红或红绛,舌苔薄黄,脉弦有力。

治法:平肝泻火通络。

方药:天麻钩藤饮加减。

组成:天麻 15g,钩藤 15g,生石决明 30g(先煎),川牛膝 18g,黄芩 12g,山栀子 12g,夏枯草 12g,益母草 15g,海藻 15g,全蝎 6g。每日 1 剂,水煎服。

方解:方中天麻、钩藤平肝息风;生石决明镇肝潜阳;川牛膝引血下行;黄芩、山栀子、夏枯草清肝泻火;益母草活血利水;海藻消痰利水;全蝎息风止痉;诸药合用,共奏平肝泻火通络之效。

加减法:伴头晕头痛者,加菊花 15g、桑叶 15g 以清利头目;心烦易怒,加牡丹皮 15g、白芍 15g 加强清泻肝火之力;便干便秘,加生大黄 9g(后下)以清热通腑;若症见神识恍惚、迷蒙者,为风火上扰清窍,由中经络向中脏腑转化,配合灌服牛黄清心丸或安宫牛黄丸以开窍醒神;若风火之邪挟血上逆,加用凉血降逆之品以引血下行。

1）痰热腑实,风痰上扰

症见:半身不遂,口舌喎斜,言语謇涩或不语,偏身麻木,便干便秘,头晕目眩,咳痰或痰多。舌质黯红,苔黄或黄腻,脉弦滑或偏瘫侧脉弦滑而大。

治法:清热涤痰,通腑泄热。

方药:星蒌承气汤加减。

组成:大黄10~15g(后下),芒硝10g(分冲),瓜蒌15~30g,胆南星6~10g。每日1剂,水煎服。

方解:方中瓜蒌、胆南星清热化痰;大黄、芒硝荡涤肠胃、通腑泻热。

加减法:热象明显者,加山栀子10g、黄芩8g清热泻火;年老体弱津亏者,加生地黄15g、麦门冬10g、玄参10g以增液行舟。

2）痰火闭窍

症见:起病骤急,神昏或昏愦,半身不遂,鼻鼾痰鸣,项背强痉,肢体拘急,身热,躁扰不宁,甚则手足厥冷,频繁抽搐,偶见呕血。舌质红绛,舌苔黄腻或干腻,脉弦滑数。本证属闭证之阳闭。

治法:清热化痰,醒神开窍。

方药:羚羊角汤加减,配合安宫牛黄丸治疗。

组成:羚羊角30g(先煎),珍珠母30g(先煎),竹茹12g,天竺黄15g,石菖蒲9g,远志6g,夏枯草12g,牡丹皮15g。每日1剂,水煎服。

方解:方药中羚羊角为主药,配合夏枯草以清肝息风;珍珠母滋阴潜阳;竹茹、天竺黄、石菖蒲、远志清热豁痰开窍;牡丹皮清热凉血。安宫牛黄丸有辛凉开窍醒脑之功。合用有清热息风、育阴潜阳、开窍醒神之效。

加减法:痰多者,加竹沥50mL、胆南星15g以清热涤痰;热甚者,加黄芩10g、栀子10g加强清热;神昏重,加郁金10g以醒神开窍。

3）痰湿蒙窍

症见:素体阳虚,痰湿内蕴,发病神昏,半身不遂,肢体松懈,瘫软不温,甚则四肢厥冷,面白唇黯,痰涎壅盛。舌质黯淡,舌苔白腻,脉沉滑或沉缓。本证属闭证之阴闭。

治法:温阳化痰,醒神开窍。

方药:涤痰汤加减,配合苏合香丸治疗。

组成:法半夏12g,陈皮9g,茯苓15g,胆南星12g,竹茹12g,石菖蒲9g。每日1剂,水煎服。

方解:方中半夏、陈皮、茯苓、竹茹化痰燥湿;胆南星、石菖蒲豁痰开窍;甘草健脾益气、杜绝生痰之源。苏合香丸有辛香解郁开窍之功。合用有燥湿化痰、醒神开窍之效。

加减法:寒象明显,加桂枝9g温阳化饮;兼有风象者,加天麻10g、钩藤30g平肝息风。

4）元神衰败

症见:突然昏仆,不省人事,汗出如珠,木合口张,肢体瘫软,手撒肢厥,汗多,大小便自遗。舌质淡紫或舌体萎缩,苔白腻,脉细弱或脉微欲绝。

治法:益气回阳,扶正固脱。

方药:立即用大剂参附汤合生脉散。

组成:人参(另煎兑服)15g、附子(先煎半小时)9g、五味子15g。

方解:方中以人参大补元气,附子回阳救逆,五味子收敛固脱。

加减法:汗多不止者加黄芪、龙骨、牡蛎、山萸肉以敛汗固脱。

（2）中药注射剂

1）清开灵注射液:40~60mL加入5%~10%葡萄糖500mL静脉滴注,每日1~2次。适用于肝阳暴亢,痰热腑实证。

2）醒脑静注射液:10~20mL加入5%葡萄糖250~500mL静脉滴注,每日1~2次。适用于肝阳暴亢,痰热腑实证;或中脏腑实证。

3）血塞通注射剂:200~400mg加入25%~50%葡萄糖40~60mL静脉注射或加入5%~10%葡萄糖

250~500mL 静脉滴注,每日 1 次。适用于各种证型。

4）丹参注射液或复方丹参注射液:20~40mL 加入 5%~10% 葡萄糖 250mL 中静脉滴注,每日 1~2 次。适用于各种证型。

5）血栓通注射液:4~6mL 加入 5%~10% 葡萄糖 250~500mL 静脉滴注,每日 1~2 次。适用于各种证型。

6）参麦注射液:20mL 加入 50% 葡萄糖 40mL 中静脉注射,或 40~60mL 加入 10% 葡萄糖 250mL 静脉滴注,每日 2 次。适用于中风之脱证,或由闭而脱,气阴俱伤的危急证。

7）参附注射液:5~20mL 加入 50% 葡萄糖 40mL 静脉注射,或 20~100mL 加入 5%~10% 葡萄糖 500mL 静脉滴注,每日 1~2 次。适用于脱证或由闭而脱,阳气暴脱之危急证。

（3）针灸疗法

1）中经络

治法:以通径活络为法。

取穴:上肢:肩髃、曲池、手三里、外关、合谷。

下肢:环跳、阳陵泉、足三里、解溪、昆仑。

随证配穴:筋脉拘挛者肘部配曲泽,腕部配大陵,膝部配曲泉,踝部配太溪,吞咽不利可点刺金津、玉液及舌体两侧;语言謇涩配哑门、廉泉、通里;口㖞配地仓、颊车、合谷;肢体麻木可皮肤针叩刺;肢端水肿可十宣放血。并可按辨证配穴:肝肾阴虚配太溪、三阴交;肝阳上亢配太冲、行间;痰热配丰隆、内庭。

2）中脏腑

治法:以醒脑开窍为法。

主穴:内关、人中、三阴交。

辅穴:极泉、委中、尺泽。

随证配穴:吞咽障碍加风池、翳风、完骨;手指握固加合谷;言语不利加上廉泉,配合金津、玉液放血;足内翻加丘墟透照海。

操作方法:双侧内关:先直刺 0.5~1.0 寸,采用捻转、提插结合泻法,施手法 1 分钟;再刺人中,向鼻中隔方向斜刺 0.3~0.5 寸,用雀啄法,至眼球湿润或流泪为度;继刺三阴交,沿胫骨内侧缘与皮肤呈 45° 角斜刺,进针 1~1.5 寸,用提插补法,以患侧下肢抽动 3 次为度;极泉:原穴沿经下移 1 寸,避开腋毛,直刺 1~1.5 寸,用提插泻法,以患侧上肢抽动 3 次为度。尺泽:屈肘成 120° 角,直刺 1 寸,用提插泻法,使患者前臂、手指抽动 3 次为度。委中:仰卧直腿抬高取穴,直刺 0.5~1 寸,施提插泻法,使患侧下肢抽动 3 次为度。风池、完骨、翳风风池、完骨、针向结喉,进针 2~2.5 寸采用小幅度高频率捻转补法,每穴施手法 1 分钟;合谷针向三间穴,进针 1~1.5 寸,采用提插泻法,使患者第二手指抽动或五指自然伸展为度;上廉泉针向舌根 1.5~2 寸,用提插泻法;金津、玉液用三棱针点刺放血,出血 1~2mL;丘墟透向照海穴,约 1.5~2 寸,局部酸胀为度。

（4）推拿按摩:以温经通络、行气活血为原则,选穴参照常规针刺取穴,常用推拿手法包括㨰法、按法、揉法、搓法、擦法、叩击法、拍法等。可取穴有风池、肩井、肩髃、天井、手三里、环跳、委中、承山等;部位:面部、背部及四肢,以患侧为重点。各关节,特别是肩关节、腕关节不宜使用拔伸法、扳法、抖法,以免造成韧带、肌肉损伤,甚至引起关节脱位。

可按以下分型进行推拿治疗:

1）中经络

基本操作:推拿肩井,点按风池、风府、肩贞、天宗,点按足三里、髀关、梁丘。

辨证加减:经脉空虚,风邪入中者,加用揉拿手三阳,提拿足三阳,点按曲池、合谷、环跳、委中、承山;肝肾阴虚、风阳上扰者,加用搓、运夹脊,推、运印堂,点按肝俞、肾俞、云门、承扶、丰隆。

2）中脏腑

基本操作:掐点人中、十宣,揉拿手三阴。

辨证加减:闭证者,加揉拿手三阳,提拿手三阴,点按劳宫、太冲、丰隆、涌泉;脱证者,加提拿足三阳,补泻神阙,点按内关、足三里。

如患者兼有面色萎黄无华,气短乏力,声低息微,食少便溏,舌紫黯,脉细涩,属气虚血瘀,治宜补气养血,疏通径络,按摩取穴以任脉和足太阴脾经穴位为主,辅以患肢穴位,以疏通患肢气血。如患者兼有肢体僵硬拘紧,面红耳赤,口干口苦,舌红苔黄,脉弦有力者,属肝阳上亢,治宜平肝潜阳,息风通络,按摩取穴以足厥阴肝经为主,辅以患肢穴位,重点手法放在腕关节及掌指部分,可用拇指捻掌指关节和指关节,以改善屈伸功能。如患者纳呆脘闷,喉间痰鸣,口角流涎,舌紫黯,苔白滑腻,脉弦滑,属痰瘀阻络,治宜除湿化痰、化瘀通络,按摩取穴以足阳明胃经、足太阴脾经为主。

2. 恢复期及后遗症期

（1）中药汤剂

1）气虚血瘀

症见:半身不遂,口舌㖞斜,言语謇涩或不语,偏身麻木,面色白,气短乏力,口角流涎,自汗出,心悸便溏,手足肿胀。舌质黯淡,舌苔薄白或白腻,脉沉细、细缓或弦细。

治法:益气活血,扶正祛邪。

方药:补阳还五汤加减。

组成:黄芪60g,当归尾12g,川芎12g,桃仁9g,地龙12g,赤芍12g,红花9g,石菖蒲9g。每日1剂,水煎服。

方解:方中黄芪着重补气;当归、川芎、桃仁、地龙、赤芍、红花养血活血祛瘀;石菖蒲化痰开窍。

加减法:方中黄芪宜量大,可从小剂量开始,逐渐增至120g,恐其性温过升,可酌加知母、天花粉凉润之品以制之;痰象明显者,加陈皮15g、法半夏15g等燥湿化痰。

2）阴虚风动

半身不遂,口舌㖞斜,舌强言謇或不语,偏身麻木,失眠,手足心热。舌质红绛或黯红,少苔或无苔,脉细弦或细弦数。

治法:滋阴潜阳,活血通络。

方药:虎潜丸。

组成:熟地黄18g,龟甲13g,黄柏9g,知母9g,白芍12g,锁阳12g,陈皮12g,石斛9g,牛膝12g,当归12g,生龙牡各12g,桃仁9g,红花9g。每日1剂,水煎服。

方解:方中熟地黄、龟甲、黄柏、知母、石斛滋补肝肾之阴、清降虚火,起滋阴潜阳之功;白芍、锁阳、陈皮、生龙牡等补血养肝;牛膝引血下行;当归补血活血;桃仁、红花活血化瘀通络;全方合用,可奏滋阴潜阳、活血通络之效。

加减法:夹有痰热者,加天竺黄10g、竹沥50mL、川贝母6g以清化痰热;虚热明显者,去当归,加地骨皮30g、青蒿15g、白薇15g等清虚热。

3）风痰阻窍

症见:舌强言謇,肢体麻木,或口舌歪斜,舌黯苔腻,脉弦滑。

治法:息风化痰,活血通络。

方药:解语丹。

组成:白附子9g,石菖蒲9g,远志6g,天麻12g,全蝎6g,木香6g,甘草6g,丹参15g,当归12g,赤芍9g,地龙10g。每日1剂,水煎服。

方解:方中白附子祛风化痰通络;石菖蒲、远志、木香等开窍行气通络;天麻、全蝎、地龙平肝息风;丹参、当归、赤芍活血化瘀;甘草调和诸药。

加减法:瘀血重,舌质紫黯或有瘀斑者,加桃仁10g、红花6g以活血化瘀;舌苔黄腻、烦躁不安等有热象者,加黄芩9g、栀子9g以清热泻火;头晕、头痛,加菊花9g、夏枯草15g以平肝息风。

（2）中药外治:临床常采用中药熏洗疗法、中药熏蒸疗法、中药热敷疗法、中药穴位贴敷疗法、耳穴压豆等促进血液、淋巴液回流,改善局部组织营养,缓解痉挛,以达调理脏腑、活血通络、温中散寒、畅通气机、镇痛消肿目的,促进肢体功能恢复。中药外治法具有操作简便、费用低廉、疗效迅捷、安全无痛等优势。可根据患者具体病情及功能障碍,辨证选用适宜的中医外治法。

(3)针刺疗法

1)体针:常规针刺法以内关、极泉、尺泽、委中、三阴交、足三里为主穴;辨证加减,辅以相应配穴。上肢不遂加肩髃、曲池、手三里、合谷;下肢不遂加环跳、阳陵泉、阴陵泉、风市;足内翻加绝骨、纠内翻、丘墟透照海;足外翻加中封、太溪、纠外翻;足下垂加解溪、胫上。

分期针刺法:①弛缓性瘫痪治疗应尽快提高肌张力,促进肌力恢复,使患者尽早摆脱弛缓状态。针刺时上肢以手阳明经穴为主,下肢以足阳明经穴为主,小腿部以足太阳、足少阳经穴为主。常以肩髃、曲池、手三里、外关、合谷、环跳、阳陵泉、足三里、解溪、昆仑为主穴。②痉挛性瘫痪以"拮抗肌取穴"为基本原则。上肢取肩髃、肩中、手三里、外关、合谷;下肢取阴陵泉、漏谷、三阴交;可参照常规针刺法,随症加减相应配穴。

2)电针

取穴:肩髃、曲池、外关、合谷、环跳、风市、阳陵泉、悬钟。

操作方法:根据瘫痪部位,每次选2~3对穴,刺入后进行提插手法,使感应向远处扩散,然后加电刺激,刺激量逐渐加大,通电时间为半分钟,稍停后继续通电半分钟,可重复3~4次,使患者产生酸胀、麻电或热烫等感觉,并使有关肌群出现节律性收缩。对中风后遗症期肢体恢复有较好的治疗作用。

3)头针:治疗中风选偏瘫对侧运动区、感觉区、足运感区,进针后转3分钟。偏侧运动障碍,取对侧运动区;下肢瘫,取对侧运动区上1/5、对侧足运区;下肢瘫,取对侧运动区上2/5;头面部瘫痪,流涎,舌㖞斜,运动性失语,取对侧运动区下2/5;偏身感觉障碍,取对侧感觉区;下肢感觉障碍,取对侧感觉区上1/5,对侧足感区;上肢感觉障碍,取对侧感觉区中2/5;头面部感觉障碍,取对侧感觉区下2/5;失语,选瘫痪对侧运动区下2/5;精神障碍,强哭强笑,刺正中线两侧胸腔以上,横刺;肢体水肿,取对侧血管舒缩区。

4)眼针:治中风偏瘫取上、下焦区穴,可使患侧肢体逐渐恢复自主运动。

(4)艾灸疗法:灸法具有温经散寒、消瘀散结、扶阳固脱等功效,一般适用于寒证及阳虚证。根据脑干出血术后患者具体病情,参照石学敏院士主编《针灸学》,辨证选取相应穴位,采用直接灸、间接灸、隔物灸、热敏灸等方法,促进脑干出血术后患者功能恢复或改善不适症状。

(5)按摩推拿:针对不同的肌群部位采用不同的手法,可以调节患肢肌肉和神经功能,诱发正常运动模式的建立,有利于促进主动运动和分离运动的完成,提高整体功能的恢复。推拿手法多以揉、拿、擦为主,并配合上下肢各关节的被动屈伸。常用的推拿手法包括拿揉法、点穴法、一指禅推法、关节屈伸摇动法、弹拨法、擦法、叩击法等。

(张志强　甘燕玲　詹杰　徐勇　任展能　翁其彪　李泽禹)

参 考 文 献

[1] 黄晓琳,燕铁斌.康复医学[M].北京:人民卫生出版社,2013.

[2] 励建安.康复医学[M].北京:人民卫生出版社,2016.

[3] 陈红霞.康复疗法学[M].北京:人民卫生出版社,2018.

[4] 张玉梅,宋鲁平.康复评定常用量表[M].北京:科学技术文献出版社,2018.

[5] 乔志恒,华桂茹.理疗学[M].北京:华夏出版社,2013.

[6] 纪树荣.运动疗法技术学[M].北京:华夏出版社,2011.

[7] 韦鹏翔.中国中西医实用神经外科学[M].北京:中国医药科技出版社,2015:699-711.

[8] 黄培新,黄燕.神经科专病中医临床诊治[M].北京:人民卫生出版社,2013:151-175.

[9] 陈红霞.中风病的中西医结合康复诊疗[M].北京:人民卫生出版社,2009:63-71.

[10] 中华医学会神经病学分会神经康复学组,中华医学会神经病学分会脑血管病学组,国家卫生计生委脑卒中筛查与防治工程委员会办公室.中国脑卒中康复治疗指南(2011)完全版.[J]中国康复理论与实践,2012:4-301.

第二十四章

高血压性脑干出血意识障碍诊治及促醒治疗

第一节 流行病学

随着临床医学的进步，许多脑干出血患者在得到有效救治后得以幸存，但有部分患者幸存后发展为慢性意识障碍。据统计，我国每年新增意识障碍患者超过 10 万。意识障碍患者的恢复过程通常漫长，对社会和家庭都是沉重负担，意识障碍转为清醒会经历以下阶段：昏迷、植物状态、微意识状态、脱离微意识状态、认知运动分离、闭锁综合征、重度残疾，最终完全恢复。意识障碍患者的预后不尽相同，其中既有苏醒，也有停留在植物状态。由于意识障碍患者无法与外界交流，医务人员难以准确评估其意识恢复程度。英国伦敦"植物人治疗中心"回顾分析发现：在诊断为"植物人"的患者中，至少有 42% 的"植物人"是医务人员的错误判断，能自主苏醒，而 25% 真正为植物人的患者中，其中 1/3 的患者通过正确的治疗能获得意识恢复。近年来，随着我们对脑生理机制认识的加深，越来越多的辅助检查被纳入到脑干出血患者所致的意识障碍患者的评估，也有越来越多的手段促进患者苏醒。

第二节 评估方法

1. 量表评估　意识障碍患者评估最常用的量表有修订昏迷恢复量表（coma recovery scale revised，CRS-R）、格拉斯哥昏迷评分量表（Glasgow coma scale，GCS）和格拉斯哥昏迷结局评分量表（Glasgow outcome scale，GOS）。CRS-R 量表从听觉、视觉、运动、言语、交流和唤醒度水平六个方面评估患者意识水平，根据量表评估结果，可判断患者处于植物状态，还是微意识状态，或者是意识恢复（表 24-2-1）。

表 24-2-1　CRS-R 量表

分值	听觉	视觉	运动	语言反应	交流	唤醒度
6	–	–	使用物体	–	–	–
5	–	识别物体	自主性运动反射	–	–	–
4	执行指令	识别部分物体	摆弄物体	–	–	–
3	执行部分指令	视觉追踪	刺痛定位	可理解的语言	–	能注意
2	声源定位	物体定位	刺痛回撤	发声动作	功能性（准确）	睁眼
1	惊吓反应	惊吓反应	异常姿势	放射性发声运动	非功能性（意向性）	刺激睁眼
0	无	无	无	无	无	无

植物状态　　微意识状态　　意识恢复

2. 脑电图（EEG）　脑电图作为最早被用来研究脑科学的工具，至今仍在临床上起到重要作用。在意识障碍患者的评估中，可通过观察患者脑电波幅、节律和对外界的反应来评估患者大脑的电生理活性，从而判断脑功能异常程度。有文献指出，脑电图中显示睡眠节律（如出现睡眠纺锤波或脑电节律改变）的昏迷患者有较好的预后。而出现突发抑制脑电，或持续痫样放电的患者预后不良。Hockaday 曾对 39 例急性缺血缺氧性脑病患者的脑电进行观察，追踪预后，并根据背景频率把预后分为五个等级（表 24-2-2）。同样的，Synek 根据个人经验，对意识障碍患者的预后进行了更为详细的分级（表 24-2-3）。

表 24-2-2　脑卒中患者 Hockaday 预后分级

评价	分级	EEG 表现
正常	I	α 活动占优势,伴少量 θ
轻度异常	II	θ 占优势,伴少量 δ 活动
中度异常	III	δ 活动占优势
重度异常	IV	δ 活动,伴短暂电静息
极度异常	V	平坦波形

表 24-2-3　意识障碍患者 Synek 预后分级

评价	分级	EEG 表现
理想	I	α 活动占优势,伴少量 θ
良好	II	θ 占优势,有反应性
	III	纺锤波模式
	III	额部 δ 节律
不确定	II	δ 活动占优势,无反应性
	III	散在 δ 活动(无论有无反应性)
	III	散在 δ 活动伴痫样放电
	IV	α 昏迷,有反应性
恶性	III	低幅 δ 活动
	IV	爆发抑制
	IV	爆发抑制伴痫样放电
	IV	α 模式昏迷,无反应性
	IV	θ 模式昏迷
致命	IV	平坦波形(<20μV δ 活动)
	V	电静息

　　此外,视屏脑电图在为患者行脑电图检查时,可通过视频监测发现脑电背景变化是否为外界刺激所致,从而判断患者对外界刺激反应程度,无论是疼痛刺激,或是声音刺激(如叫唤患者名字),若 EEG 的背景因此改变,且可被重复验证,均提示一个相对较好的预后。

　　3. 诱发电位　视觉诱发(VEP)、听觉诱发(ABR)和躯体感觉刺激诱发电位(SEP)(图 24-2-1)对意识判断有限,但可判断外周神经元与中枢传导通路是否有缺失,特别针对脑干损伤患者,其评估传导束完整性较脑干磁共振 DTI 更为灵敏。

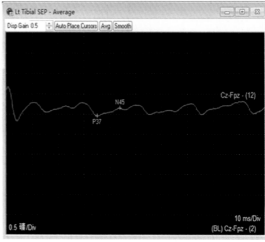

图 24-2-1　脑干出血患者的体感诱发电位

4. 事件相关诱发电位（ERP）　EEG 的电信号来自大脑皮质大量神经元发生同步突触后电位所产生，仅能观察皮质自发电位的幅度和节律，难以获得关于认知的起始时间、持续时间和时间顺序。而 ERP 则可通过不同的刺激，记录从刺激时间起不同时间段的脑电反应，精确到微秒级，再通过计算机叠加，放大皮质下的微弱信号（图 24-2-2）。通过 ERP，我们可以探索昏迷患者大脑是否还存在对信号处理的能力，以及其反应速度。

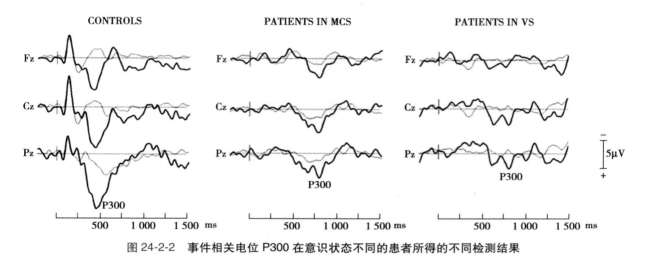

图 24-2-2　事件相关电位 P300 在意识状态不同的患者所得的不同检测结果

5. 磁共振　普通的磁共振成像（T1/T2）可以明确患者脑部损伤部位及严重程度。而功能磁共振（BOLD-fMRI 信号）则可帮助我们了解意识障碍患者脑网络间的完整程度。脑干出血患者往往由于锥体束的损伤，运动被完全抑制，因此往往在患者恢复意识后仍难以被察觉。如图 24-2-3 中，患者临床行为评估为植物状态，但是通过功能磁共振，我们发现其中脑腹侧被盖区（ventral tegmental area，VTA）和皮质神经元有有效链接，最后，通过评估，患者被确诊为闭锁状态。

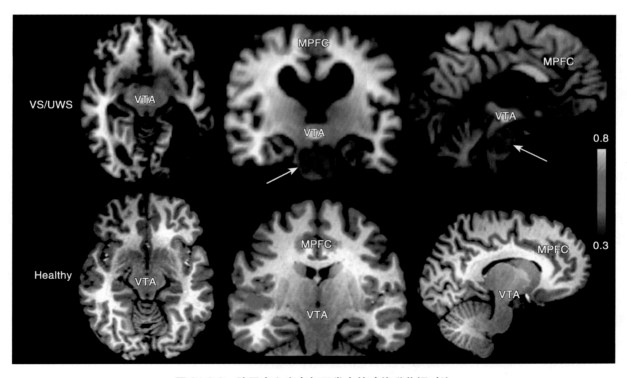

图 24-2-3　脑干出血患者与正常人的功能磁共振对比

6. PET-MRI 主要通过测量患者脑代谢程度,判断意识障碍患者神经元活跃程度,以判断神经元的损伤程度。脑活跃程度越接近正常人的患者,其预后越好(图 24-2-4)。

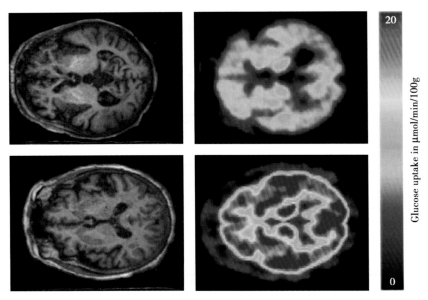

图 24-2-4 同为意识障碍患者其 PET-MRI 提示的不同的脑代谢

以上评估方法各有优势,可互相佐证,互相补充,形成一套完整的评估方案可更准确预估慢性意识障碍患者的预后,对临床医师选择进一步的治疗方案更有益。

第三节 脑干出血后意识与认知障碍的治疗

一、药物治疗

DOC 药物治疗没有确切的临床证据,但仍然是临床治疗的重要手段。目前促醒药物主要有作用于多巴胺能系统和作用于谷氨酸能系统的两大类,常用药物有金刚烷胺,溴隐亭,多巴丝肼,盐酸纳洛酮及酒石酸唑吡坦等。也可以根据中医辩证,选用中药促醒。指南指出,推荐金刚烷胺作为常规促醒药物使用。国内使用多为神经营养与扩血管药物两大类,如神经营养因子、纳洛酮/纳美芬、银杏叶提取物等。

(一) 金刚烷胺和其他神经兴奋剂

目前仅有一项关于金刚烷胺的大型 Ⅱ 类随机对照试验被发表出来,184 名因受脑外伤后意识长期障碍的患者在服用金刚烷胺或安慰剂 4 周后,进行 2 周的随访调查。根据残疾等级量表,在治疗过程中金刚烷胺组的患者恢复得比安慰剂组快。在非创伤性脑损伤中,一份未做对照的病例报告显示,金刚烷胺对处于最低意识状态的患者(受伤后 16 个月)有积极的行为影响。另一对照病例报告显示,在对一名缺氧的最低意识状态患者予以金刚烷胺治疗期间,该患者的额顶叶皮质代谢增加。这两个病例报告应该推动开展一种随机对照试验,用于评估金刚烷胺对因非创伤性脑损伤造成意识障碍的患者的影响。

除了金刚烷胺外,在一项回顾性研究中,研究人员还对 115 例意识障碍患者(受伤后 180 天内)进行了一次或多次的神经兴奋剂使用(如金刚烷胺、溴残汀、左旋多巴、哌醋甲酯和莫达非尼)。在这项研究表明,神经兴奋剂的使用次数与产生有意义的行为改善之间并没关联。

(二) 唑吡坦

唑吡坦是一种催眠药,众所周知可在罕见的意识障碍患者中诱发短暂影响。一项双盲交叉随机对照试验对 84 例无反应性觉醒综合征或处于最低意识状态(受伤大于 4 个月)的患者进行了 28 项研究,在摄入 10mg 唑吡坦后确定了 4 名患者(5%)有改善。

二、非药物治疗

非药物干预也可改善意识障碍患者的意识功能恢复。其中包括非侵入性脑刺激(例如,经颅直流电刺激、重复经颅磁刺激、正中神经电刺激和经皮耳迷走神经刺激)、侵入性脑刺激(即脑深部电刺激 DBS、迷走神经电刺激 VNS 以及脊髓电刺激 SCS)、高压氧治疗、感觉刺激疗法和传统康复治疗。

(一) 高压氧治疗

高压氧治疗可以提高脑组织氧张力,提高血氧弥散半径。早期由于高压氧的缩血管效应,可以降低颅内压,减轻脑水肿,打断缺氧-水肿的恶性循环。同时高压氧对缺血缺氧脑组织的血管有舒张作用,可改善局部血供和氧供。可使椎基底动脉血流增强,从而促进脑干网状结构上行激活系统的兴奋性。还可促进开放侧支循环,有利于神经修复,改善认知。建议在 DOC 早期开始实施,由于高压氧治疗相对无创,在患者进入 VS/UWS 慢性期前,可予以选择。

(二) 神经调控治疗

1. 无创神经调控治疗

(1) 重复经颅磁刺激:重复经颅磁刺激(transcranial magnetic stimulation,rTMS)是一种无创神经调控技术,基于电磁感应原理在大脑中形成足够剂量的电场,能够去极化神经元,达到调节皮质兴奋性的效果,通过皮质-丘脑连接通路间接地影响丘脑的活动。TMS 适用于脑损伤后 DOC 患者的意识恢复治疗,临床上患者原发病情稳定、无明显肺部感染等并发症后,即应尽早进行 TMS 治疗。对存在治疗靶区不稳定病变、癫痫病史或体内有金属植入的患者,不建议进行 TMS 治疗。MCS 患者经 TMS 治疗后总体获益好于 VS 患者,目前 TMS 治疗 DOC 患者的治疗参数尚无一致意见,使用 5~20Hz TMS 刺激背外侧前额叶 DLPFC 或者 MI 区,刺激强度 90%~100%MT,总刺激个数 300~1500 个脉冲,疗程为 1~20 天。

(2) 经颅直流电刺激:经颅直流电刺激(transcranial direct current stimulation,tDCS)是利用微弱的直流电来调节大脑皮质的活性兴奋性,阳极 TDCS 增加了皮质及皮质下的兴奋性,而阴性 TDCS 降低皮质及皮质下的兴奋性。研究表明 TDCS 可以提高 MCS 患者皮质的兴奋性及连接性,而对于 VS 患者,TDCS 可以诱发出一些意识相关的临床表现,但是整体上 MCS 会更多从治疗中获益。TDCS 对患者生命体影响较小,且有无痛、无创、易于操作等优点。适用于脑损伤后 DOC 患者的意识恢复治疗。治疗要求大致同 rTMS。目前有短时程和长时程两种刺激方式。单次或数次短时程的 TDCS 刺激,单次刺激意识障碍的意识水平会有所提高,持续时间较短,长时程 TDCS 调控的积累效应,可重塑意识网络。目前关于 TDCS 治疗 DOC 患者的刺激部位、时间、刺激参数及疗程尚无统一标准,大多数研究,刺激部位多选择 DLPFC 或后顶叶皮质,10~20min/次,1~2mA,10~20 天,单次疗程刺激参数相同。

(3) 正中神经电刺激:正中神经电刺激(median nerce electrical stimulation,MNS)属于周围神经电刺激,MNS 对意识障碍患者产生促醒作用的主要机制为增加双侧脑血流量,改善脑缺血半暗带的血液供应、增强脑电活动、改善神经电生理、直接兴奋脑干网状结构和大脑皮质、影响神经递质的分泌,有利于改善临床症状,从而使患者觉醒及觉知水平提高,并恢复相应的神经功能,如意识、运动、言语等功能。因其操作安全性高,适用于各种原因导致的意识障碍,研究提示越早进行干预,预后越好。无绝对禁忌证,癫痫患者、颅内高压及脑出血急性期患者慎用。具体操作是将一个电机置于患者前臂腹侧腕横纹上方 2cm 正中神经点处,另外一个电极贴于鱼际处,一般选用右侧正中神经进行电刺激,施加直流电刺激,电流强度 10~20mA,频率 40~70Hz,1 次/天,每次 30 分钟至 8 小时,持续 7~30 天。

(4) 经皮耳迷走神经刺激:经皮电刺激迷走神经(transcutaneoUSAurcularVNS,taVNS)耳支的这些神经纤维,能够调控中枢神经系统。可能的机制是刺激后丘脑、后扣带/楔前叶、脑默认模式网络等均被 taVNS 显著激活,这可能是患者脑功能能得以改善的主要原因。目前仅有极少量关于 taVNS 的研究报道,有一例 VS 患者经 taVNS 治疗后改善为 MCS,但未再有更大样本量的研究,所以关于治疗参数尚无参考应谨慎使用。

2. 有创神经调控治疗　近年越来越多的研究发现神经调控能够改变局部脑血流量,激活意识脑回路。神经调控目前较为成熟的手段包括:脑深部电刺激 DBS,脊髓电刺激 SCS,迷走神经电刺激 VNS。文献报道中,DBS 和 SCS 两种术式对 DOC 均具有促醒作用。DBS 以调整意识神经环路活动水平为主要目标,作用部位更加靠近中枢调控的核心部位,理论上具有更高的调控效能。在脑结构形态允许的情况下,DBS 为首选。慢性意识障碍患者常伴有营养不良,头皮组织菲薄,可使用更小的颅内电极自锁装置(Scene Ray,Touch-loc,0.43±0.55mm),降低皮肤坏死和装置外露并发症等。

使用 DBS 来改善慢性意识障碍患者的康复适用于意识障碍持续时间较长、常规的治疗方法效果欠佳的患者。"中央环路假说"理论认为,中央丘脑-额叶-顶枕叶组成的中央环路是产生和维持意识的核心神经环路,DBS 可通过刺激中央丘脑兴奋大脑皮质促使患者清醒。多篇文献证实了丘脑刺激在意识恢复中的重要作用,在丘脑的众多核团中,目前尚无统一的标准刺激核团,主要选择能够使大脑弥漫兴奋的非特异投射核团。临床中常用的核团为刺激双侧中央中核-束旁核复合体,即 CM-pf 核(参数:X:7~9mm,Y 轴:-8mm,Z 轴:0~3mm)。目前,解放军总医院第七医学中心神经外科何江弘教授在国内率先开展慢性意识障碍神经调控治疗,首都医科大学北京天坛医院张建国教授团队,南方医科大学珠江医院张世忠教授团队等也在慢性意识障碍方面做了许多工作。2018 年,由中华医学会神经外科学分会功能神经外科学组、中国医师协会神经调控专业委员会、中国神经科学学会意识与意识障碍分会等组织国内专家制定了我国首部《慢性意识障碍的神经调控外科治疗中国专家共识(2018 年版)》用于指导慢性意识障碍的神经调控治疗。

(1) 符合以下情况者,较适合行 DBS 治疗 DOC。

1) 年龄适中,10~65 岁之间为宜。

2) 意识障碍持续时间超过 6 个月且预计短期内不会改善。

3) CRS-R 评分<22 分。

4) 脑电图连续记录 1 小时以上,去同步活动<记录时间的 5%。

5) 体感诱发电位至少一侧诱发(N20 电位潜伏期可延迟至 1 微秒)。

6) 脑干听觉诱发电位至少一侧诱发(V 波潜伏期可延迟 1 微秒)。

7) 皮质听觉诱发电位至少一侧诱发。

8) 额叶优势半球的 Broca 区无损伤,至少 1 个脑叶损伤程度<20%。

9) 优势半球的颞叶后 2/3 无损伤,余下颞叶的损伤范围<70%颞叶总体积。

10) 单侧或双侧顶叶损伤<30%。

11) 单侧或双侧枕叶损伤<30%,同时至少保留一侧视皮质。

12) 下丘脑无损伤。

13) 双侧中枢/束旁复合体无损伤,丘脑损伤不能超过双侧丘脑的 40%。

14) 黑质/底丘脑之间的区域无损伤。

15) 除单侧 & 仅限于脑桥的腹侧三分之一处以外的脑桥无损伤。

16) 小脑损伤不超过 80%,深部核团至少一侧无损伤。

17) 至少 1 侧锥体无损伤。

18) 颈髓无损伤。

(2) 有以下情况者,应慎用 DBS 治疗意识障碍。

1) 神经系统疾病以外的继发性意识障碍。

2) 合并其他疾病导致预期寿命不足 1 年。

3) 迁延不愈的感染。

4) 妊娠。

5) 未经治疗的脑积水。

研究表明临床上使用 DBS 治疗意识障碍,患者恢复了对命令、经口进食和功能交流的反应。当深部脑刺激关闭时,即使患者的临床状态下降,也会保持在术前基线水平以上。迄今为止,还没有关于意识障碍患者深部脑刺激的假对照试验发表。仍然需要制定一个治疗方案,对照一套共同的标准来探索脑深部电刺激的普遍效果。此外,许多临床和伦理问题(如感染风险和临床恶化)仍需解决。

SCS 在脑干网状激活系统的起始部增强意识冲动的输入,且能调节大脑血供及神经递质释放,但调控位置相较DBS更为间接,宜作为不适合DBS手术患者的次选方案。一侧丘脑严重破坏,或明显脑萎缩致第三脑室及丘脑明显移位,无法保证DBS植入精度时,应慎重选择DBS手术。

VNS的促醒作用仅有个案报道,尚未明确,故应谨慎应用。尽管神经调控手术正成为治疗DOC的主要研究热点及方向之一,但外科治疗研究受DOC疾病认识水平、实际调控能力及临床经验所限,在患者选择、治疗靶区确定、程控参数设定及疗效的科学验证上存在诸多瓶颈和难题。因此,在成为普遍应用的临床治疗手段前,需谨慎、科学开展,并详细记录临床疗效及不良事件。

(三)感官及环境刺激疗法

感官和环境刺激有助于促进皮质与皮质下的联系,因此意识障碍患者皮质功能有可能经过多种刺激得到恢复,比如听觉刺激、视觉刺激、触觉刺激、嗅觉刺激、味觉和口腔刺激、利用神经易化技术进行刺激、环境刺激等,比如根据患者的习惯、爱好、工作情况等,设计并给予患者喜欢或者讨厌的声音、色彩、气味、触觉、味觉等多感官刺激。

(四)中国传统康复疗法

常见的治疗有中药治疗及针灸治疗,如安宫牛黄丸、紫雪丹、至宝丹、苏合香丸、安脑丸等。针灸具有醒脑开窍、改善大脑血液循环、促进脑神经细胞的恢复与再生、刺激处于休眠状态的神经细胞,以解除大脑皮质抑制的作用。经络穴位的强刺激,如刺激感觉区、运动区、百会、四神聪、神庭、人中、合谷、内关、三阴交、劳宫、涌泉、十宣等穴位,可激活脑干网状觉醒系统的功能,促进意识障碍患者的意识恢复。

第四节 典型病例

一、DBS手术过程

术前安装头架;CT结合磁共振定位;靶点及路径设计;患者入手术室麻醉后连接头架固定架;台下模拟校正靶点参数;颅骨钻孔、切开硬脑膜、电凝皮质通道;安装头架同时模拟器上2次校对靶点参数;安装弧形弓架及微电极导引器后停所有麻醉药物;靶上10mm至靶下5mm范围微电极动态定位核团;根据微电极波形、声音、距离靶点中心位置判断核团位置;安装微电极并固定;术中CT观察微电极位置;连接微电极导线;测电阻;术毕(图24-4-1,视频13)。

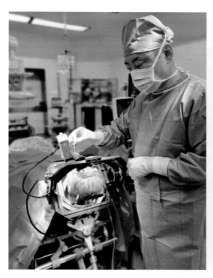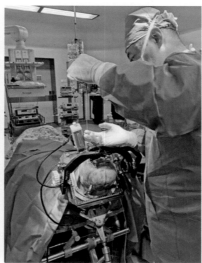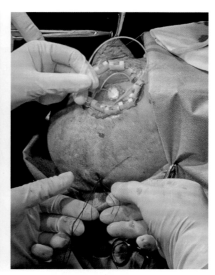

图24-4-1 脑深部电刺激术(DBS)可充电电极装置术中示例
南方医科大学珠江医院张世忠教授团队提供

二、DBS 治疗意识障碍典型病例

【简要病史及影像学资料】

男性,34岁,脑干出血后昏迷5个月入院,既往有高血压病史,药物控制尚可。入院5个月前突发意识不清,经CT诊断"脑干出血"(图24-4-2),予气管切开呼吸支持及药物治疗,患者生命体征逐渐平稳。1个月后在当地医院行"高压氧"及常规康复治疗,意识无恢复。转入我院进一步诊治。

入院后纠正中枢性高热后,患者自主睁眼,眼球上下方向存在视物追踪,四肢疼痛刺激略屈曲,CRS-R评分8分(1-1-3-1-0-2),诊断:MCS-状态。入院后头颅MR检查提示脑桥、中脑被盖、小脑中脚、双侧桥臂、双侧大脑脚出血后遗改变(图24-4-3)。

视频13 脑深部电刺激术治疗过程

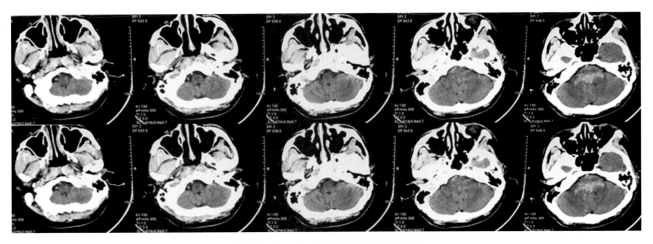

图 24-4-2 患者发病后当日头颅 CT

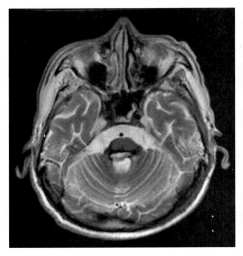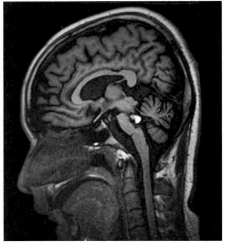

图 24-4-3 MRI 示脑干出血后脑桥、中脑被盖、小脑中脚、双侧桥臂、双侧大脑脚出血后遗改变

术前行脑电图、功能磁共振，经颅磁刺激脑电图（TMS-EEG）等辅助意识水平评估，静息态功能磁共振评估及预后预测。考虑到患者病史5个月，微意识状态表现，多模态检查综合评定较好，手术获益机会较大。实施双侧丘脑CM-pf核脑深部电刺激电极植入术。

考虑到患者病史5个月，微意识状态表现，多模态检查综合评定较好，手术获益机会较大。实施双侧丘脑CM-pf核脑深部电刺激电极植入术。

术后复查头颅MR，脑深部电刺激植入位置精准，与术前计划一致（图24-4-4）。

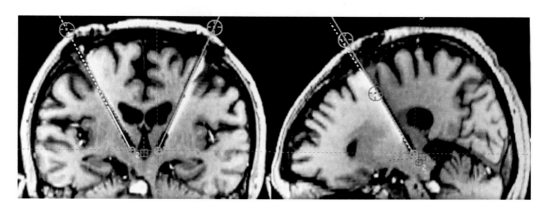

图24-4-4　术后MR与术前计划融合图像

术后1周试开机，根据临床表现，脑电图功率谱地形图分析及近红外光谱分析等方法评估最佳刺激参数，频率100Hz。患者开机后1周对外界刺激反应明显活跃，随后相继出现眼球追踪运动、看到食物主动张口，手的遵嘱活动等意识水平重大进步。

颅磁刺激脑电图（TMS-EEG）提示患者脑深部电刺激治疗前后1个多月的时间里意识水平明显改善（图24-4-5）。

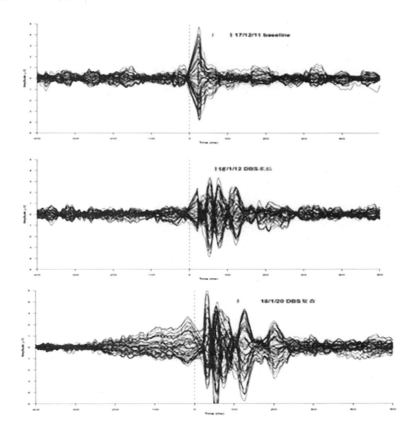

图24-4-5　经颅磁刺激脑电图（TMS-EEG）
上图为DBS术前4天，中、下图分别为术后28天、36天检测结果。

术后1个月出院时,复查 CRS-R 评分15分(听觉0-视觉5-运动5-口部运动1-交流1-唤醒度3),已可以做出模仿手势,与家人实现部分交流(图24-4-6)。回当地医院继续康复治疗。

【结论】

应充分重视神经调控手术的术前意识水平评估,手术方式选择及术后程控。经挑选适合的脑干出血意识障碍患者能够通过 DBS 手术治疗改善意识水平。

(感谢解放军总医院第七医学中心附属八一脑科医院功能神经外科何江弘主任团队提供以上病例资料。)

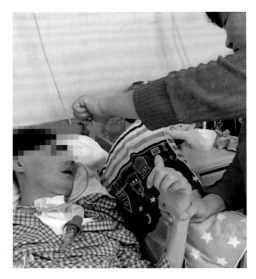

图 24-4-6　出院时患者意识改善

三、VNS 治疗意识障碍病例

【简要病史及影像学资料】

患者,女性,41岁,以"脑出血后意识障碍4个月"为主诉,查体:深昏迷,格拉斯哥昏迷评分4分,刺激不睁眼,刺激肢体伸直,气管切开。术前 CRS-R 评分6分(听觉2分,视觉1分,运动2分,语言0分,交流0分,唤醒度1分)。

【手术过程】

设计颈动脉区及胸部切口,常规消毒铺单,切开颈动脉区皮肤切口,打开颈动脉鞘显露左侧迷走神经,做胸部切口,经皮下隧道穿过电极线,将刺激触点缠绕迷走神经,连接脉冲发生器,检测数据无误后置入胸部切口内,调整电极线长度及角度,缝线固定,逐层缝合切口,术毕(图24-4-7)。

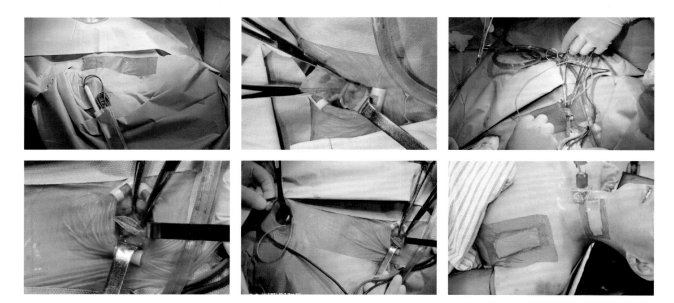

图 24-4-7　VNS 治疗意识障碍术中示例

患者术后1个月随访,CRS-R 评分10分(听觉2分,视觉2分,运动2分,语言2分,交流0分,唤醒度2分),自主睁眼,格拉斯哥昏迷评分6分。

(张世忠　张红波　高梦崎　王抱妍)

参 考 文 献

[1] 吕威,何艳斌,陈炎,等.脑损伤后慢性意识障碍患者甲状腺激素水平与预后的关系[J].广东医学,2019,040(022):

3117-3120.

［2］ AURORE THIBAUT,NICHOLAS SCHIFF,et al. Therapeutic interventions in patients with prolongeddisorders of consciousness ［J］. Lancet Neurol,2019,18:600-614.

［3］ GIACINO J T,FINS J J,LAUREYS S,et al. Disorders of consciousness after acquired brain injury:the state of the science［J］. Nature Reviews Neurology,2014,10(2):99-114.

［4］ SCHNAKERS C,VANHAUDENHUYSE A,GIACINO J,VENTURA M,et al.,Diagnostic accuracy of the vegetative and minimally conscious state:clinical consensus versus standardized neurobehavioral assessment［J］. BMC neurology,2009,9(1):p. 35-35.

［5］ LEHEMBRE R,GOSSERIES O,LUGO Z,et al. Electrophysiological investigations of brain function in coma,vegetative and minimally conscious patients. ［J］. Archives Italiennes De Biologie,2012,150(2-3):122-139.

［6］ COLOGAN V,SCHABUS M,LEDOUX D,et al. Sleep in disorders of consciousness［J］. Sleep Medicine Reviews,2010,14 (2):97-105.

［7］ SANDRONI C,CAVALLARO F,CALLAWAY C W,et al. Predictors of poor neurological outcome in adult comatose survivors of cardiac arrest:A systematic review and meta-analysis. Part 2:Patients treated with therapeutic hypothermia［J］. Resutation, 2013,84(10):1310-1323.

［8］ VANHAUDENHUYSE A,LAUREYS S,PERRIN F . Cognitive Event-Related Potentials in Comatose and Post-Comatose States ［J］. Neurocritical Care,2008,8(2):262-270.

［9］ BODIEN Y G,CHATELLE C,EDLOW B L . Functional Networks in Disorders of Consciousness［J］. Seminars in Neurology, 2017,37(5):485-502.

［10］ GOLKOWSKI D,MERZ K,MLYNARCIK C,et al. Simultaneous EEG-PET-fMRI measurements in disorders of consciousness: an exploratory study on diagnosis and prognosis［J］. Journal of Neurology,2017,264:1986-1995.

［11］ THIBAUT A,SCHIFF N,GIACINO J,et al. Therapeutic interventions in patients with prolonged disorders of consciousness ［J］. Lancet Neurol,2019,18:600-614.

［12］ MAGRASSI L,MAGGIONI G,PISTARINI C,et al. Results of a prospective study(CATS)on the effects of thalamic stimulation in minimally conscious and vegetative state patients［J］. J Neurosurg,2016,125:972-981.

后　记

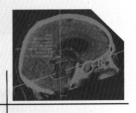

　　2015 年 7 月，偶然的机会，我开始关注脑干海绵状血管畸形的显微外科治疗，此后查阅了国内外许多相关文献，对脑干海绵状血管畸形的治疗有了更进一步的认识。在学习和临床中，我发现高血压性脑干出血的发病率明显高于脑干海绵状血管畸形，而且高血压性脑干出血病情危重，预后差，病死率高。国内外对高血压性脑干出血仍以保守治疗为主，且将脑干出血手术视为手术的禁区，所以至今，还没有外科治疗的规范和统一标准，也未见高血压性脑干出血外科治疗专著出版，给致力于高血压性干出血治疗的临床医师带来了困惑。为此，触发了我对高血压性脑干出血治疗的兴趣点，关注点由脑干海绵状血管畸形转变为高血压性脑干出血的外科治疗研究，希望在高血压性脑干出血的外科治疗方面做一些探索性的工作。

　　2017 年 3 月，我建立了国内首个脑干出血诊疗协作微信群，结识了国内主要从事高血压性脑干出血外科治疗的几位主任，如：周全、杨进华、穆林森、孙树杰、张洪钿、刘振川、刘凤强等，了解了目前国内高血压性脑干出血外科治疗现状。在各位主任共同努力和协助下先后在苏州、阳江、深圳举办了三届高血压性脑干出血手术治疗及手术入路显微解剖专题论坛，大家一致认为：高血压性脑干出血是所有出血性脑卒中中病死率最高，预后最差，并一直被视为外科手术的禁区的疾病，同时，高血压性脑干出血也是一个系统的治疗工程，包括手术、重症监护、康复、催醒等治疗，每个环节都非常重要，就像木桶理论，任何一个短板都会影响最终的效果。高血压性脑干出血的病人治疗周期长、费用高，一般家庭难以承受手术、ICU、康复、催醒全过程的医疗费用。如果治疗半途而废，其最终效果也不好，因此，**我们的重点工作之一是一定要选择好适合、可能有满意预后的患者，采用最佳的微创手术入路，实现以最小的创伤最大程度地清除血肿，达到既微创又能使脑干充分减压的目的。**在高血压性脑干出血患者选择手术时，一定要详细告知家属可能的预后，疾病恢复时间长，费用很高、预后不一定能达到满意的效果等。对病人的预后、家属的预期及经济情况，需要医生认真把控，因此，高血压性脑干出血的手术治疗不可盲目进行，要有充足的理论、设备及技术储备。论坛举办期间达成以下共识：①高血压性脑干出血是最凶险的脑卒中之一。目前高血压性脑干出血的外科手术治疗仍没有统一的标准，有待于合理化、规范化。②计划成立高血压性脑干出血微创手术治疗研究协作组，协作组将每年定期举办高血压性脑干出血专题论坛 2~3 次，交流修改规范的诊疗标准；逐步形成专家共识。③拟建立多中心研究，以便提供科学的高血压性脑干出血的手术治疗循证医学证据。

　　2019 年 3 月，我和杨进华主任交流过程中都认识到：结合国内外的研究现状，是否可以编写一本关于高血压性脑干出血手术治疗的书籍，供国内从事这方面工作的临床医生作为参考，在杨进华主任的多次建议下，同时和国内主要从事高血压性脑干出血外科治疗的几位主任商量后，于 2019 年 4 月决定编写这本书。

　　编写这本书不是鼓励各位同道积极进行高血压性脑干出血的手术治疗，而是希望推动高血压性脑干出血的诊疗理念及技术的进步，包括神经内科、康复科等相关科室的协作。大家共同学习进步，仅此而已。

　　感谢杨进华主任和各位参编者的积极支持和帮助，群策群力地完成了本书稿的编写。

　　在编写过程中，非常感激我的夫人胡燕荣女士做了大量的工作，特将此本书作为最珍贵的礼物送给她，感谢她多年来对我工作和生活的支持、理解和照顾！

陈　刚

2020 年国庆节于珠海